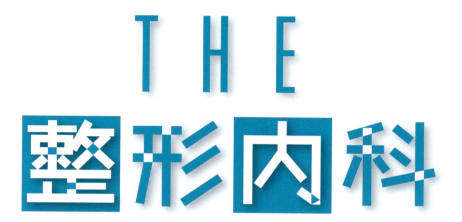

THE 整形内科

【編集】

白石吉彦
隠岐広域連合立隠岐島前病院

白石裕子
隠岐広域連合立隠岐島前病院

皆川洋至
城東整形外科

小林 只
弘前大学医学部
附属病院総合診療部

南山堂

執筆者一覧

伊藤 和憲	明治国際医療大学鍼灸学部臨床鍼灸学講座／京都桂川鍼灸院
伊藤 守	いとうまもる診療所
大庭 英雄	恩賜財団済生会 若草病院整形外科
大庭 真俊	恩賜財団済生会 若草病院整形外科
木村 裕明	木村ペインクリニック
小林 只	弘前大学医学部附属病院総合診療部
小山 稔	亀田メディカルセンター 亀田クリニックリハビリテーション室
斉藤 究	さいとう整形外科リウマチ科
笹原 潤	帝京大学医学部整形外科学講座／スポーツ医科学センター
白石 裕子	隠岐広域連合立隠岐島前病院
白石 吉彦	隠岐広域連合立隠岐島前病院
助永 親彦	隠岐広域連合立隠岐病院麻酔科
鈴江 直人	徳島赤十字病院整形外科
鈴木 昭広	東京慈恵会医科大学麻酔科学講座
砂川 融	広島大学病院整形外科
銭田 智恵子	株式会社ゼニタ
銭田 良博	株式会社ゼニタ／NPO法人名古屋整形外科地域医療連携支援センター
千福 貞博	センプククリニック
高橋 周	東あおば整形外科
中島 祐子	広島大学病院整形外科
中島 登代子	常葉大学大学院健康科学研究科
仲田 和正	医療法人健育会 西伊豆病院
朴 基彦	ぱくペインクリニック
服部 惣一	亀田メディカルセンタースポーツ医学科
林 典雄	株式会社運動器機能解剖学研究所
古屋 聡	山梨市立牧丘病院整形外科
松崎 正史	ソニックジャパン株式会社
皆川 洋至	城東整形外科
村田 淳	恩賜財団済生会 若草病院整形外科
山本 宣幸	東北大学整形外科

(五十音順)

はじめに

　月刊誌『治療』の2015年5月号で「THE整形内科」という特集を組みました．この特集は，へき地の診療所ベースのセッティングで，どういった疾患をどのくらいの頻度で診る機会があるか，そしてどういった処置が必要になるかという観点でつくりました．実際，内科，小児科を除く，いわゆる処置を要する外来を受診するのは，半数以上が有痛性の運動器疾患です．特集では，総論としての運動器エコー，筋膜を含むfasciaの話，漢方やボトックス®を含めた一歩突っ込んだ薬物療法の話，そして整形外科的にみた各論をまとめました．都市部で医療機関がたくさんあるところでは，必ずしもこれらすべてを実施できる必要はないでしょう．しかし，一般住民をみれば，これだけ高頻度に運動器疾患で困っている患者がいるということは事実です．この5月号は飛ぶように売れて，またたく間に完売いたしました．へき地に限らず，従来の整形外科だけでは対応しきれなかった部分の需要が高いからだと思います．

　そしてこのたび，特集を拡充させる形で書籍化することとなりました．各項目の充実はもちろんのこと，雑誌では誌面の都合で取りあげられなかった項目──日本における痛みの治療の現状，ヒアルロン酸やステロイド注射，肘や骨盤周囲の痛み，スポーツ外傷や救急分野における運動器エコー，保存療法の基本である装具療法や理学療法，慢性疼痛に向き合う心理療法について新たに追加しました．まだまだ発展途中の部分もたくさんありますが，現在わかっていることを可能な限り網羅し，本分野の発展性と期待を含めて作成いたしました．少しでも運動器，そして痛みに対する日常診療のお役に立てれば幸いです．

月刊誌『治療』2015年5月号　巻頭言（一部改変）

　「整形内科」って聞かないですね．神経内科があって，脳神経外科がある．消化器内科があって消化器外科がある．それなのに，なぜだか整形内科ってのは聞きません．しかし，膝が痛い，肩が痛い，腰が痛いというお年寄りはあふれるほどいます．しかも全く減る気配はない．団塊の世代が後期高齢者，そして超高齢者になっていく，あと20年はこうした患者が増え続けることが予想されます．

　その人たちを診る整形外科医が十分な数いればよいですが，全国で整形外科医は17,989人（2015年12月現在），筆者の働いている高齢化率全国第3位の島根県に至ってはたった105人（2015年12月現在）しかいません．全国平均では，国民約7,000人当たり整形外科医1人となるわけです．都市部のように整形外科の開業医が多くいるなど，整形外科医へのアクセスがよいところでは問題ないかもしれません．しかし，へき地・離島や，地方都市といった整形外科受診のハードル

が高い地域が日本全国には数多くあります．そして，そういうところにこそ，簡単に受診することすらままならないお年寄りがたくさんいます．誰が彼らを診ればよいのでしょうか．へき地の診療所や中小病院の外来を担っている総合診療医などが，自分で診るしかない状況で，しかたなく診療しているのが現状ではないでしょうか．とはいえ，"患者を診る"ということに関して適当でよいわけはありません．「自分で診ることのできる疾患」「相談すべき疾患」「紹介すべき疾患」をきちんと見極めることが最も重要です．そのうえで，少しでも質の高い診察・治療ができるように努力をしなければなりません．

　骨・関節などの骨格系と，それを取り囲む筋肉やそれらを支配する神経系からなるものを「運動器」といいます．運動器の傷害のなかでも，開放性骨折などの緊急を要する疾患は，誰でもただちに手術可能な整形外科に紹介すると思います．一方，あわてなくてよい骨折の初期治療，専門医に送るタイミング，しびれや痛みのred flagなども重要です．また整形外科的な入院適応なども，案外，総合診療医には十分に知られていません．どういった疾患の，どういった状態は整形外科医へきちんとパスするべきか，整形外科にかかることができない人たちの運動器疾患を非整形外科医がどう診ていくか．こういったことを少しでも明らかにしたいと思い，この「THE整形内科」という特集が出来上がりました．本特集では，近年技術が著しく進歩した表層エコーを利用した画像診断・処置なども紹介していきます．それに加えて，慢性期の痛みやしびれに対する治療，とくに注射や薬物・理学療法，セルフケアといったことに関して，各分野のスペシャリストに執筆していただきました．へき地・離島でがんばる総合診療医の診察の質の向上に，少しでもつながれば幸いです．

2016年3月

編者を代表して　**白石吉彦**

- 超音波やエコーという言葉は，超音波診断装置，超音波治療，現象としてのエコーなど，さまざまな使い方がされている．本書では，特別なことわりがない場合，「超音波診断装置＝エコー」として表記する．
- 現在，総合診療については，さまざまな用語がいろいろな使われ方をしている．行為としてのプライマリ・ケア，総合診療，地域包括ケア，医師の名称としての総合医，家庭医，総合診療医，プライマリ・ケア医など．2017年度から開始予定の新専門医制度で，専門医の1つとして総合診療専門医が養成されることもあり，本書では日本における医療の場としての言葉を「プライマリ・ケア」，行為としては「総合診療」，医師の名称としては「総合診療医」という用語を使用する．
- 漢方薬に関しては，利便性を優先し，ツムラの製品番号を併記している．なお，漢方メーカーによっては製品番号が異なる場合がある．

CONTENTS

I 整形内科に必要な知識と技能

1 地域における運動器疾患の疾病頻度と必要な手技 … 白石吉彦 2

2 痛みの医療・民間療法に関する日本の現状
　　………………………………… 銭田良博・小林　只・白石吉彦 9

3 レントゲン時代からエコー時代へ
　　―エコーでみえる，わかる運動器疾患― ……………… 皆川洋至 18

4 エコーのいろは　―Myエコーの時代がやってきた！― …… 松崎正史 27

5 新しい概念「筋膜性疼痛症候群（MPS）」
　　―筋肉は痛くない！？キーワードは膜！すごワザ生食注射による
　　エコーガイド下筋膜リリース！！― ……………… 小林　只・木村裕明 37

6 痛みに対する新時代の薬物療法！
　　―NSAIDs・漢方薬からトラムセット®，リリカ®，サインバルタ®，
　　そしてワンデュロ®を超えて― ……………… 小林　只・木村裕明 50

7 私もやってみた整形内科ビギナーの扱う運動器エコー
　　―はじめの一歩― ………………………………………… 白石裕子 60

8 在宅医療と整形内科
　　―在宅医療における小技，工夫，注意点― ……………… 古屋　聡 71

9 注射も手術もご勘弁の患者さんのために
　　―患者さんによって対応を変えよう！整形内科はカメレオン―
　　……………………………………………………………… 古屋　聡 79

10 プライマリ・ケアにおける整形内科と漢方医学
　　―急性期・慢性期の運動器の痛みにいかに漢方を使うか― … 千福貞博 87

11	運動器疾患におけるヒアルロン酸注射とステロイド注射＋α……………白石吉彦 95
12	痙縮に対するボトックス®治療 ―手足の筋肉のつっぱり治療の極意―……………伊藤　守 102
13	神経ブロック ―地域医療で役立つ小外科時の伝達麻酔―……………助永親彦 110
14	装具(含む足底板)・サポーター・皮膚テーピングなど ……………銭田良博・小林　只 121
15	理学療法・鍼灸療法……………銭田良博 134
16	セルフケア　―外来でできるワンランク上の患者指導―……………伊藤和憲 148
17	胸腹(むねはら)の打撲を診たら肺エコーとFAST！……………鈴木昭広 156
18	「治らない痛み」と向き合う心理療法……………中島登代子 162

II　よくある運動器疾患，疾患ごとの診断と治療

19	頚診療の基本とよくある頚部痛……………仲田和正 170
	THEリハ……………銭田良博・林　典雄 177
20	肩こり症の診断と治療 ―局所治療からセルフケアまで―……………小林　只・木村裕明 180
	THEリハ……………小山　稔・銭田良博 188
21	これさえ読めば肩痛はこわくない！ ―肩専門医が教える簡単で大事なポイント―……………山本宣幸 190
	THEリハ……………銭田良博・林　典雄 197
22	中高年・小児の肘痛……………鈴江直人 199
	THEリハ……………銭田良博・林　典雄 211

23	手指 —神経障害・腱鞘炎・突き指— ………… 中島祐子・砂川　融	214
	THEリハ ……………………………………… 銭田良博・林　典雄	230
24	腰痛・腰下肢痛 …………………………………………… 朴　基彦	233
	THEリハ ……………………………………… 銭田良博・林　典雄	239
25	膝の診察の基本，診断，治療 …… 大庭真俊・村田　淳・大庭英雄	242
	THEリハ ……………………………………… 銭田良博・林　典雄	250
26	骨盤周囲の痛み …………………………………………… 林　典雄	252
	THEリハ ………………………………………………… 銭田良博	264
27	足首の捻挫に対するエコー診療 　—エコーを使った診断と正しい保存的治療— ……………… 笹原　潤	267
	THEリハ ……………………………………… 銭田良博・林　典雄	280
28	エコーによる関節リウマチの早期診断と治療の実際 　……………………………………………………………… 斉藤　究	282
	THEリハ ………………………………… 銭田智恵子・銭田良博・林　典雄	289
29	整形外科っぽいのに整形外科以外の疾患 ……………… 斉藤　究	291
30	骨粗鬆症の内服・注射治療＆腰椎圧迫骨折の保存的治療 　……………………………………………………………… 斉藤　究	303
	THEリハ ………………………………… 銭田智恵子・銭田良博・林　典雄	310
31	運動器スポーツ診療とその必須アイテムとしてのエコー 　………………………………………………… 服部惣一・小山　稔	312
	THEリハ ……………………………………… 小山　稔・銭田良博	325
32	"しこり"の相談 …………………………………………… 高橋　周	327

| あとがきにかえて ……………………………………………… 古屋　聡 | 331 |
| INDEX ……………………………………………………………………… | 332 |

Column by 編者

 白石吉彦 白石裕子 皆川洋至 小林 只

関節の痙縮，固縮，拘縮ってどう違うの？	7
『神中整形外科学』『整形外科手術書』と南山堂	22
侵害受容器と神経線維	39
腰背部の筋群	43
中医学と漢方医学	56
リフィル処方箋(refill prescription)	58
分解能(resolution)	62
多血小板血漿(PRP)療法	101
general joint laxity (全身関節弛緩性)	129
多断面再構成像(MPR)	176
Jacksonテスト	178
Spurlingテスト	179
Edenテスト	179
自律神経反射	181
短橈側手根伸筋(ECRB)	200
肘関節と上腕骨にある3つのくぼみ	204
輪状靱帯	205
tangential view	208
前腕屈筋群	212
Struthers靱帯とStruthers腱弓	212
Tinel徴候	216
Phalenテスト	217
手根管圧迫テスト	218
オズボーンバンド	220
腱鞘	222
FinkelsteinテストとEichhoffテスト	224
マレット指(槌指)	229
掌側板損傷	229
ジャージーフィンガー	229
Stener損傷	230
手指のしびれのもう1つの鑑別診断 ―筋膜性疼痛症候群(MPS)の観点から―	232
経皮的椎体形成術(PVP)	237
バルーン椎体形成術(BKP)	238
深層外旋六筋	240
膝前面部痛(AKP)	250
wrap around構造	257
Scarpa三角	260
骨盤周囲の筋膜	265
足関節ってどこ？	267
内がえし捻挫と外がえし捻挫	272
前方引き出しテスト	272
距腿関節窩撮影(mortise撮影)	276
脛骨天蓋骨折	277
Maisonneuve骨折	277
OKC (open kinetic chain)とCKC (closed kinetic chain)	281
脊椎関節炎	292
Heberden結節とBouchard結節	294
脊柱靱帯骨化症	296
Lauenstein法	304
膝関節の靱帯	317
肘関節の内側側副靱帯	317
Lachmanテスト	318
ハムストリング	320
大腿四頭筋	321
下腿三頭筋	321
overuse	323

I
整形内科に必要な知識と技能

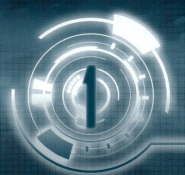

1 地域における運動器疾患の疾病頻度と必要な手技

 全国調査よりみえる運動器疾患

　厚生労働省は3年ごとに大規模な国民生活基礎調査[1]を行っている．これは無作為抽出した約30万世帯，約74万人を対象に保健，医療，福祉，年金，所得など，国民生活の基礎的事項を調べるものである．そのなかに「世帯員の健康状況」という項目があり，自覚症状の状況が記されている．2013年の調査では病気や怪我などで自覚症状のある者（有訴者）は人口千人当たり312.4となっている．年齢が上がるにつれて有訴率は上昇し，80歳以上では537.5となる．また男性276.8，女性345.3と女性が高くなっている（図1-1）[1]．

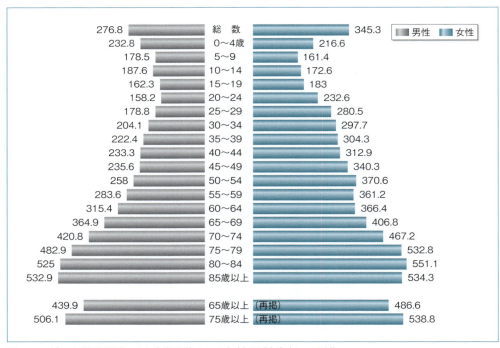

図1-1 ▶ 性・年齢階級別にみた自覚症状のある者（有訴者）率（人口千対）

（文献1）より）

1 　地域における運動器疾患の疾病頻度と必要な手技

　症状別にみると「腰痛」「肩こり」「手足の関節が痛む」「鼻がつまる」の順となっており，運動器の訴えが上位3つを占める（図1-2）[1]．また同調査による通院者率は，1位が高血圧症，2位は腰痛症，3位は眼の病気，4位は歯の病気であるが，7位 肩こり症，10位 関節症，

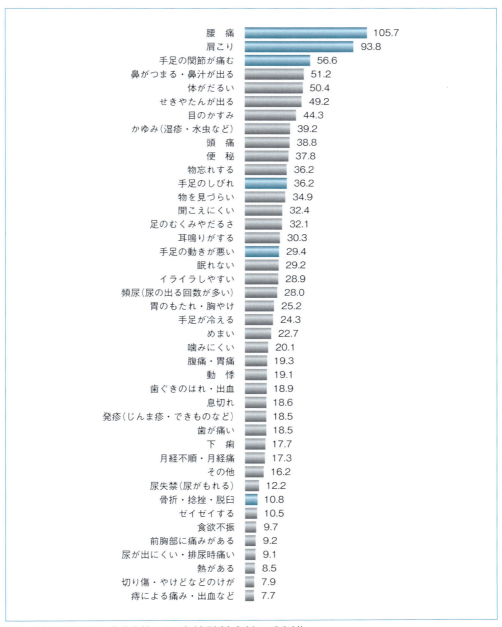

図1-2 ▶ 症状別にみた自覚症状のある者（有訴者）率（人口千人対）

（文献1）より）

17位 骨粗鬆症, 30位 骨折以外の怪我・やけど, 31位 骨折, 33位 関節リウマチと, 上位の多くを運動器疾患が占める. この調査は必ずしも医師が診断した病名とは限らないが, 医療機関を受診していない人も調査に答えており, 潜在的な医療ニーズを表していると考える.

小規模離島における運動器疾患とエコー

　隠岐広域連合立隠岐島前病院(計44床：一般20床, 療養24床, 以下当院)での外来受診患者の動向も厚生労働省の調査と同じような傾向にある. 当院は本土からフェリーで約3時間の隠岐諸島西ノ島(人口約3,000人)に位置し, 常勤医は総合診療医のみである. 領域別専門医へのアクセスが比較的制限されており, 外来患者の割合は, 地域での外来の需要をある程度表していると思われる.

　当院の外科外来には, 内科系疾患以外の処置が必要な患者が受診する. 2011年度の1年間にわたって, 当院外科外来を受診した初診患者1,404人を対象に検討を行った[2](**表1-1**). 内訳は整形外科疾患が53.1%, 皮膚科・形成外科疾患29.8%, 外科疾患4.0%, 耳鼻咽喉科疾患3.6%, 眼科疾患1.8%の順であった. 整形外科疾患745人のうち, 腰痛症が131人, 肩関節周囲炎87人, 変形性膝関節症80人, 頚肩腕症候群50人であった. 腰痛症が第1位であることは全国の国民生活基礎調査と一致している. 肩関節周囲炎が第2位であることに関しては, 当院では2010年より積極的にエコー診断およびエコー下滑液包注射などを行っている. そして, コミュニティの小さな島だからこそ, 口コミや健康教室などでの広報の結果, 肩関節周囲炎のエコーによる診療の有効性が住民に周知されているためと考えられる.

　同外科外来で行った処置を**表1-2**に示す. 人口3,000人の離島の処置系外来で必要な手技の一覧となる. 累積%をみると上位20で約90%, 上位40で約98%を占めることがわかる.

　投薬に続く第2位の検査・処置にエコー検査があがっている. さらに近年, 当院では頚肩腕症候群, 腰痛に対して生理食塩水注射によるエコーガイド下筋膜リリース(I-5：p.37参照)を行っている. このこともあり, 2011年度の外科外来でのエコー使用頻度は**表1-2**のとおり, 13.34%であったが, 2015年2月の1ヵ月間では, 外科外来受診290人中, エコー利用は40.3%と激増している.

　また関節リウマチは, メトトレキサート(methotrexate：MTX)が基本薬として早期から使われるようになり, さらに各種生物学的製剤が発売され, 寛解どころか治り得る疾患となってきている. そのためには早期診断・治療が重要である. エコーで滑膜増生や組織血流をみることによって, 的確に病勢把握をし, 適切な治療を行うことができる(II-28：p.282参照).

　運動器の診断・処置を行ううえでエコーは必須のものである. もはやエコーは検査ではなく, 診療の一部であり, 検査室ではなく外来診察室に置く必要があると考えている.

表1-1 ▶ 当院外科外来初診患者の診断名一覧（2011年度）

整形外科	全745例(53.1%)				
腰痛症	131	皮下異物	8	女性化乳房	1
肩関節周囲炎	87	爪囲炎	8	微熱	1
変形性膝関節症	80	尋常性疣贅	8	脱水	1
頸肩腕症候群	50	陥入爪	8	アナフィラキシーショック	1
外傷(打撲のみ)	43	動物咬傷	6	食欲不振、低栄養	1
外傷(骨折)	40	皮下腫瘤	5	泌尿器科	全12例(0.9%)
坐骨神経痛	39	単純疱疹	5	膀胱炎	3
足関節・足趾関節	27	皮膚腫瘍	4	過活動膀胱	3
手関節・手指関節	27	皮下出血	4	尿閉	1
骨粗鬆症	24	爪白癬	4	前立腺肥大	1
外傷性膝関節症	23	海洋生物刺傷	4	膀胱腫瘍	1
頸椎症	19	術後創処置	3	血尿	1
ガングリオン	15	褥瘡	3	包茎	1
肘関節症	12	下腿浮腫	3	尿道口びらん	1
肋骨骨折	10	釣り針刺傷	2	脳神経外科	全12例(0.9%)
手根管症候群	7	帯状疱疹後神経痛	2	頭部打撲	11
股関節症	7	爪下血腫	2	松果体嚢胞	1
腰部脊柱管狭窄症	6	尋常性痤瘡	2	小児科	全10例(0.7%)
胸腰椎圧迫骨折	6	毛嚢炎	1	伝染性膿痂疹	4
滑液包炎(肩膝以外)	6	肥厚性瘢痕	1	伝染性軟属腫	4
肉離れ	6	膿皮症	1	伝染性紅斑	2
足底腱炎	6	凍瘡	1	心臓血管外科	全7例(0.5%)
腱鞘炎	6	成人伝染性膿痂疹	1	下肢静脈瘤	4
術後創処置	5	血管拡張性肉芽腫症	1	末梢動脈循環不全	3
膝蓋骨滑液包炎	5	外科	全56例(4.0%)	精神科	全6例(0.4%)
筋肉痛	5	痔疾	20	自傷	3
末梢神経障害	5	甲状腺	10	幻覚	2
変形性指関節症	4	リンパ節腫脹	8	双極性障害	1
ばね指	4	がん	8	婦人科	全5例(0.4%)
胸痛	4	鼠径ヘルニア	3	術後創処置	1
Baker(ベイカー)嚢胞	3	術後創処置	2	術後不正出血	1
靱帯損傷	3	腸閉塞	2	がん	1
小児肘内障	3	腹痛	1	腟カンジタ	1
肘部管症候群	3	虫垂粘液嚢胞腺腫	1	陰部膿瘍	1
大腿骨頸部骨折	3	急性虫垂炎	1	神経内科	全5例(0.4%)
外反母趾	2	耳鼻咽喉科	全50例(3.6%)	頭痛	5
脱臼	2	外耳炎	12	呼吸器外科	全4例(0.3%)
術後リハビリテーション	2	中耳炎	7	がん	3
アキレス腱炎	2	耳垢	7	術後創処置	1
腸骨痛	2	鼻出血	6	リウマチ科	全3例(0.2%)
肋間神経痛	1	アレルギー性鼻炎	4	慢性関節リウマチ	2
側弯	1	めまい	3	リウマチ性多発筋痛症	1
正中神経障害(手根管症候群以外)	1	副鼻腔炎	3	消化器内科	全3例(0.2%)
大腿骨頸部骨折術後	1	外耳道異物	3	腹痛	2
Osgood-Schlatter(オズグッド-シュラッター)病	1	耳下腺炎	1	憩室炎	1
偽痛風	1	突発性難聴	1	ペインクリニック	全2例(0.1%)
アキレス腱断裂	1	味覚異常	1	肩痛	1
胸肋関節炎	1	舌の奥のブツブツ	1	前腕の複合性局所疼痛症候群(CRPS)	1
剣状突起が出てきた	1	難聴	1	呼吸器内科	全2例(0.1%)
下腿浮腫	1	眼科	全25例(1.8%)	胸膜炎	2
術後	1	眼球結膜充血	9	血液内科	全2例(0.1%)
皮膚科・形成外科	全418例(29.8%)	角結膜異物	5	リンパ腫	2
湿疹、皮膚炎	115	アレルギー性結膜炎	3	循環器内科	全2例(0.1%)
外傷(裂傷などの皮膚損傷を伴う)	72	麦粒腫	2	下腿浮腫	2
粉瘤	19	角膜炎	2	小児神経科	全1例(0.1%)
皮膚白癬	19	眼精疲労	1	脳性麻痺	1
爪	19	睫毛内反	1	肝臓内科	全1例(0.1%)
鶏眼、胼胝	16	鼻涙管閉塞	1	自己免疫性肝炎	1
虫刺傷	13	目がみえにくい	1	産科	全1例(0.1%)
皮下血腫	13	乳腺科	全18例(1.3%)	不正出血	1
熱傷	13	乳腺	12	腎臓科	全1例(0.1%)
帯状疱疹	13	がん	6	CAPD維持管理	1
皮下膿瘍	10	総合内科	全12例(0.9%)	口腔外科	全1例(0.1%)
蜂窩織炎	9	痛風	3	顎関節症	1
		便秘	3		
		下腿浮腫	1		

初診総数 1,404例(%は全体に占める割合)

表1-2 ▶ 当院外科外来で行った検査・処置一覧（2011年度）

	検査・処置	数	%	累積%		検査・処置	数	%	累積%		検査・処置	数	%	累積%
1	投薬	1,897	24.14	24.14	29	外来化学療法	28	0.36	94.97	58	精密眼圧，スリットM（前眼部）	4	0.05	99.31
2	エコー検査	1,048	13.34	37.48	30	爪甲除去	27	0.34	95.32	59	皮膚科軟膏処置	4	0.05	99.36
3	膝関節注射	611	7.78	45.25	31	ギプスシーネ	26	0.33	95.65	60	手掌異物摘出術	4	0.05	99.41
4	肩滑液包注射，ほか	512	6.52	51.77	32	硬膜外ブロック	25	0.32	95.97	61	股関節注射	3	0.04	99.45
5	創傷処置	405	5.15	56.92	33	腰部固定帯	24	0.31	96.27	62	地域包括支援センターへ連絡	3	0.04	99.49
6	腰痛トリガーポイント注射	402	5.12	62.04	34	局注	18	0.23	96.50	63	鼻涙管ブジー法	3	0.04	99.53
7	X線検査	380	4.84	66.87	35	病理検査	17	0.22	96.72	64	外耳道異物除去術	3	0.04	99.57
8	血液検査	329	4.19	71.06	36	鶏眼・胼胝治療	15	0.19	96.91	65	鼻咽腔カメラ	3	0.04	99.61
9	エルシトニン注射	228	2.90	73.96	37	チンパノメトリー，標準純音聴力検査	15	0.19	97.10	66	抗破傷風ヒト免疫グロブリン	2	0.03	99.63
10	肩こりトリガーポイント注射	176	2.24	76.20	38	デブリドマン	15	0.19	97.29	67	末梢神経ブロック	2	0.03	99.66
11	診察のみ	172	2.19	78.39	39	非観血的関節授動術	13	0.17	97.45	68	婦人科処置	2	0.03	99.68
12	点滴・静脈内注射	141	1.79	80.19	40	粘（滑）液嚢穿刺注入	12	0.15	97.61	69	ホットパック指示	2	0.03	99.71
13	穿刺	121	1.54	81.73	41	肋骨骨折固定術	12	0.15	97.76	70	角膜・強膜異物除去術	2	0.03	99.73
14	グラム染色・KOH鏡検	117	1.49	83.21	42	G-CSF製剤注射	12	0.15	97.91	71	皮膚切開術	2	0.03	99.76
					43	心電図検査	12	0.15	98.07	72	薬剤によるリンパ球幼若化試験	2	0.03	99.78
15	培養	108	1.37	84.59	44	皮膚・皮下腫瘍摘出術	12	0.15	98.22	73	栄養・食事療法	2	0.03	99.81
16	耳処置	96	1.22	85.81	45	血管穿刺	11	0.14	98.36	74	トキソイド	2	0.03	99.83
17	創傷処理	94	1.20	87.01	46	細胞診	11	0.14	98.50	75	痔核嵌頓整復法	2	0.03	99.86
18	関節穿刺（膝）	73	0.93	87.94	47	便潜血検査	8	0.10	98.60	76	針生検	2	0.03	99.89
19	仙骨ブロック	68	0.87	88.80	48	眼圧，視力検査	7	0.09	98.69	77	筋皮神経ブロック	2	0.03	99.91
20	腕神経叢ブロック	67	0.85	89.65	49	穿刺吸引細胞診	6	0.08	98.77	78	矯正視力（1以外），スリットM（前眼部）	1	0.01	99.92
21	牽引指示	65	0.83	90.48	50	肺機能検査（フローボリューム）	6	0.08	98.84	79	大腸カメラ検査予約	1	0.01	99.94
22	腱鞘周囲注射	55	0.70	91.18	51	鼻処置	5	0.06	98.91	80	アデノウイルス迅速検査	1	0.01	99.95
23	リハ依頼	53	0.67	91.86	52	主治医意見書	5	0.06	98.97	81	ホルター心電図	1	0.01	99.96
24	CT検査	50	0.64	92.49	53	脱臼整復	5	0.06	99.03	82	イボ冷凍凝固法	1	0.01	99.97
25	装具（腰椎ベルト以外）	48	0.61	93.10	54	滑液包注射	5	0.06	99.10	83	重度褥瘡処置	1	0.01	99.99
26	骨密度検査	46	0.59	93.69	55	導尿	5	0.06	99.16	84	ツベルクリン反応	1	0.01	100.00
27	尿検査	43	0.55	94.24	56	陥入爪手術	4	0.05	99.21					
28	関節注射（肩膝以外）	30	0.38	94.62	57	皮膚生検	4	0.05	99.26					

C 薬物療法

運動器疾患で受診する患者はかなりの確率で痛みを訴える．非ステロイド性抗炎症薬（non-steroidal anti-inflammatory drugs：NSAIDs）しかなかった時代から，2010年にはプレガバリン（リリカ®），デュロキセチン（サインバルタ®），2011年にはトラマドール／アセトアミノフェン（トラムセット®），一部の強オピオイドも慢性疼痛に使えるようになり，選択肢が広がった．ただし効果がある一方，副作用も出やすく，適応や使い方に習熟することが重要である（Ⅰ-6：p.50参照）．

運動器による痛みやしびれのなかには，画像検査で説明がつかず，身体所見からも診断できないことがある．前述の薬剤以外の選択肢として，漢方薬も時に大きな力を発揮する（Ⅰ-10：p.87参照）．ただし，西洋医学とは切り口の違う見立て（実虚や熱寒など）が，ある程度は求められる．また，必要に応じて西洋薬と併用することも可能である．

痙縮に対するボツリヌス療法

　脳梗塞後などの痙縮は日常生活を著しく障害する．痙縮はLanceにより「腱反射亢進を伴った緊張性伸張反射（tonic stretch reflex）の速度依存性増加を特徴とする運動障害で，伸張反射の亢進の結果として生じる上位運動ニューロン症候群の一徴候」と定義されている．脳血管障害，頭部外傷，脊髄損傷など，さまざまな病態が原因となって発症する．脳血管障害の発作3ヵ月後には19％，12ヵ月後には38％の患者において痙縮が認められる[3]．痛みが強いためリハビリも進まず，スパズム，クロヌス，容姿の変化をきたす．これらに対し，ボツリヌス療法（ボトックス®治療）とそれに続くリハビリは劇的な効果を示す（Ⅰ-12：p.102参照）．ただし，1瓶/100単位が87,536円と高価で，非専門医にとってはハードルが高い．ネット上で用意されている医療関係者向け情報サイト（http://botox.jp）で正しい知識を得て，資格を取得したうえで，治療が必要な筋肉をエコーで確認しつつ注射すれば，高価な治療の効果を間違いなく発揮させることができる．

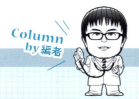

関節の痙縮，固縮，拘縮ってどう違うの？

　被験者自身が関節を動かすことを自動運動，検者が被験者の関節を動かすことを他動運動と呼びます．関節を他動的に速く動かすと抵抗感が強く，ゆっくり動かすと抵抗感が弱くなる状態を痙縮（痙性：spasticity），動かす速さで抵抗感が変わらないものを固縮（強剛：rigidity）といい，前者は錐体路障害，後者は錐体外路障害に起因します．拘縮とは，他動運動にて関節可動域が狭くなっている状態を意味します．

 ## リハビリテーションとセルフケア

　運動器の痛みの原因は，外傷や加齢変化に伴う疾患などを除くと，患者本人の姿勢や生活習慣によるものも少なくない．たとえば腰痛の原因は，腰椎椎間板ヘルニアや腰部脊柱管狭窄症などの器質的疾患のない非特異的腰痛が85％を占める[4]．実際，運動器疾患のなかで手術が必要なケースはわずかであり，注射や薬による治療がほとんどとなる．しかし，注射や薬も効果が一時的な場合があり，根治させるためには姿勢や生活習慣への働きかけが欠かせない．リハビリテーションスタッフとの協働やセルフケアの指導が重要になる（Ⅰ-16：p.148参照）．

領域別専門医との連携

　総合診療医には，すべての健康問題に関して，まずは受けとめ，必要な際には領域別専門医と連携することが求められている．高齢者の多い地域の診療において，運動器疾患に対する診療ニーズは高く，とくに運動器に伴う疼痛の訴えは非常に多い．ほとんどの場合，命にかかわることはないが，高エネルギー事故などの救急・重症のケースでは『外傷初期診療ガイドライン』に従って診断・治療をする．軽微な外傷でも，詳細に問診することで受傷機転から起こり得る損傷部位を想定し，触診によって圧痛点をみつける．そのうえで，使える診断機器を十分に活用して診断に迫る．RICE（rest, icing, compression, elevation）の指導，正しい固定，整形外科医への紹介が適切に行われる必要がある．また運動器のエコーに関しても，やっと教科書的な書籍[5]が出たところで，さらに臨床的に役に立つエコー所見の解説書がまたれる．

　慢性的な訴えのなかには，一見運動器疾患と思われても実はそうではなかったり，数は少ないながら，早急な手術治療が必要なケースもある．それぞれの症候に対して，ガイドラインなどにも精通し，さらにいわゆるred flagの知識を得ることも重要となる．そのためにも，総合診療医が運動器疾患を診ていくに当たっては，整形外科医やペインクリニシャンといった領域別専門医との密接な関係を築くことが必須条件といえる．そのうえで，患者の活動できる地域内において，患者やほかの医療スタッフと一緒に考え，患者に寄り添いながら，少しでも満足のいく診療を行っていく必要があると考えている．

参考文献

1) 厚生労働省：平成25年 国民生活基礎調査の概況．
 http://www.mhlw.go.jp/toukei/saikin/hw/k-tyosa/k-tyosa13/index.html
2) 白石吉彦, 竹田和希, 白石裕子：小規模離島における内科系総合医による外科外来の試み―へき地小病院外科外来の疾患頻度と必要な技能―. 月刊地域医学, 27（5）：400-407, 2013.
3) Sommerfeld DK, Eek EU, Svensson AK, et al：Spasticity after stroke：Its occurrence and association with motor impairments and activity limitations. Stroke, 35（1）：134-139, 2004.
4) Deyo RA, Weinstein JN：Low back pain. N Engl J Med, 344（5）：363-370, 2001.
5) 皆川洋至：超音波でわかる運動器疾患―診断のテクニック，メジカルビュー社，東京, 2010.

〈白石吉彦〉

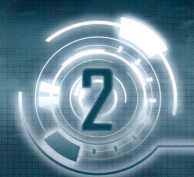

痛みの医療・民間療法に関する日本の現状

はじめに

身体のいずれかに痛みを有する人は多い（I-1：p.2）．現代では，解剖学を基礎とした西洋医学が台頭している．一方，世界には西洋医学以外にも，アーユルヴェーダ（インド大陸の伝統的医学），ユナニ医学（ギリシア・アラビア医学），中医学という世界三大伝統医学が存在し，西洋医学からみた場合，さまざまな代替療法（西洋医学に代替する療法，民間療法ともいわれる）の一部と認識されている．日本でも，西洋医学が医療の中心ではあるが，いわゆる東洋医学（漢方・鍼灸）の一部も公的医療保険の範囲で実施されている．また，日本の慢性運動器疼痛を例にあげると，医療機関で治療を受けている患者数は19％，民間療法が20％と，従来の西洋医学だけで十分に対応しきれていない現状も種々報告されている（図2-1）[1]．

2012年度に行われた厚生労働省の「『統合医療』のあり方に関する検討会」においては，「統合医療」を，「近代西洋医学を前提として，これに相補・代替療法や伝統医学等を組み合わせて更にQOL（Quality of Life：生活の質）を向上させる医療であり，医師主導で行うものであって，場合により多職種が協働して行うもの」と位置づけた（図2-2）[2]．

しかし，公的資格による治療者，民間資格による治療者，質の担保がなされた手技・方法，宗教じみた方法など，玉石混交で存在し，医療者にとっても，そして国民側にとっても理解困難な側面が大きい．また，"医学的なエビデンス"の構築も急がれているが，そもそも西洋医学的価値観や評価に馴染まない側面もあり一筋縄にはいかない現状もある．

近年，慢性疼痛患者の治療を，多職種のかかわりによって集学的・学際的に治療していくことを目的として，厚生労働省が公認した学際的痛みセンター設立準備施設（ペインセンター）が都市部を中心に設立されている．そこでは，医師，鍼灸師，理学療法士，臨床心理士などが共同して治療に当たっている（当然，施設ごとの差異はある）．しかし，ほとんどの地域にはヒト・モノ・カネが十分にない．多くの医療者が，その制限された環境で，最大限の効果を発揮するべく奮闘している．急速に高齢化が進む日本において，地域に昔から存在感を示している医師，歯科医師，看護師，理学療法士・作業療法士・言語聴覚士，鍼灸師，あん摩マッサージ師，漢方薬局などが，共通の理解・ルールのもとに患者や地域住民の痛み治療に望むことが期待されている．本項ではとくに，身体への侵襲的刺激を伴う治療方法（西洋医学的療法，物理療法，手技療法）[1]と，それを扱う職種に関する日本の現状を述べる．

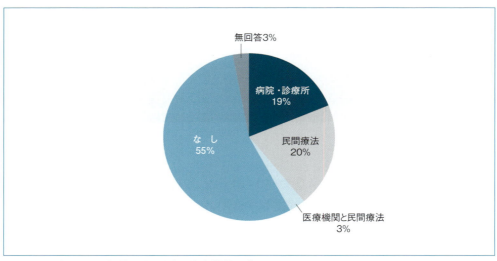

図2-1 ▶ 日本における慢性運動器疼痛の治療機関はどこ？　　　　　　　　　　　　　　　　（文献1）より）

療法の分類	療法の例	
	国家資格など，国の制度に組み込まれているもの	その他
食や経口摂取に関するもの	食事療法・サプリメントの一部（特別用途食品（特定保健用食品含む），栄養機能食品）	左記以外の食事療法，サプリメント，断食療法，ホメオパシー
身体への物理的刺激を伴うもの	はり・きゅう（はり師・きゅう師）	温熱療法，磁気療法
手技的行為を伴うもの	マッサージの一部（あん摩マッサージ指圧師），骨つぎ・接骨（柔道整復師）	左記以外のマッサージ，整体，カイロプラクティック
感覚を通じて行うもの	－	アロマテラピー，音楽療法
環境を利用するもの	－	温泉療法，森林セラピー
身体の動作を伴うもの	－	ヨガ，気功
動物や植物とのかかわりを利用するもの	－	アニマルセラピー，園芸療法
伝統医学，民族療法	漢方医学の一部（薬事承認されている漢方薬）	左記以外の漢方医学，中医学，アーユルヴェーダ

（近代西洋医学　組み合わせ（補完・一部代替）　統合医療）

図2-2 ▶ 厚生労働省が提示している統合医療の枠組み　　　　　　　　　　　　　　　　　（文献2）より）

A 痛みの医療・民間療法にかかわる職種

さまざまな職種が，痛みの医療・民間療法にかかわっている（表2-1）[3, 4].

はり師ときゅう師は別の国家資格であるが，鍼灸学科での教育後，両者の受験資格が得られるため，両免許を保持している場合が多い．大部分の職種は年を追うごとに有資格者が急増傾向にあるが，あん摩マッサージ指圧師は，障害者や盲目の方々への免許という意味合いが強く，その養成数は年々減少傾向にある．

ほとんどの民間資格に関しては，その実数が十分に把握できない．そのなかでも臨床心理士は国によっては国家資格であり，日本でも国家資格にするための準備が進められている．オステオパシーの治療家は日本ではカイロプラクティックや整体院という看板で営業してい

表2-1 ▶ 日本における痛み診療に関与している主な職種の現状

	職　種	資格取得に必要な期間	合格者数 (2015年)	有資格者数 (2014年)	就業者数 (2014年)
公的資格	医　師	6年間(医学部)	8,258人	約30万人	約30万人
	歯科医師	6年間(歯学部)	2,003人	約10万人	約10万人
	看護師	3〜4年間(看護学部)	54,871人	不　明	1,086,779人
	理学療法士	3〜4年間(理学療法学科)	9,952人	120,072人	不　明
	作業療法士	3〜4年間(作業療法学科)	4,125人	74,801人[*1]	不　明[*2]
	言語聴覚士	2〜4年間(言語聴覚学科)	1,776人	25,549人[*3]	不　明[*4]
	はり師	3〜4年間(鍼灸学科)	3,808人	163,433人	108,537人
	きゅう師	3〜4年間(鍼灸学科)	3,773人	162,182人	106,642人
	あん摩マッサージ指圧師	3年間(鍼灸指圧科)	1,549人	188,686人	113,215人
	柔道整復師	3〜4年間(柔道整復学科)	4,503人	93,089人[*5]	63,873人
民間資格	臨床心理士	2年(臨床心理士指定大学院)	1,610人[*6]	29,690人	不　明
	カイロプラクター	20時間〜3年	19人	467人[*7]	不　明[*8]
	オステオパシー	20時間〜2年	7人	110人[*9]	110人[*9]
	アスレティックトレーナー	3年または 日本体育協会の推薦	259人	2,623人[*10]	不　明

*1：2015年，*2：2014年度の日本作業療法士協会会員49,841人に対する就業者数は43,584人，*3：2015年までの試験合格者累計数，*4：2015年3月現在の日本言語聴覚士協会正会員14,188人に対する就業者数は12,435人，*5：2015年3月31日現在，*6：2014年度，*7：2015年11月30日現在，*8：カイロプラクティックの法的な定義づけが存在しないため正確な人数は不明だが，2014年6月29日時点で約2万人と推定される，*9：2015年12月1日現在，*10：2015年10月1日現在.
※　看護師の養成部門は，看護短期大学(3年間)，看護高等専修学校など多様である．
※　理学療法士・作業療法士・言語聴覚士の養成部門は，短期大学(3年間)，大学(4年間)，3年制または4年制専門学校など多様である．
※　理学療法士の養成校は2000年の132校(入学定員4,230人)から2012年には249校(入学定員13,224人)に増加している．年間約10,000人もの新理学療法士を輩出するに至る．
※　柔道整復師の養成校は，2000年の25校から2015年には109校に増加している．そのため養成数も，2000年は2,109人であったのが，2012年は8,797人の新柔道整復師が輩出されている．

(文献3, 4)より作成)

ることが多い．

　公的資格は，侵襲行為の許可および公的医療保険制度の適用範囲を定めるために使用されている．一方，民間資格は慰安・リラクゼーション目的の範疇で許可され，公的資格範囲外での施術が許可されている．

　以下，職種ごとに具体的に概説する．

ⓘ 医　師

　医療行為は医行為とも呼び，医師が行う行為のことを指す．医業とは，医行為を業とすることである．業とは，不特定多数に対して，反復継続の意思をもって施術を行うことであり，その対価の授受は問わないとされている．そして，医師でなければ医業をしてはならない(医師法第十七条)．たとえば，除細動という非常に侵襲的な行為は，緊急時であれば自動体外式除細動器(automated external defibrillator：AED)の使用として一般人にも許可されている．しかし，医師でない者が反復継続する意思をもってAEDを用いることは医師法違反となる．また，診療に従事する医師は，診察治療の求めがあった場合には，正当な事由がなければこれを拒むことができず，無診察治療なども禁じられている(医師法第十九条)．しかし，遠隔診療の規制緩和が進む昨今において，対面診察を超えた診察の再定義も今後必要になると思われる．また，後述するが，以下で記した医療行為と医療類似行為という分類も同様に再整理されることになるだろう．

a. 医療行為＝医行為

　医療行為は医行為とも呼ばれ，医師が行う行為のことを指し(医師法)，医師でなければ医業をしてはならない(業務独占：医師法第十七条)．この規定に違反した者は，3年以下の懲役もしくは100万円以下の罰金に処せられ，またはこれを併科(2つ以上の刑罰を同時に課すことを)される(医師法第三十一条第一項)．医業とは，医行為を反復継続する意思をもって行うことであると解されているのは先にも述べたが，看護師，診療放射線技師，あん摩マッサージ指圧師，はり師，きゅう師および柔道整復師などであっても，診断，薬品の投与，注射，手術といった医師でなければできない行為(絶対的医行為)を行えば，医師法違反として処罰される．一方，相対的医行為は，診療補助(限定的な医行為の解除)として各職種(看護師など)に許可されている．

　医師でない者は，医師，またはこれに紛らわしい名称を用いてはならない(名称独占：医師法第十八条)．この規定に違反した者は50万円以下の罰金に処せられる(医師法第三十三条の二第一項)．つまり，はり師，きゅう師，柔道整復師などが「鍼灸医」「接骨医」などの名称を使用するのは違反となる．なお，医師でない者が医師，または医師に紛らわしい名称を用いて医業を行ったときは，3年以下の懲役もしくは200万円以下の罰金に処せられ，またはこれを併科される(医師法第三十一条 2)．

　医行為はその侵襲度で分類されており，公的医療保険制度の対象となる保険診療および自

由診療(自費診療)の規程を包括する．医療機器や医療技術の発展によってその侵襲度は常に変化し続けており，時代とともに法整備が繰り返されている．たとえば，2014年11月には，日本の「薬事法」も「医薬品，医療機器等の品質，有効性及び安全性の確保等に関する法律」へと改正され，医療ソフトウェア単体も規制の対象となった．また，絶対的医行為と相対的医行為の境界あるいは看護師業としての"療養上の世話"と診療補助の境界などの診療補助の範囲は，その解釈や見直しを含め，しばしば議論となっている(訴訟，看護師の特定行為など)．

b. 医業類似行為

一般的に，医業類似行為は次の2種類とされる[5]．①法で認可された医業類似行為(あん摩マッサージ指圧師，はり師，きゅう師，柔道整復師)，②法で認可されていない医業類似行為(カイロプラクティック，オステオパシー，整体，気功，エステ，その他)である．また，医業類似行為の手法としては，ごく大まかに分けると，手技療法，電気療法，光線療法，温熱療法，刺激療法の5種類とすることができるが，実際に行われている種類はきわめて多く，その名称にいたっては数百種にも及ぶといわれている．いずれにしても，医学的観点から人体に危害を及ぼすおそれがあれば処罰の対象となる．

ⅱ 理学療法士，作業療法士，言語聴覚士

a. 理学療法士

理学療法士(physical therapist：PT)とは，厚生労働大臣の免許を受け，理学療法士の名称を用いて，医師の指示のもとに，理学療法(身体に障害のある者に対し，主としてその基本的動作能力の回復を図るために，治療体操やその他の運動を行わせ，さらに電気刺激，マッサージ，温熱などの物理的手段を加えること)を行うことを業とする者をいう(理学療法士及び作業療法士法第二条 3)．

b. 作業療法士

作業療法士(occupational therapist：OT)とは，厚生労働大臣の免許を受け，作業療法士の名称を用いて，医師の指示のもとに，作業療法(身体または精神に障害のある者に対し，主としてその応用的動作能力または社会的適応能力の回復を図るため，手芸，工作やその他の作業を行わせること)を行うことを業とする者をいう(理学療法士及び作業療法士法第二条 4)．

c. 言語聴覚士

言語聴覚士(speech-language-hearing therapist：ST)とは，厚生労働大臣の免許を受け，言語聴覚士の名称を用いて，音声機能，言語機能または聴覚に障害のある者についてその機能の維持向上を図るため，言語訓練やその他の訓練，これに必要な検査および助言，指導その他の援助を行うことを業とする者をいう(言語聴覚士法第二条)．

診療の補助業務は，保健師助産師看護師法第三十一条および第三十二条により，看護師および准看護師の独占業務とされているが，理学療法士，作業療法士，言語聴覚士は，診

療の補助として理学療法，作業療法，言語聴覚療法を行えることとなっている．しかし，理学療法士，作業療法士，言語聴覚士は，原則的には業務独占資格ではなく，名称独占資格である．したがって，日本では公的医療保険制度の範囲における独立開業権はない．

一方，アメリカ，イギリス，カナダ，オーストラリアなどでは，理学療法士が開業権をもっている．また，理学療法士の資格で鍼灸治療を行える国もある．

日本において，理学療法にはマッサージの業務も含まれており，理学療法士はあん摩マッサージ指圧師の免許をもたなくても，病院，診療所において理学療法としてのマッサージを実施することができる．なお，理学療法士，作業療法士，言語聴覚士でない者は，理学療法士，作業療法士，言語聴覚士という名称や，その他の紛らわしい名称を使用してはならない．一方で，リハビリテーションという用語は名称独占の範囲ではないため，介護保険施設などで看護師等によって，一部介護保険の範囲でも実施されている．また，保険診療の範囲内では十分なリハビリテーションを受けることが困難な方を対象とした自費リハビリテーションが，都市部を中心に広がりをみせている．

ⅲ 鍼灸師，あん摩マッサージ指圧師

a. はり師・きゅう師

鍼を使用可能なのは，はり師・きゅう師（以下，鍼灸師）と医師・歯科医師である．鍼灸師は，医業類似行為を行い，開業権がある．はり師ときゅう師は別の国家資格だが，同じ養成施設で同時に取得されることが多い．

公的医療保険で鍼灸治療を行うこともできるが，その対象疾患は神経痛，リウマチ，頚肩腕症候群，五十肩，腰痛症，頚椎捻挫後遺症に限られている．加えて，必ず医師の同意書もしくは診断書が必要となる．また，同一の疾患について，保険による鍼灸と医師の治療を併用することはできない．そのため，鍼灸師が医師に同意書を依頼する場合，このことを必ず医師，患者に理解してもらうことが重要である．なお，公的医療保険を扱わない（自費施術）鍼灸治療院の数は年々急増している．

b. あん摩マッサージ指圧師

あん摩マッサージ指圧師は，医業類似行為を行い，開業権がある．マッサージの保険取り扱いにも，必ず医師の同意書もしくは診断書が必要となる．ただしマッサージの場合は，鍼灸と違って，診断名によって保険取り扱いの判断がされることはない．主として麻痺，関節拘縮などの症状があり，医療上マッサージが必要と認められるもので，保険医療機関において十分治療目的を果たせないとき（施設，要員など）に支給対象となる．また，マッサージは鍼灸と異なり，公的医療保険内でマッサージを行ったとしても，その同一疾患に対して診療所および病院で医師による治療を併用することができる．これを知らない医師や患者が多いので，あん摩マッサージ指圧師が医師に同意書を依頼する際，その旨を必ず説明する必要がある．

鍼灸師，あん摩マッサージ指圧師は，法律的には業務独占・名称独占資格である．これは，

それぞれの免許を受けていないと，施術してはいけないし，看板を掲げてはならないということを意味する．しかし昨今，違法であるにもかかわらず，鍼灸マッサージ業と類似した業務を行う無資格者が少なくない．無資格者はたとえ開業できても，保険は取り扱えない．また，マッサージという名称も違法である．

iv 柔道整復師

柔道整復師とは，厚生労働大臣の免許を受けて，柔道整復を業とする者をいう(柔道整復師法第二条)．2014年の時点で，約64,000人が就業している．柔道整復を業とすることは，医師および柔道整復師のみに認められている(柔道整復師法第十五条)．

柔道整復師による施術も公的保険(療養費：公的医療保険とは仕組みが異なる)の対象となる．その際，鍼灸・マッサージとは異なり，医師の同意書または診断書は必ずしも必要ない．現在，保険適用されるのは，骨折，脱臼，捻挫，打撲であり，骨折と脱臼の手当てには医師の同意が必要になる．なお，柔道整復術も鍼灸同様，同一疾患に対して，医師による治療を保険内で併用することはできない．

療養費は，患者がいったん費用の全額を負担した後，自ら保険者へ請求する「償還払い」が原則だが，例外的に患者が自己負担分を柔道整復師に支払い，柔道整復師が患者の代わりに保険者に保険適用分を請求する「受領委任」という方法が認められている．しかし，この療養費システムが，関係する職種間の連携を複雑にしているという現状がある．

v その他

a. アスレティック・トレーナー

アスレティック・トレーナー(athletic trainer：AT)は，スポーツ現場において，怪我が発生した場合に傷害の程度の評価と応急処置を施し，救急車を呼ぶなどの対応について判断する．また，怪我予防のためのトレーニングや選手への教育，再発・傷害発生を抑えるためのテーピングなども必要に応じて行っている．スポーツチームのスタッフの一員として，選手の体調管理や怪我からの復帰に関する情報交換の要としての役割を果たしている．

日本では，アスレティック・トレーナーは国家資格ではなく団体の認定資格であり，資格としての法規制はない．国内の認定組織は，日本体育協会とジャパン・アスレチック・トレーナーズ協会の2種類が存在する．ジャパン・アスレチック・トレーナーズ協会では柔道整復師，はり師・きゅう師，あん摩マッサージ指圧師，理学療法士，作業療法士向けの認定資格が取得できる．一方，柔道整復師や理学療法士といった国家資格とともに日本体育協会の認定資格を取得する人もいる．こうした流れにより，高齢者など，一般患者のリハビリへも徐々に応用され始めている．

さらに，2020年のパラリンピックに向けて，日本障がい者スポーツ協会は，日本体育協会公認アスレティック・トレーナーの資格を有している者，あるいは当該加盟競技団体から推

薦された理学療法士などの国家資格を有する者を対象にした"障がい者スポーツトレーナー"の養成にも力を入れている．障害者スポーツのノウハウは，きたる2020年以降の超高齢社会においてはとくに重要な役割を担う高齢者運動・スポーツの土台となるかもしれない．

b. カイロプラクター

カイロプラクティック（chiropractic）とは，1895年にDaniel David Palmer（アメリカ，1845〜1913年）によって創始された，筋骨格系の障害とその影響を予防・診断・治療するという専門医療である．2011年の世界カイロプラクティック連合の報告によると，アメリカやイギリスなど，少なくとも44ヵ国・地域で正式に法制度化されているが，日本ではカイロプラクティック業務に関する法律がいまだに整備されていない．法で認可されていない医業類似行為であり，代替医療，手技療法の1つである．

c. オステオパシー

オステオパシー（osteopathy）とは1874年に医師であるAndrew Taylor Still（アメリカ，1828〜1917年）によって提唱された，人間の自然治癒力を最大限に活かす療法である．その語源はギリシア語のOsteon（骨）とPathos（病い）を組み合わせた造語だが，骨のみを対象とするわけではない．あらゆる器官に対する技術に基づき，身体・心・精神という3つの側面を重視して，手技によって治療を行う．カイロプラクティックと同様，法で認可されていない医業類似行為である．

痛みの医療・民間療法に関する日本の現状

痛みの医療・民間療法に関して，医師とあん摩マッサージ指圧師以外の養成校の増加や，日本政府の財政圧迫，高齢者の増加と少子化による医療・介護保険の報酬削減により，さまざまな問題がマスコミを賑わせている．医療事故，不正請求，過剰広告，治療・施術に関する法律違反，セクシャルハラスメント，パワーハラスメント，アカデミックハラスメント，サービス残業，混合診療の是非といった問題が山積している．そして，本項を読まれた読者は，違法と合法の境界の曖昧さを実感されたことだろう．

医療行為は，歴史的経緯としても，その生体への侵襲性で規定されてきた．たとえば，鍼を刺す行為は，歴史的には限定的な医療行為の解除であると司法で判断され，鍼灸師に開放されてきた．つまり，鍼は医療行為の一部とも理解できる（そのため医師は鍼を使用可能となる）．しかし，前述のように鍼治療は医業類似行為と分類され，混乱の現状に至っている．

これらの問題に対する解決策は，卒後の生涯教育の実践と，お互いの職種の専門性を理解したうえで尊重しあえる関係性の構築であると考える．時代に伴って，医療行為・技術が発展すれば，侵襲性も変化するし，さらに社会情勢も変わっていく．過去には最良の規制・制度であっても，現在や将来的にも，それが最善であり続けるとは限らない．最善を目指して，公的保険の扱う範囲や各職種の行為の分類・範囲（医療行為と医業類似行為の再整理含め）

について，再度調整する必要も出てくるだろう．

　痛みの医療，治療また施術に関しては，西洋および東洋のいかんにかかわらず，さまざまなアプローチがあってもよいが，その第一歩として"治療前の評価は標準化できるところは統一すること"が重要と考えている．とくに，整形内科領域のほとんどを占める軟部組織の有痛性疾患に対する保存療法を実施するのであれば，問診・触診・視診・聴診（四診）をどの治療者が行っても，同じ情報や技術を共有できることが理想である．そのための「解剖・動き・エコー」による技術の標準化と，各関係者の業務の範囲の再規定と連携の仕組みの構築が急がれる．その際，日本における医療の法的解釈として，人体における介入方法が侵襲刺激か非侵襲刺激かにより，患者の治療を目的とするメディカルケアと予防・健康増進・ケアを目的とするヘルスケアの枠組みが再検討されていく可能性があることも，頭に入れておく必要があるかもしれない．

　四診のなかでも触診は，その技術を習得するためには，軟部組織に関する解剖生理学的知識が必須であり，臨床的に活用できるようになるためのたゆまぬ研鑽が求められる．東洋医学的アプローチや民間療法についても，解剖学的根拠の裏づけがある臨床的触診技術を習得することが，エビデンスの構築や他職種との共通言語の確立へとつながり，さらに同職種の質的向上および多職種同士の専門性の理解が進むものと考える．視診では，痛みを誘発する動作を再現して観察することと，エコーを活用することがキーポイントになるだろう．

　多職種の協働・連携を促すための具体例としては，症例に対して多職種がチームを組む，地域において医療・保健・介護スタッフが連携する，急性期施設・回復期施設・生活期施設が地域医療連携を行う，医師と鍼灸治療院との連携（病鍼連携）などである．そして，痛みの医療の現状と，「2025年を目処に地域包括ケアシステムの構築を実現させる」という方向性に根ざし，同職種や多職種間において，「奪い合えば足りぬ，分けあえば余る」を意識した関係を築いていくことが必要ではないだろうか．

参考文献

1) Nakamura M, Nishiwaki Y, Ushida T, et al：Prevalence and characteristics of chronic musculoskeletal pain in Japan. J Orthop Sci, 16（4）：424-432, 2011.
2) 厚生労働省「『統合医療』に係る情報発信等推進事業」：「統合医療」とは？「統合医療」情報発信サイト．
http://www.ejim.ncgg.go.jp/public/about/index.html
3) 文部省：文部科学大臣指定（認定）医療関係技術者養成学校一覧（平成27年5月1日現在），2015.
http://www.mext.go.jp/a_menu/koutou/kango/1353401.htm
4) 厚生労働省：国家試験合格発表．（随時更新）
http://www.mhlw.go.jp/kouseiroudoushou/shikaku_shiken/goukaku.html

〈銭田良博・小林　只・白石吉彦〉

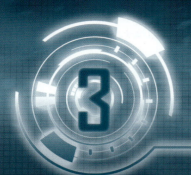

レントゲン時代から エコー時代へ
―エコーでみえる，わかる運動器疾患―

はじめに

2014年12月，アメリカのシカゴで歴史的な事件が起きた．世界最大の医学系国際学会の1つ北米放射線学会（Radiological Society of North America：RSNA）でエコーに軍配が上がったのである．相手はMRI, 医療用画像の頂点に君臨してきたイメージモダリティである．医療費問題が大きな勝因となったアメリカと違い，日本では突如として現れた「整形内科」が運動器エコーの普及に拍車をかけている．専門の世界に特徴的な洗脳的かつ閉鎖的ではない，壁を超えた新しい診療スタイルが急速に広がり始めているのである．

本項では，超音波診療を基本とする「整形内科」の世界が生み出す臨床的価値を明らかにするため，「整形外科」の由来，画像からみた整形外科学の歴史を振り返るとともに，レントゲン時代からエコー時代へのパラダイムシフト，さらに超音波診療が抱える今後の課題・展望について解説する．

「内科」と「外科」の違い

英語では内科をinternal medicine, 外科をsurgeryと呼ぶ．internal medicineには内服薬，surgeryには手術という意味もあることから，一般に内科は"薬で治す"，外科は"手術で治す"診療科と理解されてきた．surgeryの語源はラテン語の"chirurgia（手で仕事をする）"であり，"外"の意味はない．英語で内科医はphysician, 外科医はsurgeonと呼ばれ，やはり内・外に相当する対義語的表現ではない．ちなみにinternal medicineの対義語であるexternal medicineは外用薬を意味する．

なぜ日本で「内科」・「外科」という表現が使われるのか，その語源は中国の医学（中医学）に由来する．中医学には，漢方薬を服用して体の"内"から治す「内治法」と鍼・灸・あん摩といった体の"外"から治す「外治法」があり，体の外からメスを入れる手術も一種の外治法と理解されてきた．日本では江戸時代中期まで中医学が主流であったが，江戸時代後期にオランダから解剖学や外科学がもたらされ，明治維新とともに西洋医学が主流になっていく．その後，内科と外科は消化器科・循環器科・リウマチ科といった臓器別・疾患別に分化し，手術という治療手段を用いるか否かで消化器内科と消化器外科，循環器内科と心臓血管外科へと細分化（専門化）していく．このように時代とともに標榜科名が変わり，手術せずに生計を

維持する開業医が多数存在するにもかかわらず，なぜか整形外科だけが「外科」を診療科名に残し続けている．

「整形外科」という言葉の由来

　1741年（江戸時代，将軍：徳川吉宗），フランス人医師のNicolas Andryがギリシャ語のortho（まっすぐ），pédie（小児）を組み合わせ，小児の変形を矯正する技術としてorthopédieという言葉を提唱した（図3-1）．その後，変形矯正手術が成人に対しても行われるようになり，ドイツ語圏ではorthopädische chirurgie，フランス語圏ではchirurgie orthopédique，英語圏ではorthopedic surgeryと呼ばれる学問分野として発展していくことになる．

　日本では，1886年（明治19年），緒方洪庵の適塾で学び陸軍軍医総監にもなった足立　寛がドイツのHueter外科学書（1880年初版）にあるorthopédieを「矯正」と翻訳した．東京帝国大学のJulius Scriba[注1]（ドイツ，1848～1905年）の門下生であり，1897年（明治30年）にドイツ留学から帰国した林　曄が，東京・築地に「外科矯正術」を標榜して開業した．最も早く

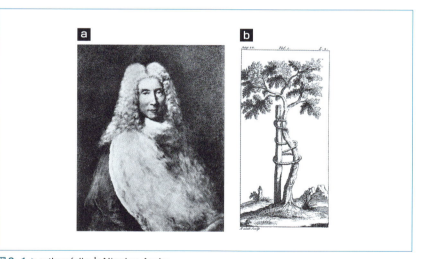

図3-1 ▶ orthopédie と Nicolas Andry
orthopédieは，小児期の変形を矯正し予防する学問としてNicolas Andry（フランス，1658～1742年：a）がつくり出した言葉である．著書に描かれた木の絵（b）は，現在orthopédieのシンボルとして世界中の整形外科関連学会が用いている．
（a Mauclaire P：Bull soc France hist méd, 209-214, 1938／b Andry N：L'Orthopédie, 1741）

注1　Julius Scriba：明治政府が最先端の医学教育者としてドイツから招いた医師で，1881年から東京帝国大学で外科，皮膚科，眼科，婦人科を教えた．日本の外科学黎明期を支えた数多くの医師を育成し，「整形外科」の名づけ親である田代義徳も代表的な門下生の1人である．

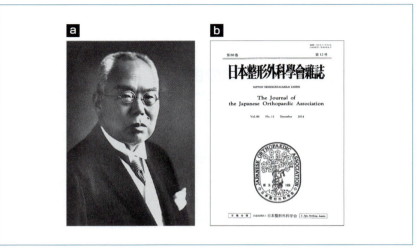

図3-2 ▶ 整形外科と田代義徳
整形外科は，orthopédieの本質を表す言葉として田代義徳（1864〜1938年：[a]）が翻訳した言葉である．田代の尽力で1926年（大正15年），日本整形外科学会が創設された．学会誌の表題にある『"セイ"』の字には，現在もなお略体の「整」でなく，本来の字体「整」が使われている（[b]）．
（[a]岩本幸英：神中整形外科学，第23版，2013）

orthopédieを日本の臨床現場にもち込んだのは林 曄であり，彼の功績である．そして1906年（明治39年），orthopédieの教育機関として，東京帝国大学に講座が新設されることになる．講座名は「整形外科」，名づけ親は初代教授の田代義徳であった（図3-2）．田代が整形外科という新語をつくった理由は，orthopédieの一治療法にすぎない「矯正」を看板に掲げることに強い違和感を覚えたからにほかならない．ドイツ，オーストリアで学んできた田代は，orthopédieの本質をJacques Delpech（フランス，1777〜1832年）が提唱した"orthomorphie"であると解釈し，まず「形」という文字を採用した．運動器障害の病態，すなわち「形状の変化が運動の障害を引き起こし，運動の障害がさらなる形状の変化を引き起こす」という意味が込められている．一方，"ortho"に関しては，「正」の字を当てる考えもあったが，字形を解説した最古の漢字辞典『説文解字』から「整」という文字を採用した．整の字がもつ"之を束ね，之を支え，そして之を正しうする"意味は，運動器障害に対する治療，すなわち変形を生理的に正しいものにまで戻す意味がある．「矯正」ではなく「整形」という言葉が生まれた背景には，田代が抱いた新しい学問分野に対する熱い情熱が込められている．

画像からみた整形外科学の歴史

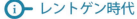 レントゲン時代

1895年，Wilhelm RöntgenがX線の発見を報告した．その後，シーメンス社（ドイツ）が

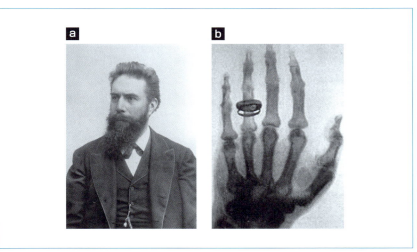

図3-3 ▶ Wilhelm Röntgen と X線写真
1895年，未知の放射線を発見した Wilhelm Röntgen（ドイツ，1845〜1923年：a）は，未知の数を表す「X」の文字を使い，仮の名前として「X線」と名づけた．ヴュルツブルク大学の同僚で解剖学教授だった Albert von Kölliker の提案で，X線はレントゲン（Röntgen rays）と呼ばれるようになったが，本人はその呼び名を好まず，常にX線（X-rays）と呼んでいた．指輪が写った有名なX線画像（b）は，1896年に Röntgen が撮影した Kölliker の左手である．

世界に先駆けて医療用X線装置を開発し，1898年に日本に輸入された（図3-3）．一方，X線写真については1896年（明治29年）に島津製作所（京都）が撮影に成功しており，1909年（明治42年）には国産第1号の医療用X線装置を発売開始した．1918年（大正7年）発売の島津製作所「ダイアナ号」は，全国の病院や医院で広く採用され，X線装置普及の原動力となる．京都伝統の漆塗りが施されたX線装置は，当時の医者のステータス・シンボルであった．X線装置の普及は骨折や脱臼ばかりでなく，変形性関節症や脊椎症など，多くの運動器疾患の病態解明に大きく貢献し，骨を中心に病態を考える今日の整形外科学の基盤を築きあげていく．X線装置は，まさに整形外科の黎明期と時を同じくして進歩・普及していったのである．

1940年（昭和15年）に発行された整形外科学書『神中整形外科学』（神中正一 著）には，主に骨・関節の変形をきたす結核・梅毒・ポリオの診断と治療法が書かれており，現在われわれが手にしている教科書とは内容が大きく異なる（図3-4）．しかし，欧米の整形外科が保存治療や画像診断を他科に委ね，手術に特化していったのに対し，日本の整形外科は診断から治療まで，すべてを扱うスタイルを今日まで貫き通してきた．『神中整形外科学』には次のような言葉が刻まれている ―― 現代の整形外科は包帯具師（装具士）整形術と体操的整形術と外科的整形術とレントゲン学の四学派の連合による産物である ――．保存治療・手術・画像診断を基本とした診療スタイルは，「整形外科」が誕生して100年以上経過した今も全く変わらない．

Ⅰ ▶ 整形内科に必要な知識と技能

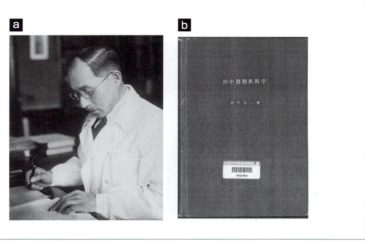

図3-4 ▶ 神中正一と『神中整形外科学』
日本人によって最初に書かれたorthopédieの教科書は，1910年（明治43年）発行の京都帝国大学整形外科初代教授松岡道治 著『人体奇形矯正学』である．一方，日本最初の本格的な整形外科学教科書は，1940年（昭和15年）発行の九州帝国大学整形外科第2代教授神中正一（ⓐ）著『神中整形外科学』である．わが国で最も権威ある教科書として版を重ね，2013年に第23版が発刊された（ⓑ：1940年発刊の初版本，弘前大学所蔵）．

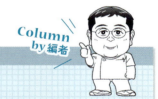

『神中整形外科学』『整形外科手術書』と南山堂

　1914年（大正3年）に東京帝国大学を卒業した神中正一（1890〜1953年）は，26歳年上であった田代義徳教授の人柄に惹かれ，同年整形外科の門を叩きます．当時，臨床的に不可欠だったX線診断の臨床研究，さらに末梢神経と筋肉に関する基礎研究に没頭．しかし，1923年（大正12年）に起きた関東大震災，翌年の田代教授の定年退職をきっかけに，郷里神戸で開業医となりました．2年後の1925年（大正15年），初代住田正雄教授の辞職を受け，九州帝国大学整形外科へ2代目教授として赴任します．一開業医が帝国大学教授になる，きわめて異例なことでした．その後，臨床・研究・教育に力を注いだ集大成が，1940年（昭和15年）に『神中整形外科学』として南山堂から出版されます．やがて太平洋戦争（1941〜1945年）が始まり，教室員が招集されていきます．図書館もなく困っていた教室員へ，毎月のように送られていた自筆の図と丁寧な説明は，戦後『整形外科手術書』として南山堂から出版されました．2冊の書籍は，多くの整形外科医がバイブルとして愛読し，日本における整形外科学の発展に大きく寄与していきます．

ⅱ CT/MRI時代

1967年，Godfrey Hounsfield（イギリス，1919～2004年）がX線断層撮影装置（computed tomography：CT）を考案した．Hounsfieldの所属したThorn EMI中央研究所は，レコード会社EMIから多額の研究資金を受けていた．EMI所属であるビートルズの記録的なレコード売り上げが研究を後押ししたといわれる．初めて国内へCTを輸入したのは，レコード事業でEMIと提携関係にあった東芝である（1975年）．その後，政府が貿易黒字でだぶついたドルを消費するため，イギリスからCTを大量購入し，全国の大学病院へ配ったことがCT普及の原動力となる．

一方の核磁気共鳴画像診断装置（magnetic resonance imaging：MRI）は，1973年にPaul Lauterbur（アメリカ，1929～2007年）が核磁気共鳴現象の画像化に成功したことをきっかけに，開発競争と普及が一気に加速していった．

日本における高額医療機器CT・MRIの普及は，バブル時代が強力に後押ししたともいえる（2013年時点でも人口当たりのCT・MRI保有台数は日本が世界のトップ）．CT・MRIは医療費高騰につながるという弱みを抱える一方，単純X線では把握できなかった骨の内部構造や3次元構造，軟部組織の状態を正確に把握できる強みがある．脊柱管内や関節内病変を視覚化することで，脊椎インストゥルメント手術[注2]や関節鏡視下手術といった新しい治療法が生み出され，整形外科診療のレベルアップに大きく貢献している．整形外科学は画像診断技術と歩調をあわせて進化してきたのである．

ⅲ エコー時代

1912年，氷山との接触で豪華客船タイタニック号が沈没する．多くの犠牲者を出したことが，船から超音波で氷山の位置を調べる技術を生み出した．その後，第一次世界大戦では潜水艦の位置を探るソナー（sound navigation and ranging：SONAR）として利用され，金属内探傷器や魚群探知器としても応用範囲が広がっていく．その後，1940年代から生体の観察が始まるが，当時はまだ装置が大がかりで画質もよくなかった．

世界中で技術開発が進められていくなか，臨床応用の可能性を広げる転機となったのが，1971年の電子高速リニア走査装置の登場である．生体の断層像を無侵襲かつリアルタイムに描出でき，消化器・循環器といった深部臓器を中心に普及が加速することになる．その一方，低周波プローブが描出する表在臓器は画質が悪く，X線・CT・MRIを見慣れた整形外科医にとっては興味の対象外であった．しかし21世紀に入り，高周波リニアプローブの出現と装置のフルデジタル化が整形外科におけるエコーの立ち位置を大きく変える．単なる

注2 脊椎インストゥルメント手術：変形や不安定化した椎体間を金属で連結固定する手術を一般に"脊椎インストゥルメント手術"と呼ぶ（インストゥルメント（instrument）とは精密な道具の意味）．ヘルニアを除去したり，骨を削ったりするだけでは，たとえ術中に神経の圧迫を取り除くことができても，術後に腰・背部痛を引き起こしたり，症状再発の原因になったりする問題があった．そのため，最近は脊椎インストゥルメント手術が行われるようになった．

「診断の道具」ではなく，即治療にもつなげられる「診療の道具」として威力を発揮し始めたのである（図3-5）．

レントゲン時代からエコー時代へ

　心身が不具合な状態を"病気（illness）"，そして病気の原因を"疾患（disease）"と呼ぶ．どちらも似た言葉であるが，原因が明らかでなければより有効な治療はできない．レントゲン時代，どこか痛ければ「まずレントゲン」が常識だった．病歴を示すだけの「五十肩」「突き指」「足関節捻挫」などが診断名として当たり前のように使われ，X線画像で異常所見がなければ，「骨に異常ありません」でおしまいにされていた．CT・MRIがいかに優れた装置でも，誰もが自由に扱えるイメージモダリティではなかったため仕方がなかった．その結果，多くの運動器疾患は「はい湿布，痛み止め」程度の治療ですまされてきた．

　しかし現在では，エコーを外来診察室に置けば，①X線画像より素早く多くの情報を集められる，②その場で画像情報を患者と共有できる，③瞬時に病態を把握し，即治療につなげることができるようになった．そして，①診療レベルが向上し，②外来の待ち時間が短縮し，③大幅な医療費削減につながるメリットが明らかになってきた．いつの時代も，患者利益が大きくなる方向へ進まなければならない責任が医師にはある．もはやX線診断に依存しすぎる診療スタイルは，むしろ患者に不利益を与える時代になったといっても過言ではない．すでにレントゲン時代からエコー時代へのパラダイムシフトは始まっているのである．

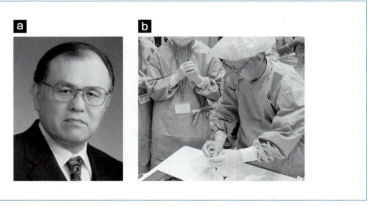

図3-5 ▶ 伊東紘一先生と入江喬介先生
伊東紘一先生（a）は，エコーの技術開発・臨床応用で世界をリードしてきた大重鎮である．超音波医学における優れた臨床研究論文には，毎年日本超音波医学会から「伊東賞」が与えられている．学生時代，筆者をエコーの世界に導いてくださった恩師でもある．一方，入江喬介先生（b）は，電子高速リニア走査装置を開発した日本を代表する技術者である．2015年に開催された第27回日本整形外科超音波学会（秋田）では，コードレスの手づくりプローブで水中のブドウをスキャンし，iPad miniに転送するという最先端の実験を中学生相手に披露した．

E 超音波診療の将来

今後の課題

　運動器を扱う専門家集団は整形外科である．そのように多くの整形外科医が考えている．整形外科を標榜しても，実際には手術なしで生計を維持する開業医は数多くいる．その一方，整形外科医がいないへき地や離島では総合診療医が運動器疾患を抱えた患者を診ざるを得ない．術後疼痛に悩む患者をペインクリニシャンが診ることもある．運動器疾患を診療しなければならない非整形外科医は実際に少なくないのである．

　「整形内科」という言葉がクローズアップされてきた背景には，超音波診療の普及によって運動器疾患に対する診断と保存治療のレベルが飛躍的に向上してきた事実があげられる．運動器エコーは臨床医必須の手技であり，今後は整形外科専門医試験ばかりでなく，医師国家試験の必須項目にも組み込まれていくことが望まれる．

　すでにメーカーサイドでは，ワイヤレスで携帯端末に画像データを送れる技術開発が進んでおり，近い将来，大幅なコストダウンによる1人1台のエコー時代がやってくる．もしかすると，医療関係者でなくとも自由に扱える家電エコー時代がやってくるかもしれない．そうなる前に，先人たちの恩恵を受けてきた先輩医師は，若手医師が自由にエコーを使える環境を整備しておく必要がある．なぜなら診断と治療は医師の仕事であり，新しい時代をつくるのは若手医師だからである．

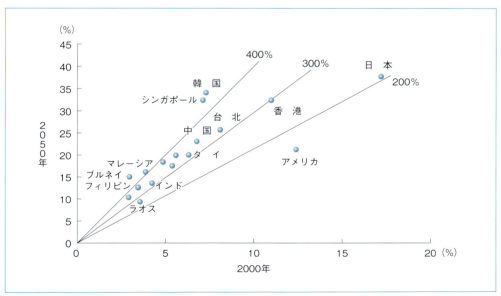

図3-6 ▶ 世界各国における高齢化率推移の予測

（2009年国際連合報告データより算出）

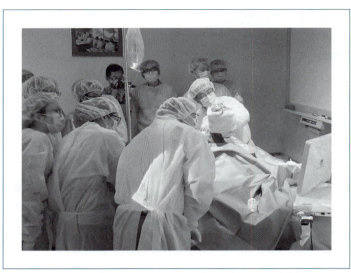

図3-7 ▶ 筆者らが開催したエコーセミナー（2015年11月，香港）

ⅱ 今後の展望

　飛躍的にエコーの臨床応用を可能にした電子高速リニア走査装置，血流を可視化したカラードプラ画像，組織弾性の定量化を可能にしたエラスト画像など，超音波関連の技術は多くがMade in Japanである．欧米の整形外科が画像診断や保存治療を他科に委ねているのに対し，日本の整形外科は画像診断から保存治療・手術まで，すべてを扱う独自の診療スタイルを貫き通してきた．欧米や日本に比べて高齢化の進むスピードが早いアジア各国にとって，大幅な医療費削減につながる超音波診療のニーズは今後さらに高まることが予想される（図3-6）．欧米発の技術であるX線・CT・MRIが整形外科学の進歩に大きく貢献したように，これからは日本の超音波診療が世界，とくにアジアの新興国に対して貢献していく時代になる（図3-7）．超音波診療の世界をリードすることは，恵まれた環境にいる日本の整形外科医たちが果たすべき役割であり，日本人としての誇りでもある．

参考文献

1) 津山直一：「整形外科」の名称とその周辺．田代義徳先生 人と業績，東京大学医学部整形外科学教室田代義徳先生開講70周年記念会，東京，pp962-967, 1975.
2) 天児民和（著）：整形外科を育てた人達，九州大学整形外科学教室同窓会（編集），医学書院，東京，1999.
3) 蒲原　宏：日本整形外科学会が設立されるまで―近代日本整形外科成立前史―．日本整形外科学会80年史，日本整形外科学会Historian委員会（編），廣済堂，5-34, 東京，2006.
4) 谷口信行：超音波医学会の発展と伊東紘一氏．Jpn J Med Ultrasonics, 33：726-730, 2006.
5) 伊東紘一：私と超音波．日本超音波医学会第83回学術集会特別企画「私と超音波」，40-41, 2010.

（皆川洋至）

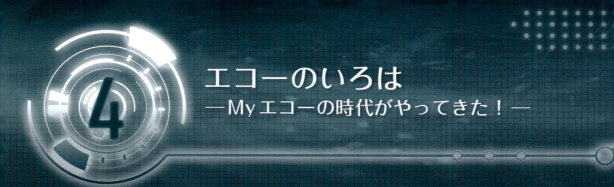

4 エコーのいろは
―My エコーの時代がやってきた！―

はじめに

　本書を手にされた読者の皆さんは，少なからずエコーを使われている，もしくは使い始めている方々ではないかと想像する．なぜ，エコーはそれほど身近な存在になったのか．ほんのちょっと前まではエコーといえば，真っ暗な怪しい部屋のなかでモニター上に表示されているモノクロのわけのわからない画像というイメージが強かった．ところが，今はどうだろう．診療現場でパッとプローブを当てるだけで，モニターにあたかも体を鉈でスパッと切ったかのような解剖の断面が表示される．さらに，動きがみえる．血行動態が可視化できる．硬さもわかる．エコーは体の痛みを治療する運動器分野では必須のアイテムになっているのだ．

　実は，このエコーは医用画像機器のなかではX線の次に古い時代から医療現場の舞台にあがっていた．一番の目的はX線では映し出すことが難しい軟部腫瘍や小さな胆石，心臓の動きを観察することであった．その知識を深めるべくエコーを学術として啓発してきた日本超音波医学会は1961年に研究会として発足した．翌1962年には第1回超音波医学研究会が開催されている．なんと，MRIが登場する40年も前から，医療におけるエコーについて熱いディスカッションが交わされてきたのである．一方，50年を超える学会の歴史において，こと運動器分野については5年前までは「その他」のカテゴリで扱われてきた．学会のなかではそれくらい地味な存在でしかなかったわけだ．しかし，今まさにエコーは暗い部屋から飛び出して，明るい現場で皆さん方に手にしていただき，臨床現場で活躍できる時代を迎えた．なぜなら，エコーは診療技術をワンランク上げることができるだけではなく，患者満足度を向上させるツールであることを肌で感じているからである．それは，ニーズとシーズ[注1]とのマッチングにより急速に成長する経済と同じだといえる．

　便利で，診療に役立つツールであり，皆さんにも身近なエコー．しかし，「どんな仕組みで，どうして画像が出ているのか？」などは，日頃使っているときには気にもとまらないことだろう．本項では，エコーを使う際により一層楽しくなり，"My エコー"としてご愛用いただけるように「エコーのいろは」を解説する．

注1　ニーズとシーズ：消費者が必要と感じるものを「ニーズ（needs，需要）」，企業がもっている新しい技術・材料・サービスなどを「シーズ（seeds：種）」と呼ぶ．マーケティング用語．

I ▶ 整形内科に必要な知識と技能

A 音はおしくらまんじゅう

　「おしくらまんじゅう，押されて泣くな♪」——寒い日に体を温めるための子どもたちの遊びで，懐かしく思い出す．念のため，おしくらまんじゅうを知らない人のために簡単なルールを説明する．何人かで背中合わせに肘を組んで円陣を組み，「おしくらまんじゅう，押されて泣くな」のかけ声とともに円陣の中心に勢いをつけて押し込んだり外側に引っ張ったりする（図4-1）．実はこの動き，音が伝わる仕組みである「伝播」と同じなのである．

　太鼓を叩くと，離れたところにいても「ドン」という音が聞こえてくる．これは，ピンと張った太鼓の表面が"ばち"で叩かれることで振動し，さらにこの振動が周りの空気を振動させて耳に届くという原理である．これを「伝播」という．伝播をイメージするために図4-2を用い

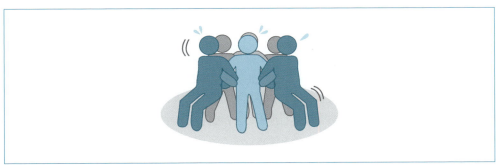

図4-1 ▶ おしくらまんじゅう

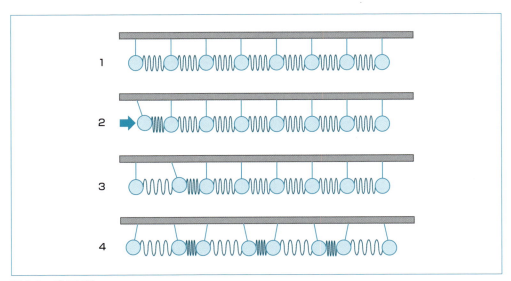

図4-2 ▶ 音の伝播
1は静止時．2のように前方に力を加えると3→4といった力の伝達が起こる．
4の時点ではばねに疎と密が生じている．

る．1本の棒に糸でつるしたボールがいくつか並んでおり，そのボールとボールは"ばね"でつながっている．最初のボールを並んでいる方向にポンと押し出すと，その力が"ばね"に伝わって，次のボールを押し出す．さらに，その力は次のボールへとどんどん力を伝えていく．一方，最初に押し出したボールはもとの位置に戻ろうとする．この押したり引いたりしながら波のように伝わるプロセスが音の伝播であり，"音波"と呼ばれる．なお，ボールに力を伝えた"ばね"をみてみると，縮んでいる"ばね"と伸びた"ばね"がある．単位面積当たりにみると"ばね"は縮んでいるところは密な状態で，伸びているところは疎の状態になっていることがわかる．このように疎と密を繰り返しながら伝播していく波を「疎密波」ともいう．

 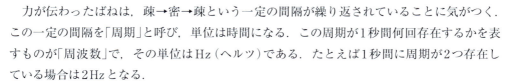

超音波はナノ世界

力が伝わったばねは，疎→密→疎という一定の間隔が繰り返されていることに気がつく．この一定の間隔を「周期」と呼び，単位は時間になる．この周期が1秒間何回存在するかを表すものが「周波数」で，その単位はHz（ヘルツ）である．たとえば1秒間に周期が2つ存在している場合は2Hzとなる．

ところで，日常で使っているエコーの，身体に当てる部分である"プローブ"と呼ばれるものをみると"○○MHz"と書かれていないだろうか．この"M"とは，ものの単位の接頭辞で1,000,000倍を表すメガである．つまり1MHzとは周期が1秒間に100万回繰り返されていることを指す．その周期はなんと1n秒．この"n"は1/1,000,000を表すナノである．われわれは，ナノ世界の音を扱っているといえる．

ところで，皆さんに聞こえる音にも限界がある．ヒトは鼓膜振動を音として感じる．その振動の周波数の範囲のうち，ヒトが音として認識可能な領域を可聴域という．一般的に，下は20Hzから上は20,000Hzとされており，20,000Hzを超えた周波数の領域は超音波と呼ばれる．この超音波は，医療の世界では今回の話の中心である超音波診断装置以外に，超音波メス，超音波治療器にも用いられている．また家庭でも，超音波歯ブラシや超音波美顔器をご使用の方は多いだろう．さらに，超音波センサーとして，車，降雪計や潮位計，防犯など，超音波はさまざまな場面で活用されている．超音波はすでに皆さんの生活に欠かせないものとなっているわけである．

 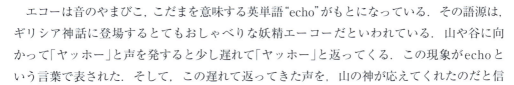

エコーはテニスの壁打ち

エコーは音のやまびこ，こだまを意味する英単語"echo"がもとになっている．その語源は，ギリシア神話に登場するとてもおしゃべりな妖精エーコーだといわれている．山や谷に向かって「ヤッホー」と声を発すると少し遅れて「ヤッホー」と返ってくる．この現象がechoという言葉で表された．そして，この遅れて返ってきた声を，山の神が応えてくれたのだと信

表4-1 ▶ 生体固有の音響インピーダンス

主な媒質	音響インピーダンス[$10^6 \times kg/m^2/s$]
空　気	0.0004
脂　肪	1.35
水	1.52
脳	1.60
腎　臓	1.62
血　管	1.62
頭蓋骨	7.80

(文献1)より)

じた人々は「やまびこ」と呼び，木の霊が応えてくれたと考えた人々はこだまと称した(こだまは漢字で「木霊」と書く)．つまり，echoもやまびこもこだまも，すべて音の反響のことを示しているのである．

　では，超音波がエコーと呼ばれるゆえんはどこにあるのだろうか．超音波には4つの特徴がある．「直進」「屈折」「散乱」「反射」である．実は，この特徴は光と同じである．つまり超音波とは光の特徴をもった音なのである．超音波の画像は，光の特徴の1つである反射(音の性質に置き換えると反響)を用いて映像化していることからエコーと呼ばれているのである．

　それでは，エコーは体のどこで反響しているのだろうか？ 超音波も音であるため，音波と同様に体のなかを伝播していく．体の組織を伝播する際の音に対する抵抗値のことを音響インピーダンスという．この音響インピーダンスという言葉をみるだけで拒絶反応を起こしてしまう方が多いのではないかと考えるが，インピーダンスとは"伝わりにくさ"のことであるから，「音響インピーダンスが小さい＝音が伝わりやすい」とすればイメージしやすいのではないか．その音響インピーダンスは，媒質の音速と密度との積で表される．生体の組織それぞれには固有の音響インピーダンスが存在する(表4-1)[1]．組織間では異なる音響インピーダンスが混在しており，音響インピーダンスの差がある境界面で超音波は反射する．つまり，テニスの壁打ちにたとえると，壁に相当するのが組織間の音響インピーダンスの差なのである．ただし，テニスの壁打ちとは異なり，ボールは壁に当たって戻ってくるが，超音波は音響インピーダンスの差が生じるところで一部の反射が生じるが，一部はそのまま透過して伝播を続け，さらに次の音響インピーダンスの差が生じる境界でも反射が起こる(図4-3)．

　その反射にも強弱が存在する．反射の強弱はどのようにして決まるのか？ それは音響インピーダンスの差がキーワードとなる．音響インピーダンスの差が大きいほど強い反射が生じる．当然，反射が強ければ超音波はその境界でほとんど反射してしまうので，透過する超音波はわずかとなる．生体においては，軟部組織に比較して骨の音響インピーダンスは非常に大きい．生体を伝播した超音波は，軟部組織内で反射，透過を繰り返して骨まで到達するが，

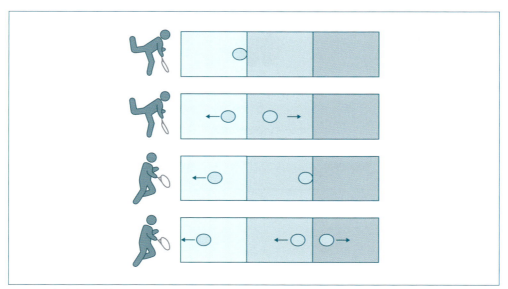

図4-3 ▶ 超音波の反射
音響インピーダンスの差がある境界面で反射と透過が起こる.

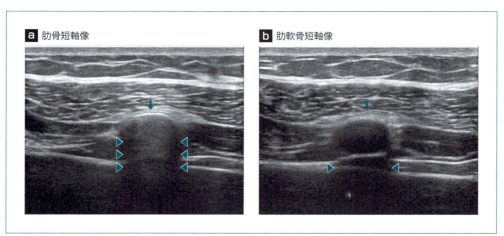

図4-4 ▶ 音響インピーダンスの差による映像化
a：肋骨表面（→）に連続した高エコーで表示され，その後方は音響陰影として映像化されない（▶）．
b：肋軟骨表面（→）はやや高エコーで，肋軟骨内部は均一なため無エコーで表示される．さらに，肋軟骨は超音波を透過するので，その後方にある胸膜を認める（▶）．

骨との境界面で強い反射が生じる．よって，ほとんどの超音波が反射してしまい，透過する超音波がないことから，骨の後方は影のように表示される．これは，アーチファクトの種類のうち，"音響陰影（アコースティックシャドウ）"と呼ばれる現象である．逆に，音響インピーダンスの差がない（組織がとても均一な状態である）ときには反射が生じない．このように，超音波の反射の強弱を映像化したものがエコーなのである（図4-4）．

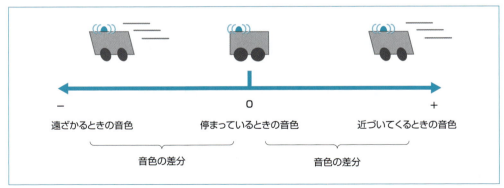

図4-5 ▶ ドプラによる速度と方向の同定
エコーは停まっている音色との変化（＋もしくは－）と差分（速さ）から瞬時に同定する．

動くものを見逃さない！ ドプラとは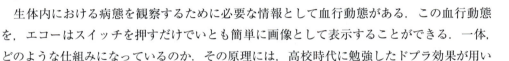

　生体内における病態を観察するために必要な情報として血行動態がある．この血行動態を，エコーはスイッチを押すだけでいとも簡単に画像として表示することができる．一体，どのような仕組みになっているのか．その原理には，高校時代に勉強したドプラ効果が用いられている．ドプラとは，観測者と振動源との間で動きが生じることによって振動数が変化することを数式で証明したオーストリアの物理学者Johann Christian Dopplerの名前に由来する．

　日常でも，ドプラ効果は体験できる．停まっている救急車のサイレンの音はなんら変化していないが，ひとたび走り出すと近づいてくるときのサイレンの音色と目の前を通過して走り去るときのサイレンの音色が違うように聞こえることは経験されているかと思う．近づいているときには高い音色だが，走り去るときには低い音色になる．しかしながら救急車が発しているサイレンの音色自体が変わっているのではなく，動くことによって音色が変わる．つまり，サイレンの周波数が変わっているのである．

　ではエコーの仕組みはどうなっているのか．超音波にも周波数という音色がある．生体内に発信した超音波が伝播して反射した情報である音色と，もとの超音波の音色に変化がある場合は，「動いているもの」と判断することができる．音色が高く変化していれば向かってくる動き，音色が低く変化していれば遠ざかる動き，また音色の変化が大きければ大きいほど速い動きということになる．エコーでは，これを瞬時に計算して映像化している（図4-5）．

　さらに，実際の臨床現場ではカラードプラという血行動態を2次元的に赤や青で表示する機能を用いている．どうやって動いているものだけを検出することができるのだろうか．それはMTI（moving target indicator）という技術を用いている．暗闇の海を照らす灯台の光をイメージしてみる．暗い海には動いている船と動いていない島があるが，1回目の灯台の光

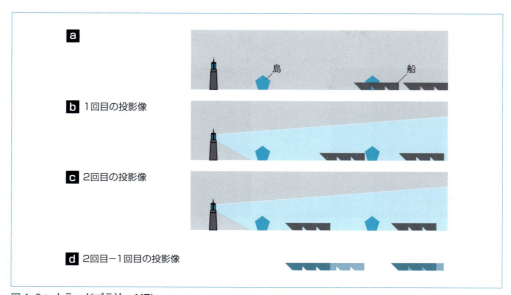

図4-6 ▶ カラードプラ法：MTI
2回目の投影像（**c**）から1回目の投影像（**b**）を差し引くことで動いている船影（**d**）だけを抽出できる．

で照らされた船と島の影の映像と，2回目の灯台の光で照らされた船と島の影の映像を照らし合わせることで，動いているものと動いていないものを識別することができる．この技術がMTIである（図4-6）．エコーも同じ技術を用いて動く（＝速度のある）ものを検出し，その音色の違い，変化の大きさを解析したうえで2次元的に画像として表示している．これがカラードプラと呼ばれるものである．このカラードプラは，運動器疾患において病態を血流という視点から攻めるためには欠くことができないものであり，単純X線やCT，MRIといったほかのモダリティでは入手困難な情報を，ボタン1つでいとも簡単に入手できるというのはエコーならではの優れた機能である（図4-7）．

エコーがわかればイメージが一新！

エコーの装置をみるとさまざまなボタンがたくさんついている．今まで使用したことがない方々はその多さに少々引いてしまい，取り扱うのが大変ではないかと感じるかもしれない．しかし，エコーがわかれば使うボタンは限られてくる．なかでも知っておきたいものの1つがフォーカスのボタンである．超音波にも光の特性があり，音をピンポイントに当てることができる．関心領域にフォーカスを当てるだけで，みえてくる情報量が圧倒的に変わる．エコーを表示している画面上に必ずフォーカスポイントを表すマークがみつかるはずである．その位置を関心領域に合わせることが重要となる（図4-8）．ちょっとひと手間かけるだけで，みたいものがしっかりとみえてくるのである．

Ⅰ ▶ 整形内科に必要な知識と技能

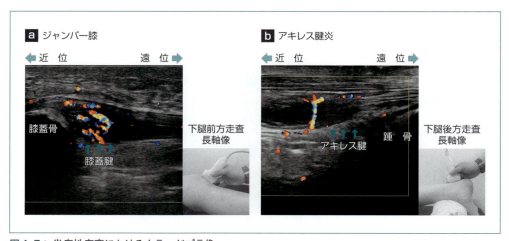

図4-7 ▶ 炎症性病変におけるカラードプラ像
正常時には観察されない腱内の血流情報が，炎症によって認められる．

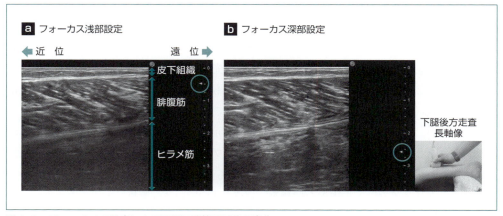

図4-8 ▶ フォーカスの設定による下腿三頭筋の画像の変化
フォーカス（○印）が浅部に設定されている場合はヒラメ筋は描出されないが，深部に設定することで描出される．

F エコーの"にほへと"
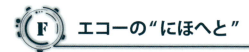

　ここまで，エコーの"いろは"を述べてきた．最後に，とめどなく進化し続けているエコーの"にほへと"の一部をご紹介する．臨床現場のニーズの高まりに応じて，必ず次なる技術革新が生まれる．組織血流の可視化を実現させるために生まれたSMI (superb micro-vascular imaging)，組織の硬さの可視化を目的として，組織間の歪み変化を用いたRTE (real-time tissue elastography) や，剪断波を使ったSWE (shear wave elastography) など，新しい技術が盛りだくさんである（図4-9）．これらの新技術によって病態を解明していければ，アイ

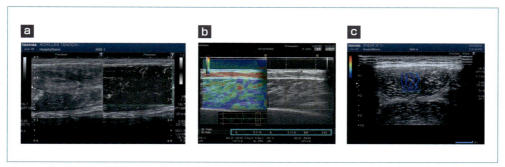

図4-9 ▶ 最新技術による微細血流，硬さの可視化
ⓐ SMI（superb micro-vascular imaging）によるアキレス腱保存療法の血流評価．
ⓑ カラードプラを用いたRTE（real-time tissue elastography）による腓腹筋の硬さの定量評価．
ⓒ SWE（shear wave elastography）による大腿直筋の速度伝播評価．

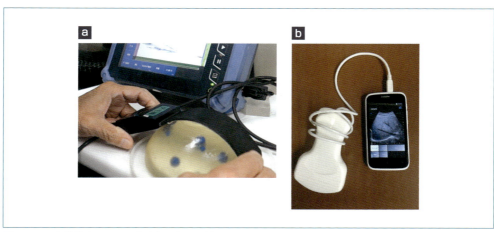

図4-10 ▶ 次世代のエコーに向けたテクノロジー
ⓐ 凹凸に合わせて設置形状が変化するフレキシブルプローブ（ジャパンプローブ製）．
ⓑ Android端末で動作するスマホエコー．

デアしだいでいくつもの運動器疾患に適応できるようになるだろう．

　さらに，今まではあったらいいなぁと空想していたものが，いよいよ現実化を迎える時代がきている．運動器は曲面や凹凸が多く，プローブを密着させるためにゼリーを多く使用したり，ゲルパッドと呼ばれるスタンドオフを用いて，表面の固いプローブと整合できるように工夫を凝らしてきた．だから，よく「くにゃくにゃするプローブがあれば……」と考えていた．それがいよいよ実現されそうである．というのも，工業目的に開発された機器ではあるが，曲がった接地面にもフレキシブルにフィットする「曲探」というプローブが登場している．これが医学領域に用いられる日もそう遠くないだろう．また，より身近に取り扱えるように，手もちのタブレットやスマホにプローブをつなげるだけでエコー画像が得られるシステムも実用化されつつある（図4-10）．さまざまなシチュエーションで，それに適した人材が，必

要な情報をエコーで簡単に入手できる時代になってきたといえる．エコーは誰かのものではなく，皆で共有する情報アイテムの1つなのである．ここ数年は目が離せない．今後の展開にご期待いただきたい．

参考文献
1) 日本超音波検査学会：超音波基礎技術テキスト．超音波検査技術 特別号, 37(7), 2012.

（松崎正史）

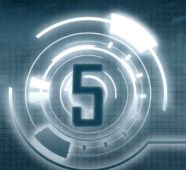

新しい概念「筋膜性疼痛症候群(MPS)」
― 筋肉は痛くない!? キーワードは膜！ すごワザ生食注射によるエコーガイド下筋膜リリース!! ―

はじめに

　第一線の現場で，患者の疼痛治療のために苦慮している医師の方々は，患者の痛い場所に，すがる気持ちで試しに局所麻酔薬を注射したら，想像以上に治療効果が出て，患者と一緒に驚いた経験があるかもしれない．このような現象は日本中で起きているが，学会や学術領域で話題になることはまれである．また，ある高名な麻酔科医は，硬膜外ブロックで生理食塩水を注射して十分な治療効果を実感するも，周囲に話すことへの羞恥心のために発表することはなかった．しかし，実は局所麻酔薬よりも生理食塩水のほうが有効である趣旨の論文は，古くは1980年のLancetにも掲載されている[1]．

　従来の西洋医学では，腰痛の原因の約80％が原因不明とされている．一方で筋膜性疼痛症候群(myofascial pain syndrome：MPS)が，プライマリ・ケアの現場でもペインセンターでも疼痛の原因の1位であるという報告も多々ある[2]．

　科学の基本は現場・現象の解析であり，既存の知識体系で現場を整理することではない．現場で起きていることが事実であり，既存の医学体系で理解できなければ，理解できるように考えを改める必要がある．これまでの西洋医学の歴史では，筋などの軟部組織[注1]によるさまざまな症状を軽視してきた．そのため，X線・CT・MRIなどの画像診断で構造異常がみられない場合は，多くの臨床医は痛みの原因を"心のせい"としてきた．そして，大半の患者は「命にかかわる病気でないなら……」と諦めていた．しかし，原因不明の症状が筋などの軟部組織にあると患者が気づくだけで，安心から症状が軽快することもある．安心感による全身の脱力も関係するだろう．さらに，その部位に注射をして症状が軽快すれば，患者はより納得する(治療的診断)．

 ## 筋膜性疼痛症候群(MPS)とは？

　トリガーポイント(trigger point：TrP)＝筋硬結という理解はすでに過去のものである．最近では，「トリガーポイント(TrP)＝過敏化した侵害受容器(例：さまざまな刺激に反応す

注1　軟部組織：アメリカ国立癌研究所(National Cancer Institute：NCI)の軟部組織の定義は，「皮膚，脂肪組織，筋膜，腱，靱帯などの骨組織を除く結合組織と，血管，筋線維(横紋筋・平滑筋)，末梢神経組織(神経節と神経線維の総称である」とされている．

るポリモーダル受容器(polymodal receptor)」という機能学的分類であり，筋膜のみならず，腱・靱帯・骨膜などにも存在すると報告されている．また，筋硬結は筋膜上のトリガーポイント(TrP)によって生じた形態学的表現の1つとも解釈されている．

"生物は外胚葉生物から進化した"という発生学の知見からも推察されるように，人が痛みを感じる解剖学的部位のほとんどはfascia（ファシア）である．fasciaは線維性結合組織の総称で，その配列構造と密度から髄膜・胸腹膜や脂肪織・筋膜・靱帯・腱などに分類される[3]．筋膜性疼痛症候群（MPS）は筋膜（myofascia）に注目した概念である．異常なfasciaは正常なfasciaに比較して，エコー上"高エコー（白い）"の線として描出される傾向がある（図5-1）．

しかし実際は，fasciaは3次元的なものであり，触診上の圧痛点というよりも「圧痛線や圧痛面」としてイメージされている．近年，学問的にも西洋医学と東洋医学が交わるキーワードとしても，軟部組織が注目されている．マクロレベルでは，筋膜を含む軟部組織の連続性を意識したアナトミー・トレインという機能解剖の概念が提唱された．ミクロレベルでも，

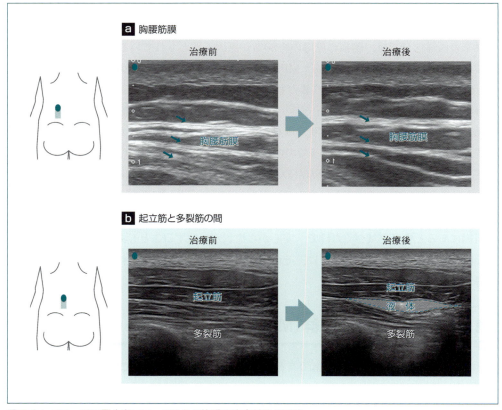

図5-1 ▶ エコーにて厚く高エコーにみえる筋膜の治療前後の画像
a：➡で示したとおり，治療前の厚く高エコー（白い）にみえる胸腰筋膜にエコーガイド下筋膜リリースを行うと，治療後の画像のように筋膜が薄くなる．
b：「液体」は注射された生理食塩水を表す．

筋膜間や間質の水分自体が情報伝達の役割を担うことが示唆されている．

　筋膜性疼痛症候群（MPS）は痛み，しびれ，めまい，倦怠感，動悸など，内科的症状にも似た様相を呈することが多いので，内科疾患との鑑別診断方法もきわめて重要となる．それは，拙著『プライマリ・ケア―地域医療の方法―』[4)]も参照いただきたい．とくにしびれが本物の神経障害かどうかの判断は大切である．

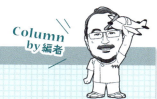

侵害受容器と神経線維

　体中どこでもブスッと針を刺せば，ギャッと患者さんは飛び跳ねます．針が刺さるといった機械的刺激以外にも，組織損傷を引き起こす刺激には化学的刺激や熱刺激などがあり，これらを総称して侵害刺激と呼びます．侵害刺激は，①電気信号に変換され，②神経線維を通り，③脳に伝えられ"痛み"として認識されますが，この侵害刺激を電気信号に変換するのが侵害受容器（nociceptor）です．侵害受容器には4種類（機械的侵害受容器：mechanical nociceptor，熱侵害受容器：thermal nociceptor，ポリモーダル受容器：polymodal nociceptor，サイレント受容器：silent nociceptor）あり，このうちポリモーダル受容器は機械的，化学的，熱刺激など，多（poly）様式（mode）の刺激に反応する多様性をもつのに対し，サイレント受容器は普段は反応しないのに炎症などの特別な状況下では反応するという特徴があります．侵害受容器は全身どこにでも存在しますが，皮膚，筋，関節，内臓など，部位によって数や種類は異なります．一方，侵害受容器を有する神経線維には2種類あり，有髄で伝導速度が速いAδ線維は最初に来る鋭い痛み（first pain），無髄で伝導速度が遅いC線維は後から来る鈍い痛み（second pain）を引き起こします．

 ## 治療部位の検索方法

　患者の自覚している症状は，多くがトリガーポイント（TrP：＝異常なfascia）による関連痛（図5-2）であり，自覚症状のある部位自体に問題が存在するとは限らない．

　また，姿勢や動作の癖，全身の結合組織の連続性などの影響を受けている場合も多く，必ずしも自覚症状のある部位のみを治療すればよいとは限らない．そのため，十分な治療には病歴聴取・診察・検査から自覚症状のもととなる異常なfasciaを検索することが重要である．その検索方法を表5-1に示す[2, 4)]．

内科医・総合診療医にとって，動作分析は難しいと感じるだろう．そのため，本書では内科医・総合診療医でも外来でよく対応している腰痛症（後述）と肩こり症（Ⅱ-20：p.180参照）の簡単な評価方法を紹介する．この方法で対応しきれない場合は，ぜひとも動作分析のプロである理学療法士らと協力していただきたい．理学療法士が動作評価して，徒手で治療しきれない部位に総合診療医がエコー下で注射するという連携だけでも，現場には大きなインパクトを与える．

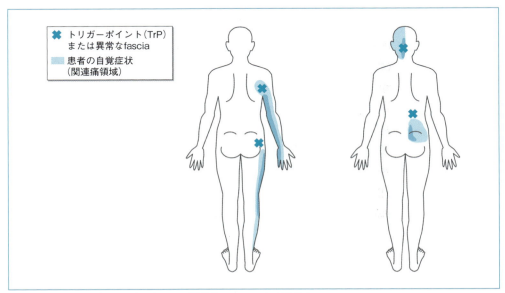

図5-2 ▶ トリガーポイント（TrP）または異常なfasciaによる関連痛

表5-1 ▶ 異常なfasciaの定型的な検索方法

①問　診	受傷機転や発症状況から罹患筋を推測する
	例）洗面台で顔を洗っているときの腰痛→中腰姿勢→殿筋群？ 　　草とりの最中→座って草を引き抜いたときの上肢痛→頚部筋群？ 　　デスクワークの最中→パソコンのモニタは右斜め方向→回旋筋群？
②理学的検査	「どこが痛いかよりもどうすると痛いか？」が重要
	患者の自覚症状のある部位の多くは関連痛領域であり，原因部位と一致しないことも多い．典型的な分布（関連痛マップ：http://www.triggerpoint.net）も参照いただきたい
③触　診	筋硬結の触知にこだわらない．**1番強い圧痛点で判断**
	触診には技術も必要なため，初学者は治療的診断が多くなるが，生理食塩水注射ならば大きな問題は起きない
④エコー	**圧痛点の深部に厚みのあるfasciaを確認**
⑤治療的診断	**症状が改善することで初めて「治療部位の確定診断」**
⑥治療に反応しないとき	筋膜性疼痛症候群（MPS）の診断根拠の確認．ほかの誰か（リハビリテーションスタッフなど）とも相談．実際は，治療部位選択の間違いが多い→再度，治療部位検討

（文献2, 4）より作成）

生理食塩水によるエコーガイド下筋膜リリース注射

　筆者らは，圧痛部位の深部にある，エコーで描出される重積した筋膜を"バラバラにするような気持ち"で注射する方法を，生理食塩水によるエコーガイド下筋膜リリース注射と命名した（図5-1）．この注射は，実施直後より著明な鎮痛効果と結合組織の柔軟性改善効果をもたらす．たとえば急性腰痛症については，簡単な動作分析のうえで圧痛部位へのエコーガイド下筋膜リリース注射を行うと，直後に痛みが約80％消失するほどの著しい鎮痛効果と軟部組織の柔軟性改善効果が得られ，その約50％の患者は効果が1週間持続した．また，局所麻酔薬を使用しないため，①局所麻酔薬の合併症がない，②神経近傍のfasciaの治療も安全，③注射後の患者の安静時間短縮，④注射後の圧痛点の評価が可能などの利点があり，内科医・総合診療医も安全かつ手軽に実施可能である．

急性腰痛症 初学者

　急性腰痛"症"は，あくまで症状である．その原因には，内科疾患（大動脈瘤，尿路結石など）も含まれる（Ⅱ-24：p.233参照）．運動器疾患としての急性腰痛症の原因としては，筋断裂，筋膜性疼痛症候群（MPS），仙腸関節炎・障害，椎間関節炎・障害，神経障害などさまざま

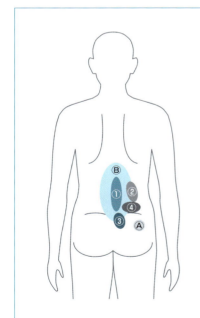

1st STEP
- 腰痛強度：立位＞坐位→殿筋群→ 中殿筋（Ⓐ） が多い 初学者
- 腰痛強度：立位＝坐位→起立筋〜深部筋群

2nd STEP
深部の痛み（自覚症状）：重い感じ
　背骨（真中）側の症状（①）　背屈＞回旋の痛み 初学者
　　→椎体の棘突起側の圧痛点（第2腰椎〜第1仙骨レベルが多い）
　　→最長筋・腸肋筋と多裂筋の間（図5-1 b ）＋
　　　横突間筋と椎体の間に注射
　腰の横側の症状（②）　背屈＜回旋の痛み 中級者
　　→椎体の横突起側の圧痛点（第3〜第5腰椎レベルが多い）
　　→椎体の横突起側の高エコーのfasciaに注射（図5-4）

表面の痛み（自覚症状）：突っ張る感じ
　胸腰筋膜（Ⓑ） の腸骨稜付着部である 初学者
　腰部内側の症状（③） と 腰部外側の症状（④） が多い

図5-3 ▶ 急性腰痛症の高頻度の治療部位
注射液の量（参考値）：Ⓐ・①・②→7〜10mL，Ⓑ・③・④→3〜7mL．

Ⅰ ▶ 整形内科に必要な知識と技能

ある．しかし，臨床上，ほとんどの急性腰痛症は，慢性腰痛の器質的素因をもった人の"急性増悪"である．患者は，急に腰痛が悪化したという「最後の一撃」のことしかいわないことが多い．神経所見を伴わない急性腰痛症の70％は，筋膜性疼痛症候群（MPS）の視点で実施される3部位（胸腰筋膜の腸骨稜付着部：図5-3③，④，横突棘筋（主に多裂筋）の内外側：図5-3①，②，中殿筋：図5-3Ⓐ）への注射で対応が可能である．その鑑別方法（図5-3），最長筋・腸肋筋と多裂筋の間のエコーガイド下筋膜リリース注射（図5-1 b），椎体の横突起側への注射画像（図5-4）をそれぞれ示す．

基本は圧痛点を確認して注射することに変わりはなく，全箇所に注射してもよいが，注射部位は少ないほうが医師も患者も負担が少ない．腰痛の原因筋としては，腰部の筋（胸腰筋

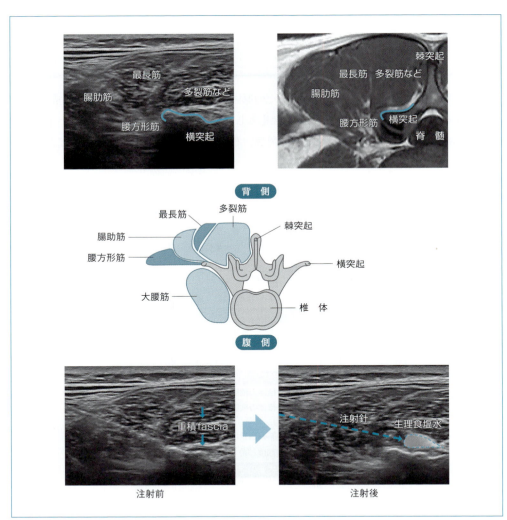

図5-4 ▶ 第5腰椎の横突起側への注射

膜，多裂筋，腰方形筋）と殿部の筋（多くは中殿筋）がある．これらのうち，どれが原因になっているかは，自覚症状の部位・性状，立位または坐位での動作（背屈，回旋）によって見当がつく．腰部筋による腰痛では立位＋背屈と坐位＋背屈で腰痛の強度は変わらないが，殿部筋による腰痛では立位＋背屈で悪化し，坐位＋背屈では痛みの強度が変わらない．また腰部筋では，深い筋（多裂筋，腰方形筋）が原因筋になっていると重い感じなどの自覚症状（痛みや違和感）で，最長筋・腸肋筋・胸腰筋膜などの表層の筋群の場合は突っ張る感じなどの自覚症状であることが多い．さらに，背屈と回旋（体幹をひねる）のどちらによって強い痛みが誘発されるかで，椎体の棘突起側（図5-3①）あるいは横突起側（図5-3②）のいずれが治療点かを判断する．なお，胸腰筋膜内側（図5-3③）の治療は仙腸関節上部・腸腰靱帯の治療と，また椎体横突起側の治療は椎間関節の治療とも一部重複している．治療効果判定は，患者の自覚症状（問診）や関節可動域・筋伸張性（診察・エコー）の改善で評価する．

股関節運動で症状が変化する腰痛（図5-3Ⓐ：中殿筋）

中殿筋のうち，腸骨稜（図5-3Ⓐ）を圧迫した際に，患者が飛び上がるほどの過敏な圧痛を認めたら，上殿皮神経障害の可能性が高い．腰痛症の有名なピットフォールであり，丁寧に圧痛点を探せば誰でも診断できる．この場合は，生理食塩水注射でも十分に効果があるが，局所麻酔薬＋ステロイドの局所注射が著効する傾向にある．

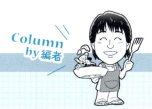

腰背部の筋群

腰背部の筋のうち臨床上特に重要なものを次ページに図示します．椎体レベルによって各筋群と層構造が異なるため，立体的な理解がしにくいかもしれません．そのため，一般的な理解としては，以下でもよいと思います．
- 浅部：僧帽筋，広背筋，胸腰筋膜
- 少し深部：最長筋，腸肋筋
- 深部：多裂筋，棘筋，腰方形筋

本文でも強調していますが，各筋群を正確に把握する必要はなく，下のようにご理解いただければ，初学者には十分です．
- 背屈・屈曲動作に主に関与するのは，棘突起側の内側の筋群（多裂筋，棘筋）
- 回旋動作に主に関与するのは，横突起側に付着する筋群（最長筋，腸肋筋）
- 側屈動作に主に関与するのは腸肋筋，腰方形筋

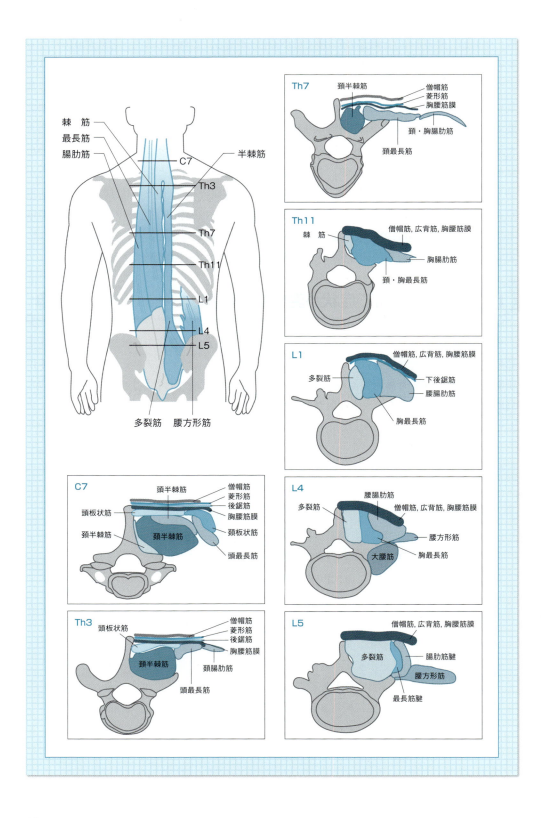

筋膜性疼痛症候群(MPS)による腰痛・椎間関節性腰痛・椎間板性腰痛・仙腸関節性腰痛の関係　上級者

　運動器由来の腰痛症の原因は，筋膜性疼痛症候群(MPS)，椎間関節性腰痛，椎間板性腰痛，仙腸関節性腰痛の4つが有名であるが，これら4つの疾患の病態はオーバーラップしていると考えられる．その理由は，筋膜性疼痛症候群(MPS)の治療により，二次的に椎間関節，椎間板，仙腸関節に影響を与えることも多いからである．一方，仙腸関節性腰痛の治療により，二次的に周囲靱帯・筋組織の緊張が緩和されたり，椎間関節，椎間板とその周囲の筋軟部組織の緊張が緩和されることもある．つまり，お互いの病態がオーバーラップしており，「筋膜性疼痛症候群(MPS)：椎間関節性腰痛：椎間板性腰痛：仙腸関節性腰痛＝6：2：1：1」という患者もいれば，「筋膜性疼痛症候群(MPS)：椎間関節性腰痛：椎間板性腰痛：仙腸関節性腰痛＝2：2：0：6」という患者もいる．また，4つには相互的関係があり，同じ患者でも，前回は「2：1：2：5」，今回は「7：1：1：1」などと変化することも少なくない．

　椎間関節性腰痛の治療では，関節周囲の靱帯(fascia)や筋群の治療も同時に実施されていることが多い．椎間板性腰痛を治療する際には，大腰筋や靱帯群の治療も同時に実施される傾向にある．また，仙腸関節性腰痛の治療においては，仙腸関節外の靱帯群の治療効果が非常に高いことも有名である．要するに，①関節腔内や椎間板への治療で周囲の軟部組織の緊張が緩和する，②周囲軟部組織への治療で関節機能の改善や椎間板への負荷が軽減する，という2つの観点で，それぞれの手法の利点を考慮して，治療効果が上がればよいのである．筋膜性疼痛症候群(MPS)，椎間関節性腰痛，椎間板性腰痛，仙腸関節性腰痛の鑑別方法は，現在議論中である．しかし，筋膜性疼痛症候群(MPS)の治療方法が初学者にとって最も実施しやすいことは強調しておく．

 ## 筋膜リリースから fascia リリースへ

　前述したとおり，fasciaは皮膚，皮下組織，脂肪体内の膜構造物，筋膜，骨膜などを含む広い概念である．臨床的には，筋膜(筋外膜，筋周囲膜，筋内膜)以外によく治療対象となる部位としては，皮膚(skin，手術瘢痕含む)，支帯(retinaculum)，皮下組織(subcutaneous tissue)，異所性脂肪体(ectopic fat body，例：膝蓋下脂肪体)，腱(tendon，筋内腱含む)，band cord帯(band cord ligament)，関節包(articular capsule/joint capsule)，骨間膜(interosseous membrane)，骨膜(periosteum)，神経上膜(epineurium)，神経周膜(perineurium)などがある．

　末梢神経の神経障害性疼痛(Ⅰ-6：p.50参照)を例にあげる．神経線維はあくまで電線であり，神経上膜や神経鞘などのfasciaや細胞体の異常シグナルを伝えるものである．神経線維の断線(圧迫や切断など)すると，神経機能が低下(感覚神経：鈍麻，運動神経：麻痺，深部

腱反射：低下）する．手指・前腕の末梢性の器質的な神経障害性疼痛の場合，神経の絞扼部位（手根管，肘部管など）以外にも，神経線維の近傍の異常なfascia（筋膜，神経上膜など）のシグナルを神経線維が拾っていることによる症状（ピリピリとしたしびれ感が多い）であることも少なくない[4]．そのようなケースでは，当該の神経線維周囲への生理食塩水によるfasciaリリース注射で症状は消失する．また，末梢神経分布に合わない手指のしびれ感は，橈尺骨間の骨間膜や支帯の関連痛であることも多く，同部位のfasciaリリース注射が有効である．

fasciaリリース治療のメカニズム

　異常なfasciaの本態は，①組織の伸張性低下と組織同士の滑走性低下，②水分量の低下などが示唆されているが，fasciaをリリースすることによる治療効果のメカニズムは十分に解明されていない．注射の場合は，「fascia同士の癒着を剥離することで，結合組織同士の可動性が改善（例：筋外膜間・筋腱間・fascia間の滑走性の改善＝滑りがよくなる）し，結合組織の伸張性と関節可動域が改善する」「液体を注入することによる局所補液効果（例：鎮痛物質の洗い流し効果）によって鎮痛される」などが推察されている．一方，鍼治療の場合は，「物理刺激によってfasciaの癒着が剥離される」「鍼に対する異物反応（ヒスタミン放出）や神経性炎症（軸索反射や脊髄反射）によって局所の血管透過性が亢進し，局所の組織液が増加する（補液効果）」といったことが考えられている．徒手や温熱・物理療法が有効なのも同様の理屈だろう．

fasciaの癒着強度とざまざまな局所治療方法

　徒手による筋膜リリース（"癒着"剥離）という言葉が世間ではしばしば使用されている．しかし，医師がイメージする"癒着"は，強固な線維性構造であり，鉗子などで剥離する強度のものである．徒手で剥がれるわけがないというギャップがあり，医師と理学療法士間の議論が滞る一因となっている．この2つの"癒着"は，病態的には「程度が違う」ものと認識すると，多様であるfasciaの治療方法（体操・運動・ストレッチ，徒手療法，温熱・レーザーなどの物理療法，鍼灸，注射，手術など）が整理できると考えている．つまり，fasciaの癒着には段階があるということだ．図5-5に各治療法との関係の私案を提示する[5]．大切な視点は，「いずれの方法にも得手・不得手があり，組み合わせと連携が重要」であり，「特定の手技・方法ですべてに対応できる」といってしまうと，それは宗教であり科学的態度ではない．
　なお，図5-5は治療行為としての分類であるが，治療的診断や診察としての徒手・鍼の意義もまた大事である．圧痛点を探していたら指圧効果で症状軽快してしまった経験もあるだろう．深部病変の場合，触診では圧痛点を的確に探し当てるのは難しい．鍼先を指先と考え

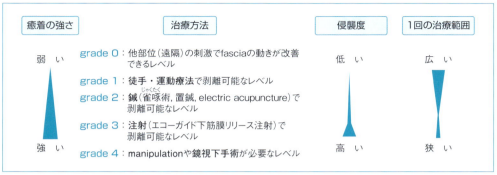

図5-5 ▶ 癒着のgrade分類

- grade 0 ：例としては，顎関節の治療で，頸部や腰部の可動域が改善する（Ⅱ-20：p.180参照）などがある．いわゆる筋・軟部組織による全身の繋がりやバランスの調整という概念である．歯を食いしばると全身の筋緊張が亢進することは皆さんも経験しているだろう（開口状態で重い物を持つのは大変である）．
- grade 1, 2：徒手や鍼にもさまざまな技術があり，優しい刺激のものもある一方で，注射に匹敵するほどに剥離を実施できる治療家がいるのも事実である．徒手は低侵襲に広い範囲を短時間で治療可能であるが，強い癒着には対応困難である．
- grade 3 ：エコーガイド下で的確に治療することが可能になった．
- grade 4 ：凍結肩（frozen shoulder）や手術後の結合組織の癒着などに対して実施される．エコーガイド下に鉗子や剪刀で剥離する場合もある．

て，圧痛点を鍼先で検索後，その鍼をガイドとして注射を行うという工夫も有用である．鍼は，細さ・先端の形状などの特徴から，注射針に比べて侵襲性は低く，鍼先で病変部位を探ることが可能である．多くの医師にとって鍼はあまり馴染みがないかもしれないが，注射刺激に敏感な患者などに対する軽刺激治療，あるいは深部病変の検出のための診察の補完ツールとしても是非とも有効利用していただきたい．

J 可動域制限の原因をエコーで評価し，治療部位を適切に選定する方法 上級者

エコーの弾性測定（エラストグラフィ検査）は深部方向への歪みの測定だが，「癒着」はfascia同士の滑走性（摩擦評価）であり，横方向の測定のため，現在のエコー技術では客観的な評価は達成できていない．一方で臨床的には，エコーを使って筋膜やfascia同士の滑走性（動き・滑りのよさ）を観察し，診断・治療精度の向上を目指している治療家もいる[6]．可動域制限の原因となる伸張性の低下した部位を判断するために，エコーを用いた可動域検査は非常に有用である．この方法が実施できれば，注射部位選定の精度が飛躍的に上昇する．具体的な例をあげるとすれば，肩関節の外転0度かつ屈曲0度での外旋制限（図5-6）では，エコーを肩前方に当てながら肩関節に外旋ストレスをかけることで，①三角筋や大胸筋の伸長不全，②烏口上腕靱帯複合体（coracoacromial ligament complex）の伸長不全など，③三角筋と肩甲下筋の癒着，④肩甲下筋停止部の小結節から大結節に至る上腕横靱帯を含むfasciaの癒着，⑤肩甲下筋と肩峰下滑液包の癒着，⑥関節包周囲の靱帯の癒着，⑦関節包

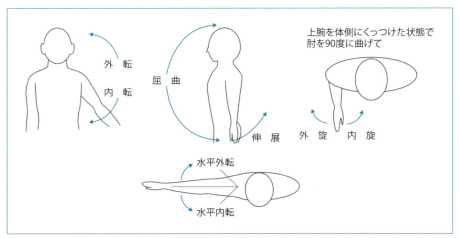

図5-6 ▶ 肩の運動

自体の癒着などを判断するのに役立つ．癒着を確認した部位に，そのままエコーガイド下筋膜リリース注射を実施すればよい．もちろん，理学療法士に判断と局所療法を実施してもらったうえで，徒手で治療困難な部位に注射するというような共同体制も推奨される．

K fasciaリリースと各領域の連携

fasciaによる症状は，運動器疼痛だけでなく，広く内科疾患のなかにも混在している．以下にその例をあげる．

ⅰ がん性疼痛患者

担癌患者の痛み＝がん性疼痛ではない．鎮痛補助薬といわれる抗けいれん薬は筋crampの軽減という側面もある．筋膜性疼痛症候群(MPS)の有病率は担癌患者において少ないということはないだろう．fasciaの治療により，オピオイドや鎮痛補助薬の処方量の減少と運動器機能改善によるADL向上が期待される．

ⅱ パーキンソン病や錐体外路症状の患者の痛み

振戦や不随意運動による二次的な筋膜性疼痛症候群(MPS)を併発している患者は非常に多く経験する．

ⅲ 脳卒中・脊髄損傷後の患者

神経自体は回復しても，廃用・不動による末梢組織のfascia癒着が，機能回復・リハビリの大きな妨げになっている例は多いと示唆されている．

おわりに

　高齢化に伴い，痛みのある患者は急増するにもかかわらず，わが国では痛みの発生源としての結合組織がほとんど想定されておらず，また医師・理学療法士・鍼灸師など，痛み治療にかかわるほぼすべての職種でその教育がなされていない．結果的に，不必要な手術，過剰な薬物（向精神薬や抗うつ薬など）投与，治療効果の乏しい局所治療や民間療法が数多く行われている（Ⅰ-2：p.9参照）．これらを是正することは，患者の利益だけでなく，医療費の適正化にも結びつくと期待している．

　筋膜性疼痛症候群（MPS）の原因や生活動作が不明な場合は，生活や仕事の様子（姿勢や作業環境）などを，携帯電話を使って写真や動画で記録してもらい，医師や理学療法士が確認する方法も有効である．しかし，筋膜性疼痛症候群（MPS）の症状が長引く原因は日常の動作・姿勢だけではなく，不安・緊張などの心理的要因により二次的に動作・姿勢が崩れている場合もある．そうしたケースでは，理学療法士だけでなく，臨床心理士，行動療法士，ケアマネジャー，患者家族を含めた包括的なサポートが必要になることもある[7]．しかし，十分にヒト・カネ・モノの資源がない地域であっても，困っている患者に対して，自分たちのリソースで何ができるかを考え，動いていく態度が本質的には重要であり，その第一歩がエコー，生理食塩水注射，理学療法士などとの連携だろう．筋膜性疼痛症候群（MPS）やfasciaの病態を知り，局所治療の精度が上がるほど，患者の生活動作がわかるようになる．そうやって患者の生活スタイルを理解すれば，患者や地域文化・風習への理解も促されるだろう．そして，"整形内科"というこの分野が，地域ケアからスポーツ現場まで，総合診療医の大きな一分野として発展することを期待する．本分野のことをさらに学習されたい方は，筋膜性疼痛症候群（MPS）研究会のホームページや当研究会の治療指針（無料ダウンロード可能）[2]なども参照いただきたい．

参考文献

1) Frost FA, Jessen B, Siggaard-Andersen J：A control, double-blind comparison of mepivacaine injection versus saline injection for myofascial pain. Lancet, 1 (8167)：499-500, 1980.
2) JMPS筋膜性疼痛症候群（MPS）研究会：MPS治療指針 第1版, 2013年11月16日.
　http://www.jmps.jp/medical/shishin
3) Schleip R, Findley TW, Chaitow L, et al：Fascia：the tensional network of the human body, Churchill Livingstone Elsevier, London, 2012.
4) 松岡史彦, 小林　只：プライマリ・ケア―地域医療の方法―, メディカルサイエンス社, 東京, 2012.
5) 小林　只：MPS総括―Fasciaから再整理する軟部組織疼痛病変の診断と治療―. 第16回筋膜性疼痛症候群研究会, 2015.
6) 林　典雄（著）, 杉本勝正（監修）：運動療法のための運動器超音波機能解剖 拘縮治療との接点―WEB動画付き, 文光堂, 東京, 2015.
7) 小林　只, 平野貴大：多職種連携による疼痛治療戦略―筋痛症 muscle painの診断治療―（ワークショップ）報告書, 第3回日本プライマリ・ケア連合学会東北支部学術集会, 2013.
　http://square.umin.ac.jp/koba-Riv/kouenkai/tashokushu_WS_report_PC20130901.pdf

（小林　只・木村裕明）

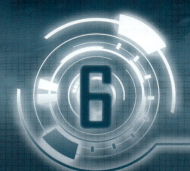

痛みに対する新時代の薬物療法！
―NSAIDs・漢方薬からトラムセット®，リリカ®，サインバルタ®，そしてワンデュロ®を超えて―

はじめに

　新しい薬物ほど高価だが，必ずしもその臨床的価値が高いということはない．降圧薬・糖尿病などの内科疾患の治療薬も古き良き薬が現場で推奨されているのと同様に，鎮痛薬も，新旧によらずその使い方次第で素晴らしい効果が発揮される．これまでの薬物治療のエビデンスは単一薬剤同士の比較がほとんどであり，複数の薬剤の比較や，さらには特定の薬物療法＋運動療法の組み合わせという相乗効果を検討している研究はまれである．それは，西洋医学的エビデンスの大規模臨床研究という平均化の作業に乗りにくいからである．さらにいえば，薬物療法との非薬物療法（例：局所治療，運動療法，認知療法，地域ケア）の組み合わせに対する研究となるとゼロに等しい．このように，研究結果と臨床の現場が乖離している側面があることを認識する必要がある．そのため，現場には，まだ言語化されていない貴重なノウハウが溢れていることを知っていただきたい．

　薬物療法以外の術を知らない状況で，慢性疼痛患者に抗うつ薬，向精神薬，オピオイドなどが漫然と処方されている現実が世界的にも大問題となっている．薬物療法の基本は必要な薬を最小限使用すること，および各薬剤（例：抗菌薬，解熱薬，降圧薬，抗血小板薬・抗凝固薬）との相性を考慮することである．西洋医学のブラックボックスであった筋・軟部組織疼痛への適切な介入や非薬物療法との相乗効果によって，内服薬数が10以上から数個まで減り，「浮いた薬の代金で孫におもちゃを買ってあげられた！」などという喜びの声を聞くことは臨床の醍醐味でもある．

　本項では，総合診療医・内科医が行う「整形内科」という立場で，温故知新の処方，非薬物療法との相性，生活面への配慮を交えた"新時代の薬物療法"として個人的見解を紹介する．なお，治療に難渋する痛みへの一般的な薬物療法については，"神経障害性疼痛"または"線維筋痛症"をキーワードに別論文・書籍を参考にしていただきたい（国や論文ごとに多様な見解がある）．

 ## 薬剤選択のキモは末梢性と中枢性の評価[1)]

　初めに，痛みの病態を整理しておく（図6-1）．
　まず，①末梢性の病態：筋・軟部組織自体に原因がある「侵害受容性疼痛」と末梢神経自

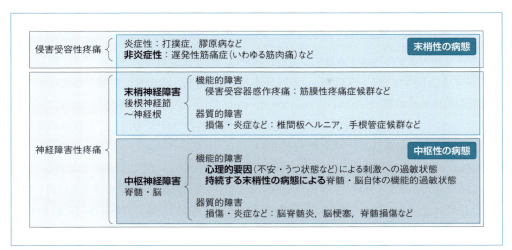

図6-1 ▶ 疼痛の病態まとめ

表6-1 ▶ FiRST (fibromyalgia rapid screening tool)

あなたは少なくとも3ヵ月以上，関節痛や筋肉痛，腱の痛みにさらされています．その痛みと症状を効果的に把握するため，次の6つの質問にお答えください
①体のいろいろな場所に痛みがある
②痛みとともに，つらい全身倦怠感が長いこと続いている
③痛みについて，火傷や電気ショック，けいれんのように感じることがある
④痛みとともに，チクチク，ビリビリ，ピリピリとしたしびれのような異常感覚も覚える
⑤痛みとともに，胃腸の障害や泌尿器系の異常，頭痛，むずむず脚症候群のような，ほかの健康障害も生じることがある
⑥痛みによって生活に支障をきたし，よく眠れない，集中できないなど，何となく全体的にスロー（ゆっくり，ぼんやり）に感じる

6項目中5項目以上当てはまると陽性． (文献2)より改変)

体が過敏状態にある「末梢神経障害」，②中枢性の病態：脊髄・脳が過敏状態にある「中枢神経障害」に分類し，両者の程度を評価する．また，いわゆる神経障害にも，機能的障害（末梢神経分布に合わない広範囲な症状で，知覚過敏が中心）と器質的障害（末梢神経の分布に合った症状で，感覚鈍麻・麻痺などの神経の機能低下を伴う）の2種類がある．「慢性痛＝脳だけの問題」と決めつけず，末梢性および中枢性の病態のうち，機能的神経障害では末梢の病態・病変の治療が大事となることを強調したい．一方，不安・うつ状態などの心理状態が強く影響する中枢性の病態（不眠，うつ状態，ドライアイ，口渇，便秘・下痢，自律神経のバランス異常など）には，認知療法や薬物療法といった中枢性を意識した治療も考慮する．中枢性の病態が強いため，全身に多種多様な症状を呈している代表的な状態が線維筋痛症である．線維筋痛症用の評価ツールの1つである，6質問項目からなるFiRST (fibromyalgia rapid screening tool) (表6-1)[2]は，線維筋痛症用ではなく，あくまで中枢性の病態を確認するためのツールとして利用することをお勧めする．

Ⅰ ▶ 整形内科に必要な知識と技能

薬剤の使い分け

プライマリ・ケアの現場で診療する疼痛性疾患は，①急性疼痛（例：打撲，骨折，関節炎），②持続する急性疼痛（例：膠原病），③慢性疼痛（例：頭痛，肩こり，腰痛，膝痛など，多くは筋膜性疼痛症候群（myofascial pain syndrome：MPS）±中枢性の病態），④慢性疼痛の急性増悪（例：使いすぎ（overuse）による筋膜性疼痛症候群（MPS）の増悪，心理的負荷による中枢性の病態の増悪）に分けると理解しやすい．

今回は，一般的な薬理作用にはあえて言及せず，末梢性あるいは中枢性の病態に対して，経験的にも有効だと感じる薬剤という視点で西洋薬を整理した（表6-2）．なお，漢方薬に関してはⅠ-10（p.87），Ⅱ-20（p.180）も参照いただきたい．ここでは前記①，③，④の具体例を紹介する．

ⅰ 急性疼痛：徹底した局所管理と鎮痛が重要

a. 症例① 初学者

患者：足関節捻挫で受診し，エコーで前距腓靱帯不全断裂と診断した20歳，男性．

処方：ロキソプロフェン（ロキソニン®）1回 60mg，1日3回，芍薬甘草湯⑱ 2.5g，疼痛時頓用．

解説：末梢性の炎症緩和作用が強いロキソプロフェン（ロキソニン®）を選択．局所の腫脹軽快が思わしくない場合はステロイド（プレドニゾロン（プレドニン®）0.5mg/kg程度），耐糖能異常がある患者で内出血が強いときは治打撲一方⑱や桂枝茯苓丸㉕や通導散⑩，炎症が主な際は越婢加朮湯㉘や柴苓湯⑭も有効．捻挫による下腿三頭筋や腓骨筋など筋の痛みの合併時は芍薬甘草湯⑱ 2.5g頓用も追加（甘草の量に注意）．

b. 症例② 中級者

患者：腰椎圧迫骨折の疼痛で歩行困難状態の，慢性心不全で加療中の80歳，女性．

処方：治打撲一方⑱ 1回2.5g，1日3回，酸化マグネシウム，トラマドール／アセトアミノフェン（トラムセット®）1錠＋メトクロプラミド（プリンペラン®）5mg，眠前．

解説：心臓・腎臓への副作用の懸念から，非ステロイド性抗炎症薬（non-steroidal anti-inflammatory drugs：NSAIDs）は使用しにくい．プレガバリン（リリカ®）やベンゾジアゼピン系薬も中枢抑制作用を有するため認知機能低下のリスクがある．治打撲一方⑱は便秘状態では効果が減弱するという特徴があるが，疼痛による不動から食欲低下・便秘になりやすいため緩下薬（酸化マグネシウム）を，トラマドール／アセトアミノフェン（トラムセット®：1日6錠まで増量）の消化管の副作用防止も兼ねてメトクロプラミド（プリンペラン®）を処方．アセトアミノフェン（カロナール®）の追加（トラムセット®はアセトアミノフェンを含有するため量に注意）によっても疼痛コントロールが困難な場合は，ブプレノルフィン坐剤（レペタン®坐剤）で効果あればブプレノルフィンテープ（ノルスパン®テープ），またはフェンタニル（ワンデュロ®）などの強オピオイドなども使用期間を明確に限定したうえでの使用を考慮する．

52

表6-2 ▶ 西洋薬処方のコツ（①～⑫の順番で使用を考慮する）

① **アセトアミノフェン**（カロナール®）：400mg/回までは解熱効果が中心．600～1,000mg/回で鎮痛効果（中枢作用も期待）

② 非ステロイド性抗炎症薬（NSAIDs）：種類により効果が異なる．**筋膜性疼痛症候群（MPS）に対しては基本，予防的に使用**する
- ロキソプロフェン（ロキソニン®）：末梢の炎症性の病態に有用
- ジクロフェナク（ボルタレン®）：交感神経緊張作用が強く，夢中になると痛みを忘れるタイプの患者の末梢の筋性疼痛に使用
- イブプロフェン（**ブルフェン®**）：中枢感作による筋緊張改善に有効．片頭痛などの中枢感作性疼痛に使用．200mg/回
- インドメタシン ファルネシル（**インフリー® カプセル**）：市販薬ではイブ®が有名．イブプロフェン反応性頭痛という頭痛分類があり，ほかのどんな薬剤で効果がない患者でも著効することがある．100～200mg/回
- メロキシカム（モービック®）：非ステロイド性抗炎症薬（NSAIDs）のなかでは長期投与による交感神経過緊張が生じにくいという意見もある．5～10mg/回
- セレコキシブ（セレコックス®）：初回のみ800mg/日の大量投与が可能．基本的な非ステロイド性抗炎症薬（NSAIDs）の反応性を評価する際に使用

③ 筋弛緩薬：末梢性作用と中枢性作用がある
- エペリゾン（ミオナール®）：末梢性作用．肉体作業中に筋が震える患者
- チザニジン（**テルネリン®**）：中枢性作用．体の筋緊張（頭痛，腰痛）で眠れない患者．1mg/回，眠前

④ 制吐薬：中枢抑制．症状（頭痛，肩こりが多い）に伴い食欲が低下する場合の予防薬として有効．副作用（錐体外路症状）に注意
- ドンペリドン（ナウゼリン®）：10mg/回
- メトクロプラミド（**プリンペラン®**）：5～15mg/回

⑤ 抗ヒスタミン薬：全身をくすぐったがるタイプの疼痛患者．かゆみと痛みは同じ神経伝導路（C線維）
- セチリジン（ジルテック®）：10mg/回，眠前
- シプロヘプタジン（**ペリアクチン®**）：4mg/回，眠前から開始
- ジフェンヒドラミン，ジプロフィリン（トラベルミン®配合錠）：1錠/回，眠前から開始

⑥ ワクシニアウイルス接種家兎炎症皮膚抽出液（ノイロトロピン®）：静脈注射で効果がある患者

⑦ トラマドール／アセトアミノフェン（**トラムセット®**）：1錠/回，眠前から開始

⑧ プレガバリン（リリカ®）：中枢抑制目的（鎮痛よりも中枢性のかゆみ，不安感による不眠）では25mg/回，眠前で十分

⑨ 抗うつ薬関係：いずれも躁転に注意して最少用量から使用
- 三環系抗うつ薬（イミプラミン：**トフラニール®**）：肩こりなどの筋緊張が強く，神経質だと自分であまり認識していない患者
- 四環系抗うつ薬（セチプチリン：テシプール®）：神経症気質による不眠や熟眠感低下に．神経質だと自分で認識している患者
- 選択的セロトニン再取り込み阻害薬（SSRI：セルトラリン：ジェイゾロフト®）：焦燥感や不安・イライラが強い患者
- セロトニン・ノルアドレナリン再取り込み阻害薬（SNRI：デュロキセチン：**サインバルタ®**）：気力減退しているが，運動中や何かに夢中になっているとき（交感神経緊張状態）には疼痛が減弱する患者
- ノルアドレナリン作動性・特異的セロトニン作動性抗うつ薬（NaSSA：ミルタザピン：レメロン®）：神経質（こだわりが強いタイプ）でどうしても気力がわかない患者

⑩ 抗てんかん薬：
- バルプロ酸（**デパケン®**）：漢方薬の抑肝散㊾で効果がある患者．200mg/回，眠前から開始

⑪ **ベンゾジアゼピン系薬剤：長期投与で死亡率が上昇する．日本以外の諸外国では強オピオイドと同等の管理体制**
- エチゾラム（デパス®）：自ら処方したことはない
- ジアゼパム（セルシン®）：不安・緊張による筋緊張が強いタイプに2mg/回から開始
- クロナゼパム（**リボトリール®**）：不安・緊張による筋緊張が強いタイプに0.5mg/回，眠前で使用

⑫ 強オピオイド（フェンタニル：**ワンデュロ®**）：使用期限を決めて短期使用（例：骨折の治癒期間まで）

太字は代表的な薬剤，あるいは注意すべき事項．

ⅱ — 慢性疼痛：廃用症候群防止のための適切な局所療法と非薬物療法が重要

慢性疼痛にはさまざまな治療法があるが，中枢性の病態が強い患者ほど，専門家と連携しながら，総合診療医にとっての武器（包括的ケアや多視点からの薬剤の調製）を活かしてほしい．

a. 症例③ 初学者

患者：全身疼痛，軟便，冷え，低血圧，低体温などの副交感神経緊張が強い30歳，女性．

処方：附子理中湯＋加工ブシ末（アコニンサン®），ジアゼパム（セルシン®）2mg，疼痛時頓用．

解説：このような患者には非ステロイド性抗炎症薬（NSAIDs）は無効なことが多い．全身の過剰な副交感神経優位状態の多くは，過度の交感神経緊張状態の病態（筋膜性疼痛症候群：MPSなど）が局所で起こることに対する自律神経反応の結果である．精神安定薬や向精神薬は過剰に緊張している副交感神経を抑制するので，一時的には効果が出やすいが，長期的な効果は証明されていない（諸外国ではオピオイドと同等の厳格管理下で処方される薬剤であり，安易な投与は慎むべきである）．局所治療の併用と冷え症の改善（慢性疼痛患者は冷え症が多い）が基本であり，身体を温める温裏剤（例：真武湯㉚，人参湯㉜，附子理中湯）が重宝する．附子は体を温める効果があり，脊髄レベルで中枢性の病態への有効性も示唆されている．西洋薬で温裏剤に相当するものは，温かい輸液・輸血などごく少数である．

b. 症例④ 中級者

患者：不眠，口渇，ドライアイなどの頭頸部の交感神経緊張が強く，イライラしやすい慢性頭痛の58歳，女性．

処方：インドメタシン ファルネシル（インフリー®）200mg，プレバガリン（リリカ®）25mg，眠前．

解説：頭頸部の自律神経症状が強い患者は非ステロイド性抗炎症薬（NSAIDs）による消化管障害が出やすい傾向にあるが，使用するなら中枢性の病態を考慮したイブプロフェン（ブルフェン®）やインドメタシン ファルネシル（インフリー®）を処方する．胃薬を併用する際は，個人的にはプロトンポンプ阻害薬（副交感神経緊張緩和）よりもH₂拮抗薬（交感神経緊張緩和）を使用するほうがよいように思う．プレガバリン（リリカ®）は不眠＋頭頸部の自律神経症状がある患者に少量で著効する印象がある．漢方薬なら抑肝散㊾を考慮する．

c. 症例⑤ 上級者

患者：降圧薬，鎮痛薬，睡眠導入薬など，8種類内服中で気力低下傾向の全身疼痛の50歳，男性．

処方：SNRI（デュロキセチン：サインバルタ®）20mg，眠前．

解説：薬剤は可能な限り減量したいが，さまざまな理由で困難なこともある．うつ病ではなく，痛み自体にも選択的セロトニン再取り込み阻害薬（selective serotonin reuptake inhibitors：SSRI）やセロトニン・ノルアドレナリン再取り込み阻害薬（serotonin-norepinephrine reuptake inhibitors：SNRI）を使用することもある．セロトニン・ノルアドレナリン再取り込み阻害薬

(SNRI)は意欲の低下や思考制止に対する賦活作用があり，何かに夢中になっているときに痛みを忘れるタイプがよい適応．漢方薬では四逆散㉟ ± 香蘇散⑦の効くタイプに近い．また，三環系抗うつ薬や選択的セロトニン再取り込み阻害薬(SSRI)に比べて薬物相互作用が少ない（排尿困難の副作用があるため，前立腺肥大症がある男性には注意で，適宜，α遮断薬を併用）．選択的セロトニン再取り込み阻害薬(SSRI)は不安症状が強く，イライラしやすいタイプへの鎮静作用が期待できる．漢方薬では抑肝散㊺ ± 附子が効くタイプに近い．

d. 症例⑥ 中級者

患者：不眠症を強く訴える全身慢性疼痛の62歳，女性．

処方：シプロヘプタジン（ペリアクチン®）4mg，眠前．

解説：シプロヘプタジン（ペリアクチン®）は小児片頭痛でも使用されるほどの中枢抑制作用があり，ベンゾジアゼピン系薬剤や抗うつ薬の効果が乏しい頑固な不眠にも有効なことがある．日本ではベンゾジアゼピン系の睡眠導入薬が過剰に使用されている．非ベンゾジアゼピン系薬剤（メラトニン誘導など）も処方される頻度が高まっているが，不眠症治療の基本は非薬物療法（眼前のテレビやカフェインを避ける，生活習慣改善，昼寝過多の是正，寝すぎの見直しなど）であることを強調する．不眠への介入は慢性疼痛改善の大きな一歩であるが，抗ヒスタミン薬は案外処方されていない．ジフェンヒドラミン／ジプロフィリン（トラベルミン®）などの乗り物酔いどめ関係の薬剤が著効することも少なくない．ただし，高齢者の場合，抗ヒスタミン薬による認知機能低下や前立腺肥大症に注意する．

e. 症例⑦ 初学者

患者：指切断後の断端部の強い局所痛の32歳，男性．

処方：リドカイン（キシロカイン®）ゼリー，局所塗布，ソマセプト®貼付（Ⅱ-20：p.180参照）．

解説：基本は局所治療である．内服薬や注射以外に，外用薬という選択肢もある．

ⅲ 慢性疼痛の急性増悪：生活のなかでのセルフケア（例：姿勢・動作の見直しや体操）も重要

a. 症例⑧ 初学者

患者：疲労による下肢浮腫で腰下肢痛が悪化する．降圧薬（カルシウム拮抗薬）と芍薬甘草湯㊽ 5g/日を服用中の色白の56歳，女性．中殿筋に著明な圧痛点を認め筋膜性疼痛症候群(MPS)を疑う．

処方：降圧薬をカルシウム拮抗薬からサイアザイド系利尿薬に変更．漢方薬は当帰芍薬散㉓ 2.5g，1日2回，エペリゾン（ミオナール®）50mg，疼痛時頓用．

解説：下肢浮腫によって増悪する筋膜性疼痛症候群(MPS)であり，局所注射で一時的に症状は改善するだろうが，基礎病態である浮腫のコントロールも重要である．

b. 症例⑨ 初学者

患者：仕事で作業をがんばるたびに右肘痛が悪化する26歳，男性．局所注射で数日楽に

なる程度．非ステロイド性抗炎症薬（NSAIDs）は疼痛時頓用．

　処方：メロキシカム（モービック®）10 mg，1日1回・朝＋局所注射．

　解説：筋膜性疼痛症候群（MPS）や遅発性筋痛症（いわゆる"筋肉痛"）に対する非ステロイド性抗炎症薬（NSAIDs）の主効果は疼痛予防である．使いすぎ（overuse）による慢性炎症が基本にあるタイプの筋膜性疼痛症候群（MPS）は少なくない．非ステロイド性抗炎症薬（NSAIDs：長時間作用型のメロキシカム（モービック®）が使用しやすい）や芍薬甘草湯㊇の仕事開始前の服用と局所治療（例：注射，鍼，物理療法）の組み合わせで劇的に効果が出やすい．

中医学と漢方医学

　中国の伝統医学を「中国医学（中医学）」といいます．中医学では，視診・問診・聞診・触診（脈診を含む）などによって患者の病いの状態（証）を見極め，薬や鍼灸といった治療方針を決定します．中医学の基本的な診療スタイルは，患者個々の症状と体質に基づいて体全体の調子を整え，自然治癒に導くことであり，画像や血液検査データから主病変を叩く西洋医学とは基本的に考え方が異なります．日本では，室町時代までは中医学に従って診療が行われましたが，その後，日本独自の進化を遂げていきます．とくに薬物療法は，日本の気候や風土，日本人の体質やライフスタイルに合わせて進化し，江戸時代には「漢方医学」と呼ばれるようになります．中医学やオランダ医学（蘭学）と区別するという意味合いもありました．

C 漢方薬とfasciaの関係 上級者

　中医学，和漢という分類や，流派ごとの考え方もさまざまであるが，基本は患者のありのままの様子を表記した記録（古典など）であることは共通している．漢方処方における診察手技に，舌診（舌は生体で唯一，目視可能な筋肉であり，舌の状態は全身の筋肉の状態を反映している可能性）と腹診（腹筋の部位ごとの緊張状態の評価であり，アナトミー・トレイン[注1]などの全身の軟部組織連鎖の緊張状態を反映している可能性）がある．内臓の冷えである「裏

注1　アナトミー・トレイン：1990年，Thomas Myers（イギリス）が提唱した姿勢や動作にかかわる筋・筋膜のネットワーク理論．筋の作用を単なる解剖学的な起始・停止間の作用として捉えるのではなく，連結した列車のように機能的な複合体として捉える考え方である．結合組織の存在意義を明確にし，より視野の広い病態把握を可能にしたという臨床的価値は大きい．

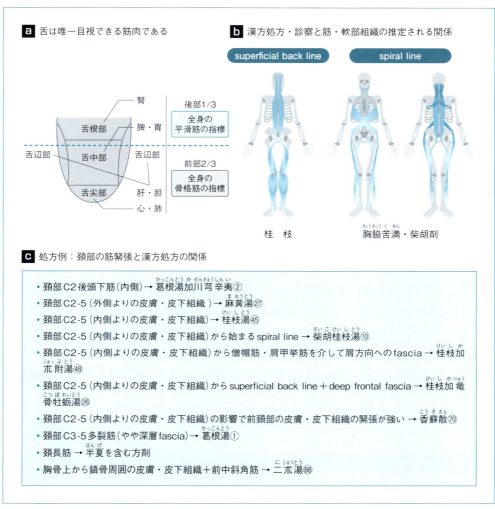

図6-2 ▶ 漢方薬とfasciaの関係

寒」は漿膜(fascia)の異常かもしれない．筆者は漢方診察と平行して，筋膜性疼痛症候群(MPS)の罹患筋や原因軟部組織の部位および全身の連鎖を評価したうえで，漢方薬を処方している．西洋医学のブラックボックスであった筋・軟部組織の理解は，西洋医学と東洋医学の架け橋となるかもしれない．また，将来的には漢方薬処方のプロは理学療法士になる可能性すらある．西洋薬も漢方薬も非薬物療法も局所療法も，並列で考えた治療体系の構築が期待される．ここでは，その私案の一部を図6-2として示す．

Ⅰ ▶ 整形内科に必要な知識と技能

D 慢性疼痛と強オピオイド[3] 超上級者

　非がん性慢性疼痛患者への強オピオイド処方は世界各国で急増している．がん・緩和医療においては十分に使用してほしいことは強調しておく．しかし世界的に，現在の強オピオイド処方のほとんど（約90％）は非がん性慢性疼痛のためとなっている．アメリカのプライマリ・ケア医は，高血圧や糖尿病患者を診察するのは年に1度程度であることもまれではなく（看護師対応やリフィル処方箋が一般的であるため），処方規制のある強オピオイド処方を求める再診患者で外来が溢れているのが現状である．しかしながら，慢性疼痛に対する強オピオイドの効果は十分に証明されていない．すべての慢性疼痛に関するランダム化比較試験（randomized controlled trial：RCT）の継続期間は4ヵ月未満である．また，多くのランダム化比較試験（RCT）では精神疾患既往のある患者や麻薬中毒者は除外されているが，実際の臨床現場では，非がん性慢性疼痛患者にはそういった既往のある者も少なくない．短期間の研究結果でも，非がん性慢性疼痛に対するオピオイドの効果は約30％といわれており，長期間投与の安全性や効果は明確ではないのである．むしろ，副作用（嘔気，便秘，性腺機能低下）や副作用予防のための薬剤費の高騰を招いている．また，日本の27倍の強オピオイドが処方されているアメリカでは，強オピオイド過剰投与・内服により，毎日40人が事故死（自殺は含まず）しており，その数は交通事故の死者数より多い．強オピオイドを慢性疼痛患者に使用する場合は，対象者の選定を厳格化し，ほかの治療方法を推進するための一時的な使用に限定して処方されるべきである．

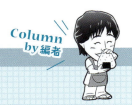

Column by 編者

リフィル処方箋（refill prescription）

　薬だけもらいに病院受診しても，日本では医師の診察を受けなければならないルールがあります．もし処方箋を何度も使えれば，患者にとっては病院受診する時間と手間，再診料の負担を省くことができます．また，再診料の節約は医療費削減にもつながります．この繰り返し使用可能な処方箋をリフィル処方箋といい，アメリカ，カナダ，フランス，イギリス，オーストラリアなどでは導入されています．1951年からすべての州で導入されているアメリカでは，新規処方箋とリフィル処方箋の割合が半々といわれています．

おわりに

　薬物療法の基本は，必要な薬を最小限使用することである．薬の量は多いほど有効だろうという思い込みから生じやすい多剤大量処方（polypharmacy）の状態は，患者の認知機能や注意力を低下させ，労働生産性の低下，交通事故や転倒患者の増加などの社会問題につながっている．疼痛治療は薬物療法＋非薬物療法（局所治療，運動療法，認知療法）の組み合わせが基本であり，内服薬は疼痛治療のメインではなく，ほかの治療を活かすためのスパイスである．

参考文献

1) 筋膜性疼痛症候群（MPS）研究会：MPS治療指針．第1版，2013年11月16日．
　http://www.jmps.jp/medical/shishin
2) 荻野祐一，小幡英章，肥塚史郎，他：FiRSTの日本語化とその使用について．日本ペインクリニック学会誌，19(4)：465-469, 2012.
3) Deyo RA, Von Korff M, Duhukoop D：Opioid for low back pain. BMJ, 350：g6380, 2015.

（小林　只・木村裕明）

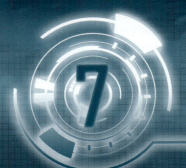

7 私もやってみた整形内科 ビギナーの扱う運動器エコー
―はじめの一歩―

はじめに

　痛みによる受診で頻度が高いのは，腰痛，肩痛，膝痛，そして外傷である．腰・肩・膝の痛みの診断・治療についてはⅡ-24（p.233），Ⅱ-20（p.180），Ⅱ-21（p.190），Ⅱ-25（p.242）をご覧いただくこととして，本項では処置系外来における怪我のファーストタッチと運動器エコー検査のさわりについて紹介したい．

 怪我の初療と傾向

　外科外来，救急外来で怪我をみる機会は多い．受傷機転によって怪我の傾向がわかると診断に役立つ[1]．子どもの手を上から引いて"腕が抜けた"といえば肘内障，おばさんの転倒ならColles（コレス（コリーズ））骨折などは有名である．問診で，いつどこで怪我をしたのか，転び方やぶつけ方，意識障害の有無もしっかり聞く．

　怪我では，痛いところははっきりしているので，痛くなさそうな離れたところから触診をし，介達痛の有無を確かめる．さらに，痛いところも触ってみて，異物や皮下腫瘤などがないかチェックする．疼痛部位は指の腹でなく指先で，ピンポイントで同定する．関節痛なら，腫脹，発赤，圧痛，熱感の有無，運動時痛だけか，安静時痛もあるのかを調べ，さらに，自動・他動的関節可動域もみる．X線撮影をして「問題ない」といってほしい患者も多く，撮影が終わるのをまつ間，成書で該当部位の正常組織像やよくある怪我について確認しておく．

　初診時にX線で，骨折線がみえないことはよくある．診療所でマンパワー不足の場合など，そもそもよい条件で撮像できるかが問題である．骨折線がみえなくても，初診時に「骨折なし」と断言せず，再診を勧める．とくに腫れて皮下出血斑があれば骨折を疑い，固定して様子をみる．患者には，「今は骨折が見当たらないが，数日してわかることがあるので，もう一度来院してください」といっておく．

　どんな場合でも怪我ではRICEの徹底が肝心である．R：rest（安静），I：icing（冷却），C：compression（圧迫），E：elevation（挙上）を指導する．大人では喫煙やアルコールを控えることも含め，つき添いの方にもわかりやすく説明をしておこう．

B 運動器エコーことはじめ

　運動器は内臓の外側に位置する器官である．これまで心臓や腹部臓器で重宝したエコーが，運動器を構成する組織，すなわち軟部組織，骨，関節などを観察するのに有用となる．軟部組織，手足の骨・関節には高周波のリニアプローブ，肩関節（後方から）や股関節などの深い部分にはコンベックスプローブが適している．

ⅰ 走査法

　走査法すなわちエコー端子（プローブ）の動かし方には，平行走査，扇動走査，回転走査の3つがある（図7-1）．

　運動器エコーで病変を探すには，プローブを痛いところに当て，正常と異なる像，たとえば骨折や変形などが"あるかないか"を平行走査（図7-1 a）でみる．プローブは皮膚表面に垂直に立つように当て，角度は変えずに場所をスライドして流し見る．皮膚表面に垂直に当てないと，異方性のためにうまくビームが入らず，綺麗な画像が得られない．最初に骨の突起といったメルクマールとなるものを探すと靱帯，腱も同定しやすい．健側と見比べるのも大切である．また，病変をみつけようと力が入って強く圧迫しすぎないように注意する．圧迫が強いと，静脈は潰れるし，患者も痛みを感じるかもしれない．逆に圧迫が弱すぎたりゼリーが足りなかったりすると，プローブの接着が悪くなり，うまく描出できない．

　初期観察時に重要となるポイントは，平行操作が基本であり，扇動走査（図7-1 b）や回転走査（図7-1 c）をしないことである．扇動操作とはプローブを当てる皮膚表面に対する角度を扇状に変えて観察することで，回転走査はプローブ中央を保持しつつ，皮膚表面に垂直な軸を保って時計回りか反時計回りに回転しながら観察することである．いずれも腹部や心臓エコーで多用するが，病変の有無を確認する目的には適さない．ただし，穿刺時に針先を探す際には，扇動・回転走査も駆使する必要がある．

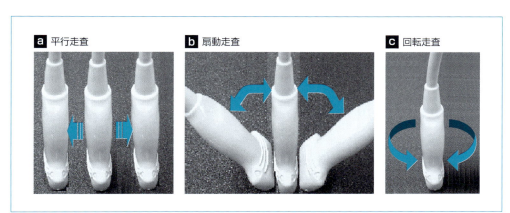

図7-1 ▶ エコープローブ操作

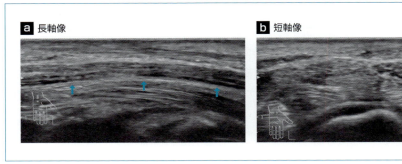

図7-2 ▶ 正中神経のエコー画像

ii ― 正常と異常

お手元にあるプローブ（できれば表層用のリニアプローブが望ましい）で筋肉や骨，腱（筋-骨），靱帯（骨-骨）を探してみよう[2]．エコーによる運動器のみかたの基本として，筋肉，腱，腱鞘，靱帯，骨，神経がどのようにみえるのかを把握しておきたい．

最近のエコーは，ハイエンド，機種ならば，条件にもよるが0.1mmの分解能を誇っており，皮膚の表面から深層へ，順に表皮，皮下組織（灰色，脂肪は白：高エコー），筋膜（白），筋肉（黒：低エコー），骨（白）となる．腱（筋-骨）と靱帯（骨-骨）において，長軸像ではfibrillar patternと呼ばれる線維走行の白黒ストライプが描出され，腱鞘は線状高エコーである．末梢神経も長軸像では高低エコーの白黒ストライプ，短軸像ではぶどうの房状のつぶつぶ円形像となる（図7-2）．

骨はその輪郭が線状高エコーであるため，最もみつけやすく，筋肉や腱，神経などを同定する際のメルクマールとなる．カラードプラを乗せると血管がみえ，並走する神経をみつけやすい．

関節については，肩，肘，手，股，腰，膝，足それぞれで，チェックするべきポイントがある．関節の異常を診断するためには，まずそれらのポイントを確認するための体位，肢位，患者との位置関係，プローブを当てる向きについて習熟していく必要がある．

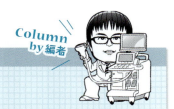

Column by 編者

分解能（resolution）

一般には，装置で対象を測定・識別できる能力を指します．エコーの場合，分解能には空間分解能，コントラスト分解能，そして時間分解能の3つがあります．

①空間分解能（spatial resolution）

近接した異なる2点を識別する能力を空間分解能と呼びます．3次元的に距離分解

能，方位分解能，厚み分解能の3方向があります（図）．一般に2点間を識別できる最少距離で表現され，3T-MRIが0.3～0.4mmなのに対し，高機能エコーでは0.1mmとMRIより優れています．

②コントラスト分解能（contrast resolution）

反射してきた信号の強さはグレースケールで画面に表示されます．この灰色濃淡の違いを識別する能力をコントラスト分解能と呼びます．コントラスト分解能に優れた装置では，腱の局所変性など，わずかな信号変化を捉えることができます．

③時間分解能（time resolution）

時間変化を識別する能力を時間分解能と呼びます．一般に動画の表示コマ数（フレームレート）で表現されます．時間分解能に優れた装置では，ばね指の弾発現象や，肘内障における輪状靭帯の整復の瞬間など，素早い動きを正確に捉えることができます．

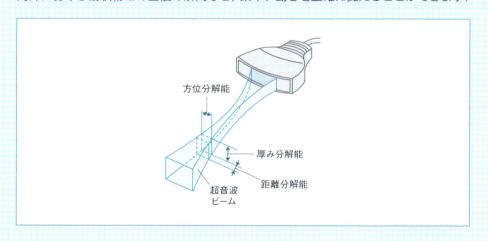

(iii) 異常所見はどうか

筋肉の異常所見の1つである筋損傷には，外力（打撲傷など）による筋挫傷と，自分の力による肉離れがある．筋挫傷では筋腹の内部エコーが不整，不規則構造となり，線維走行の乱れ，モヤモヤエコー，出血を示す高エコーがみられる．一方，肉離れについては，筋腹は筋膜に覆われているが，筋膜から剥がれる病態，たとえば成人に多い下腿腓腹筋内側頭肉離れでは，遠位端が不整構造となり，下にとがった細い三角形低エコースペースへの液体貯留を認める．いずれにしても，健側との比較が重要となる（図7-3）．

四肢のいずれかが腫れているとき，蜂窩織炎の可能性がある．蜂窩織炎では，皮下組織間質に液体貯留が認められる．左右を見比べる練習もしやすいうえ，熱感があるため患者にとってゼリーが心地よく，さらに患者自身にもみた目ではっきりわかる変化をエコー画像で

I ▶ 整形内科に必要な知識と技能

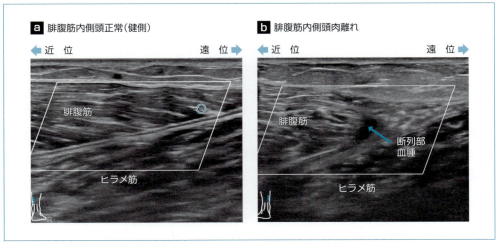

図7-3 ▶ 肉離れのエコー画像

示すことができて患者満足度も上がることから，どんどんエコーを当ててみることをお勧めする．ただし，「圧痛がある部位に強く当てすぎない」「手指などの細かい部分や外果といった凹凸のある部分では，ゼリーを多めに使ってプローブのフィットをよくする」などの点には注意してほしい．

　骨の異常，骨折では骨輪郭が破綻する．まっすぐにみえていた骨縁のラインが途切れ，骨膜下に小さな低エコー部分がみえれば骨折部分からの出血を疑う．

　慢性関節リウマチ，腱鞘炎，手根管症候群，ばね指などでは障害部位が腫脹し，炎症が起きていれば，カラードプラで血流増加が確認でき，健側と患側，健常部と患部を比べて判断する必要がある．

ⅳ─ ポジション

　エコー検査で大事なことの1つに，ポジショニングがある．エコー，被験者，検者の順に並ぶように位置を決める．エコー画面を正面にみながら患部にプローブを当てられる位置関係である．もともと解剖が頭に入っている心エコーや腹部エコーの場合と違って，筋肉や骨，腱などは種類が多いこと，扱う部位も四肢，関節，腰など多彩なこと，関節を動かして腱の動きをみるような観察方法もあることから，体をひねり，振り返ってエコー画像をみるような位置は避けたい．無理な姿勢が続くと，検者自身が首や肩，腰の筋膜リリースを受ける羽目になりかねない．とくに穿刺，処置では，エコーやベッドの位置，高さを調節して椅子に腰かけ，ベストポジションとなるよう工夫しよう[3]．

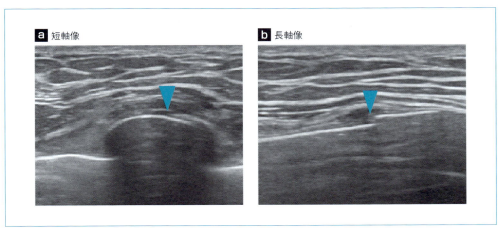

図7-4 ▶ 肋骨骨折のエコー画像

みてみよう！

i 正中神経

　まず，利き手でプローブをもち，反対の手首，すなわち手関節屈側の2本のしわにプローブを当てて正中神経をみてみよう．肘に向かって平行走査で上行し，神経の走行を追ってみる．すると正中神経が筋肉間に入り込んでいくのがわかる．前腕，正中神経の短軸像がきれいに描出できたら，正中神経を見失わないように画面の中央に描出を維持しながらプローブを90度回転させて（回転走査）長軸像をみてみよう（図7-2）．正中神経の同定に自信がないときには，手のひらをグーパーさせて前腕屈筋群を動かしてみるとよい．正中神経は動かないが，周囲の筋群は動くので判断しやすくなる．

　練習しているうちに，患者にエコーを当ててみたくてウズウズしてくることだろう．

ii とっつきやすいのは肋骨骨折

　肋骨骨折を疑う場合，まず患者に一番痛い場所を示指指先で指して，ピンポイントに教えてもらう．痛みの最強点近くで，前腋窩線あるいは後腋窩線上付近に骨折線がみつかることが多い．

　まず，肋骨に直角に当たる向きにプローブを置き，輪切りにするように肋骨の短軸像（図7-4 a）を描出する．肋骨は高エコーの丸い像としてみえる．白丸（肋骨）をディスプレイ中央に保持しつつ，肋骨をなぞるようプローブを移動させ，白丸の輪郭が歪まないかをみる．流し見して，"ずれ"や"白丸上の黒いスペース（出血）"があれば骨折と判断できる．初学者は，骨折線よりも，血腫を優先して探したほうがわかりやすいかもしれない．

　それから，プローブを90度回転して長軸像（図7-4 b）をみる．1ヵ所でも骨折線があっ

たら，その上下の肋骨もみよう．多発骨折の可能性もあるからである．さらに肺に気胸がないか，胸腔内液体貯留の有無も確認する（Ⅰ-17：p.156参照）．

たとえ骨折を同定できなくても，「寝返りが痛い」という訴えがあれば固定し，肋骨骨折に準じて治療する．腰背部痛は帯状疱疹初期のこともあり，皮疹や皮下出血斑の観察は，エコーのために部屋を暗くする前にすませておきたい．

D 注射してみよう

① エコーガイド下穿刺・注射

　エコーガイド下に穿刺を行う内科的な場面に，中心静脈穿刺などの血管確保，甲状腺・肝・腎などの生検，胆道系のドレナージが必要な疾患，胸腹水貯留などがある．運動器では，関節や滑液包の液体貯留，皮下嚢胞性疾患，血腫などがあげられる．それらのなかでも，とっかかりがよいのは，膝のBaker（ベイカー）嚢胞だろう．患者と目が合わない位置なので緊張しにくい．患者を腹臥位で診察台に寝かせ，位置関係はエコー，患者，患者の左手側に検者の順で並ぶ．

　穿刺時には，検者は自分の正面から針をまっすぐ前向きに刺すとぶれにくい．剣道の竹刀を構える向きであり，腰椎穿刺などでも馴染みがあるだろう．

　注射器のもち方はペンホールドが刺しやすい．シリンジに陰圧をかけるために持ち替える際は，針先が動かないように注意する．穿刺に慣れないときは助手に引いてもらうのもよい．

　プローブのもち方は人それぞれだが，利き手でないほうの手でプローブを保持するのは至難の業である．その場合は，患者（患部）に検者の母指と小指を当てながらプローブを保持するなどの工夫が必要だ．穿刺針とプローブの向きには平行法と交差法がある（図7-5）．

　いざ注射針を刺すときは，「チクっとしますよ」の声かけをして，一気に刺す．恐る恐る刺さないほうが，皮膚を貫くときの痛みが少ない．なお，皮膚だけでなく，筋膜などの膜状物

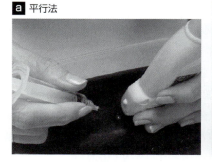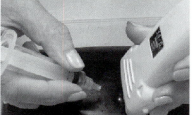

図7-5 ▶ エコーガイド下穿刺法：平行法と交差法

を刺す瞬間が痛い．何回か注射する必要があるようなケースでは，繰り返すうちに，「チクッとしますよ」といわれるのが怖い人，エコー画面をみるのが怖い人など，性格傾向が判明するので，患者の好みに応じて対応するとよい．

　実際の手順としては，まず部屋を暗くしてエコーで観察してから穿刺部位を決める．目標物の大きさや深さを測っておき，さらに針の長さと刺入角度を考慮に入れて，プローブ長軸の延長線上に刺入点を決定する（平行法：図7-5 a ）．

ⅱ 穿刺は"白，黒，針"

　穿刺の瞬間に針先がみえないと危ないので，針先の描出（図7-6）をよくするため，検者の白衣の襟にライトをつけるか，介助者にライトアップしてもらう．

　介助者が手際よく物品を渡せるかどうかは処置の重要な鍵となる．穿刺＋注射の場合，①観察時の消灯，②アルコール綿，③イソジン®消毒液，④穿刺用空注射器，⑤ヒアルロン酸などの注射液の順に渡してもらう．介助者は，③以降は穿刺部にライトを照らしつつ，使用ずみ綿球を受け取り，注射器を渡す．検者はプローブがずれないよう保持し，穿刺部位から目を離さない．"白（アルコール綿），黒（イソジン®），針（注射）"の順に渡すと覚えてもらい，検者が手をあげたら間髪入れずに注射器を手渡すようにあらかじめ頼んでおく．

ⅲ まさかの針先ロスト

　まさかというほど，「針先ロスト」，すなわち針先を見失うことはまれなことではないので，あきらめないでほしい．練習で刺すのと患者の体に刺すのとでは気分もかなり異なる．液体貯留のような大きな的があれば，多少針先を見失っても大きな問題にはならない場合もある．しかし狭い部位，関節裂隙などにエコーガイド下注射を試みて，針先がわからないとドッと冷や汗が出る．だが，ここで焦らず，まちがっても「あれ，針がみえない」などと口走らない

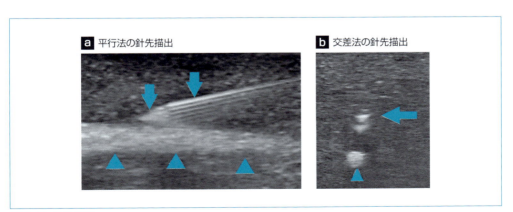

図7-6 ▶ 針先描出
→は針，針先（交差法では針先が2点）である．▶はエコー検査トレーニングファントムに埋めてある神経モデルを示す．

Ⅰ ▶ 整形内科に必要な知識と技能

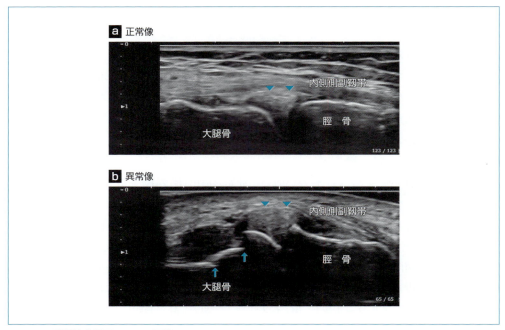

図7-7 ▶ 膝関節内側面のエコー画像
正常像（**a**）と比べて，異常像（**b**）では半月板が脱出し（▼），骨輪郭が不整になっている（➡）．

ようにする．患者が痛みと不安から血圧低下を起こしてしまうかもしれない．

　針先を探す際は，針ではなくエコープローブを平行走査で動かす．手元も確認し，針の向きがプローブからかけ離れていないかをチェックしよう．筋膜リリース注射を交差法で行う場合は，プローブの扇動走査と平行走査で針先を探す．さっぱりわからないときは針先を小さく揺らすか，ごく少量薬液注入してみる．その際，組織のゆらぎを見逃さず，針先をみつける．針先から空気が入ると一気に視界が高エコーになり，以降の観察が著しく困難となるので，薬液準備時にエア抜きをきっちりしてもらうよう気をつけたい．

　なお，練習するときのプローブの向きは，患者の遠位にプローブの凸印（エコー画面右側）が合うようにする．そうやってエコー画面右側に対象部分の末梢側がくるように心がけておくと，常にオリエンテーションがつきやすく，上達も早まる．

ⅳ ─ 膝関節注射の実際

　屈伸，外反・内反，前後引き出しなどの触診後，エコーで膝関節を観察する．関節外側で関節と半月板を描出し，関節の変形や骨棘形成，半月板の位置や形をみる（図7-7）．

　関節滑液包は膝蓋骨上方に，体軸と直角にプローブを当てて観察する．液体貯留があれば低エコー（黒い）スペースがみえ，滑膜増生は液体貯留内のモヤモヤ高エコーとして描出され，さらに骨と同レベルの高エコー像を呈する石灰化小塊を認めることもある．穿刺する際は，

7 私もやってみた整形内科ビギナーの扱う運動器エコー

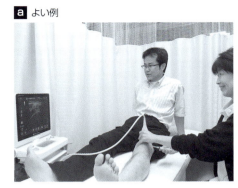
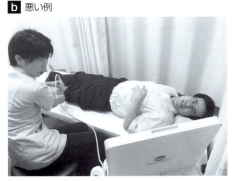

図7-8 ▶ 膝関節注射のポジショニングのよい例と悪い例

　プローブを膝蓋骨上方1〜2cmに体軸と直角に当て，平行法で刺入する．
　参考として，膝関節注射時のポジショニングのよい例と悪い例を図7-8に示す．穿刺部位は，あらかじめマジックペンやボールペンの先端などでマーキングしておくとよい．
　穿刺したら，針先を確認しながらゆっくり吸引して排液後，針先が動かぬよう固定して，注射器を交換したうえでヒアルロン酸などの薬液を注入する．慣れないうちは，穿刺後，針先描出と固定に努め，吸引や注射器の交換は介助者にお願いしてもよいと思う．
　さらに，「よし！」とつぶやくと患者の満足度は上がる．

🅥 おまけ

　エコーガイド下穿刺の練習をするには，エコー検査トレーニングファントムがお勧めだ（血管や神経モデルが埋め込んであり有用）．しかし，お値段1個約600USドルと高価である．代替品として，1個100円のこんにゃくを軽く湯がくと，匂いも消えて快適に練習できる．なお，こんにゃくは気泡なしのものを選ぶと，きめの細かいエコー像が得られ，練習に適する．
　また牛塊肉でも，仕込みを加え，穿刺や異物摘出の練習ができる．つま楊枝を埋め込めば，木片の摘出練習となる．エコーのみえ方や筋膜が硬いことなどは実際に近いが，外枠を固定する建屋がなく型くずれするため，難易度は高い．
　すでに肩や腰のトリガーポイント注射をしているならば，エコーガイド下でやってみるのも針先描出のよいトレーニングになる．筋肉の解剖を思い出しながら，あるいは教科書を眺めながら，エコーを当ててみる．エコーによって簡単に血管や神経を同定できるので，誤穿刺を回避できる．そうやってエコーを当てていくうちに，エコーをみずに刺すことがためらわれるようになるだろう．
　とにもかくにも，明日からエコーを当ててみよう．

参考文献

1) 斉藤 究（編）：教えて！ 救急 整形外科疾患のミカタ─初期診療の見逃し回避から適切なコンサルテーションまで─, 第1版, 羊土社, 東京, 19, 2014.
2) 皆川洋至：超音波でわかる運動器疾患─診断のテクニック─, 第1版, メジカルビュー社, 東京, 2010.
3) Hebl JR, Lennon RL, et al：メイヨー・クリニック超音波ガイド下神経ブロックの手引, 第1版, 岡本健志（監訳）, メディカル・サイエンス・インターナショナル, 東京, 102-109, 2010.

（白石裕子）

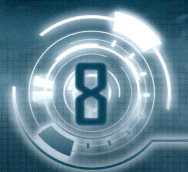

8 在宅医療と整形内科
― 在宅医療における小技，工夫，注意点 ―

はじめに

　在宅医療はプライマリ・ケアそのものである．というのも，在宅医療は通院が困難なことに起因するので，すでに他科・多科診療を積極的に行っていくことができない身体の状況や環境に患者が置かれているということだからである．患者の主訴どおりに，もしくは身体に表出されてくる問題に対して，在宅医療にかかわる医師は，もともとの出自（専門科）に関係なく，まずは患者の全医療問題に当たることになる．

　厚生労働省の2013年の国民生活基礎調査の結果をみても，運動器にかかわる愁訴が多い（Ⅰ-1：p.2参照）ことは明白である．在宅医療の対象となる高齢者・障害者・小児の要介護状態にある患者では，運動器に関する愁訴はさらに多くなる．

　在宅医療では，手術は不可能ではないものの，人手や準備や麻酔，衛生的観点からいっても，病院で行うほうが有利だろう．それならば，在宅医療で行われる運動器疾患の診断・治療はまさに「整形内科」である．したがって，在宅医療にかかわる医師（在宅医）は，病院や診療所よりもさらに，運動器疾患に対する知識や診断・治療に習熟すべきであるといえる．

　一方で，運動器疾患診療スキルについて，きちんと研修を受ける機会に恵まれない在宅医は多い．そこで本項では，在宅医に必要な運動器診察を取り上げ，筆者の経験に基づいて論じる．

　なお，はじめに最重要点を申し上げると，ポータブルエコー機器（図8-1 a ～ c ）の発達により，在宅医療の現場は激変した．運動器疾患に限らず，診断能力は大いに向上し，さらに表在型リニアプローブの使用により，微細な骨折の判定や，必要な部位への注射が的確かつ安全に行えるようになった．運動器疾患で最も大切な視診・触診を大いに補完し，強化できる手段として，ポータブルエコーはすでに必須のものといってよい．

A 在宅における運動器の問題とは？

　在宅医療はつまり「生活」である．したがって，運動器の問題により「生活に支障をきたすか？」が最大の着眼点となる．診断は治療を決めていくうえで必須のものではあるが，実は在宅医療においては，決定的診断に至らなくても，「在宅生活が維持できる」という点で，結果オーライなことも多い．また治療に関しても，「在宅生活を維持するため」なら，どんな手

I ▶ 整形内科に必要な知識と技能

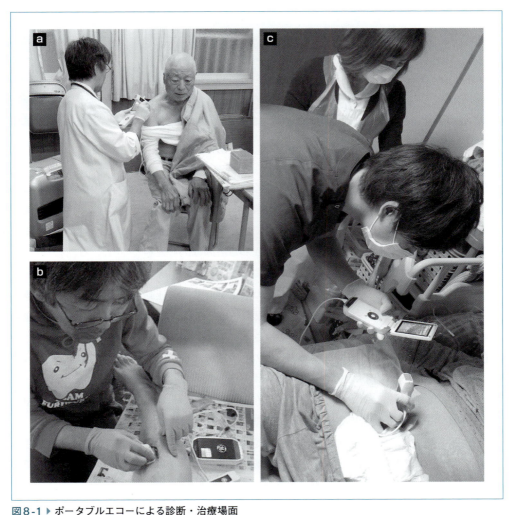

図8-1 ▶ ポータブルエコーによる診断・治療場面
ⓐ 棘上筋腱断裂の診断, ⓑ ガラス破片による外傷の異物検索, ⓒ 在宅での大腿静脈穿刺のための血管エコー.

段でもOKである．投薬でも，一発注射でも，マッサージや鍼灸でも，テーピングでも，装具療法でも，福祉用具でも，生活改善でも，愁訴を少しでも解決できれば，医療は目的を達したといえる．在宅医療における運動器診療は実践的医療なのである．

在宅医療における運動器の問題を大きく分けると，「転倒などによる外傷」か「退行変性疾患による痛み」となる．外傷に伴う問題は，何よりも搬送・入院の必要性を判断できることが重要である．前述のように，「動けるか，生活を維持できるか」が重要ではあるが，転倒によって頭部を打撲していないかといったことは必ず確かめる必要がある．転倒の機序については，しばしば目撃者がおらず，本人の記憶もあいまいで，あてにならないことも多いので，必ず自分で確認する．

意識レベル・応答の有無，悪心・嘔吐，体表異常（頭部・顔面の皮下出血あるいは腫脹，耳・鼻・口からの出血），麻痺，眼・瞳孔所見，小脳症状を代表とする神経所見は必ず確認し，頭蓋内の問題が危惧されるときは，受診・搬送→頭部CTの施行を検討する．転倒しやすい方，抗凝固療法を行っている方では，常に脳出血や慢性硬膜下血腫を念頭に置く．

ⅰ 鎖骨骨折，肋骨骨折，肋軟骨骨折

　上半身の打撲の場合，胸腹部に合併症が出ていないかを判断することが重要である．平たくいえば，血胸，気胸，腹腔内出血がみられなければOKで，これらはいずれもエコーで確認可能である．体表に近い鎖骨や肋骨，肋軟骨では，エコーで骨折部の転位を明瞭に描出できる．転位が少ないようなら，鎖骨バンドやバストバンドの使用で，保存的な加療が可能である．合併症がなく，なんとか生活が維持できるケースでは，搬送せずに対応する．

ⅱ 脊椎圧迫骨折

　典型的な脊椎（棘突起）叩打痛がみられなくても，激しい運動痛（安静時には痛みなし）で臨床的には診断できる．しばしば放散痛があり，中位胸椎の骨折では心窩部や季肋部に，胸腰椎移行部の骨折では鼠径部などに痛みが現れることが多い．「疼痛コントロール」によって治癒をまつしかないが，骨粗鬆症に対する治療も同時に検討する．痛みが減じるまでに1ヵ月以上かかることもあるので，介護力的に可能ならそのまま在宅療養とし，そうでなければ入院もしくはショートステイなどを考慮する．

ⅲ 大腿骨頚部骨折もしくは転子部・転子下骨折

　スカルパ三角に圧痛があり，股関節屈曲や，とりわけ外転，さらには外内旋が制限され，起き上がって歩行できなければ，まず搬送→手術が原則である．エコーで股関節内の出血を確認した際は，関節内骨折（頚部骨折）が示唆され，これも搬送の適応となる．一方で，大転子を強打したが大転子部の骨折だけで，そのほかはとくに損傷を受けていないケースもある．この場合は，大転子部の腫脹や出血がエコー上で確認できるものの，関節内に大きな問題はなく，股関節の屈曲・外転が強い痛みを伴わずに可能であれば，待機としてもよい．関節外骨折（転子部・転子下骨折）では，時間をかければ骨はつく（図8-2）．

ⅳ 膝関節内損傷（血腫），足関節周囲損傷（骨折，靱帯損傷）

　これらもエコーで簡単に診断できる．転倒して「膝が腫れた」ときは，エコーで実際の液体の貯留を確認したうえで，診断のためにも穿刺を勧める．膝関節液が透明・黄色であれば骨折はなく，関節内の一時的なストレスによる液体貯留であり，局所麻酔薬（と場合によってはステロイド）の注入によって除痛とその後の改善が期待できる．関節液が血性のケースについて，脂肪滴が確認できないときには，ただの関節内出血であることもあり，局所麻酔薬

I ▶ 整形内科に必要な知識と技能

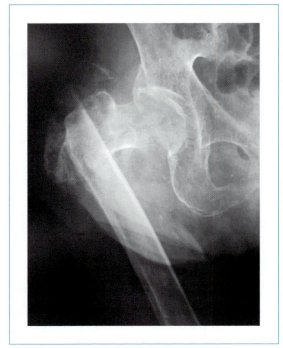

図8-2 ▶ 保存的治療で治癒した大腿骨転子下骨折

(と場合によってはステロイド)を注入したうえで経過観察が可能である．一方で，脂肪滴がみえる際には骨折が想定されるため，何らかの固定(シーネ固定など)が必要となる(可能ならX線診断を行う)．

B 痛みとどう戦うか？ ―まず薬―

　痛みに対する投薬による治療は，外来治療とほぼ共通する．内服薬でも，坐剤でも，貼付薬でも，西洋薬でも，漢方薬でも，患者本人・ご家族が正確に服用・使用できる薬ならすべて適応となる．ただし，認知症・独居・高齢者など，在宅医療でよく出会う服薬困難なケースでは，排便コントロールもきちんと視野に入れたうえで，全面的に医療者の手による(3日ごとに訪問するなど)，慢性疼痛に対するオピオイド貼付薬の使用も考慮されることがある．薬の使い分けについては，Ⅰ-6 (p.50)，Ⅰ-10 (p.87)を参考にしていただきたい．

C キャストには習熟しておいたほうがよい

　原則的には，とくに関節部の骨折が疑われる例では，転位が残ると，骨が癒合しても痛み

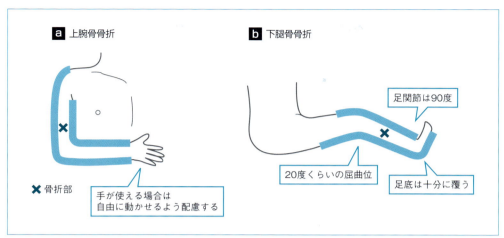

図8-3 ▶ 上腕骨骨折，下腿骨骨折の場合のギプス（シーネ）固定
これらを弾性包帯で固定する．

が残ることが多いので，やはりX線撮影と，必要なら解剖学的整復（手術）を推奨する．しかし，たとえその後の関節可動域を失うことになったとしても，病院に行ってX線を撮ることを患者が望まないようなときには，細かい骨折線まではわからないながら，骨折の概要はエコーでも診断できる．そして介護的問題さえクリアできれば，ほとんどの骨折は保存的療法での治療が可能である．

さらに，キャストで固定できたら，多くの場合，「骨はつく」．とくに骨幹部の骨折では問題が生じることはほとんどないし，前腕，とくに橈骨遠位端骨折，手の骨折，膝蓋骨・下腿骨骨折，足部骨折は，プライマリ・ケアの現場でキャスト固定によって治していける．介護者による着脱が確実にできて，入浴などにより清潔を保ちたいときには，当然ギプス（シーネ）固定で代用できる（図8-3）．手指骨・足趾骨の骨折は，最初からシーネで対応可能なことも多い．

鎖骨骨折，上腕骨近位端骨折は，どちらかとえば，キャストより装具（ブレース）の適応である．ブレースでは着脱が問題となりやすいが，これはほぼ介護体制（入浴，更衣）から生じる不都合である．ブレースは「三角巾＋包帯固定」でも代用できる（図8-4）．

荒業としては，大腿骨近位部骨折（転子部骨折，転子下骨折），骨幹部骨折における，鋼線直達牽引による保存的療法がある．「絶対手術はしない，入院もしない，でも骨折部が痛い」場合が適応である．逆に痛みさえなんとかなって，オムツ交換などがクリアできるなら，本来は手術が必要だが，牽引しなければ大きな転位の残るそれらの骨折でも，期間さえ経れば「骨はつく」．特別養護老人ホームに入居している寝たきり高齢者のなかには，骨頭がなくなっていたり，大きな変形を残したりして，「大腿骨近位部骨折がそのままになっていた例」が散見される．「それでも骨はついていた」のである（図8-2）．

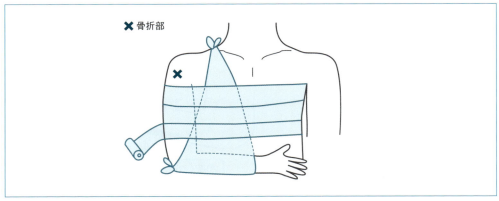

図8-4 ▶ 上腕骨近位端骨折の三角巾＋包帯固定
1日1回は包帯を巻き替えて，皮膚の状態を確認する．入浴する際は包帯をはずし，三角巾で固定した状態ですませる．入浴後は洗濯した別の三角巾を使用する．

やはり，花形は「安全な注射」

「痛みさえとれたら」在宅療養できるというケースでは，一発で痛みがとれれば無用な入院を減らせる．この代表的な例は，結晶誘発性関節炎におけるステロイド注射である．「石灰性腱炎」などもこの範疇である．典型的な経過としては，急に単関節もしくは複数関節が熱をもち，腫れて痛くなる．過去に同じような既往があってそれを繰り返していたり，過去のX線写真で諸関節の石灰化が知られていたり，痛みが多関節で同時に起きていたりすれば，ほとんどこの診断で間違いはない．最初から関節内ステロイド注射が選択されるが，このような症状が出現するのは全く初めてで，さらに単関節でのX線も撮ったことがない場合には，やはり感染の除外は必要であり，1度は穿刺→関節液を採取して，細菌培養とピロリン酸カルシウム結晶の検査に提出しておいたほうがよい．

「結晶誘発性関節炎」以外の関節注射は，ほとんど変形性関節症に対する局所麻酔薬かヒアルロン酸製剤もしくはその併用である．ただし米国整形外科学会(American Academy of Orthopedic Surgens：AAOS)は，「変形性膝関節症治療に関する臨床診療ガイドライン」において，すでにヒアルロン酸(もちろん局所麻酔薬も)を推奨していないことに注意する．しかし，年間数回レベルであれば，変形性関節症においてもステロイド注射は許容される（Ⅰ-11：p.95参照）．除痛と生活機能維持に有効と考えられる場合には注射を行う．その際，膝関節はブラインドでもまだ注射しやすいほうだと思われるが，肩関節，足関節，股関節の順で難しくなるため，エコー下での注射を推奨する．

従来有効と考えられていて，在宅ではハードルの高い手技としては，硬膜外ブロックおよび星状神経節ブロックがあげられる．頸部・肩部・上肢痛，腰下肢痛，帯状疱疹神経痛な

どに著効し，外来で短時間かつ鮮やかにこれらを施行していくペインクリニシャンは，ある意味憧れだが，局所麻酔薬の誤注入などによる急変もあり得ることから，蘇生処置の可能性と用意を含む安全性の確保においては難がある．そのため，施行者のスキルの問題だけでなく，患者・家族との腹をわった話し合いと同意がある場合にだけ，考慮される．

　一方，末梢神経レベルの，エコーガイド下での局所麻酔注射（神経ブロック）は，安全で有用である．さらには，生理食塩水単体もしくは局所麻酔を混ぜたトリガーポイント注射，筋膜リリースは，本書のいわばトピックであり，なかでも生理食塩水によるエコーガイド下筋膜リリース（Ⅰ-5：p.37参照）は究極に安全な手技であって，これもまた在宅医療における運動器診療に革命をもたらしつつある．

　注射に関していえば，診断があって治療があるわけであるが，治療的診断もあり得る．つまり，安全な方法で注射をし，その結果，痛みがとれて生活を維持できるならば，それは全く目的に適っているといえる．

 ## 装具や福祉用具，介護機器もよい！

　鍼灸，マッサージ，理学療法など，患者の体に直接的にかかわる方法で，少しでも除痛と生活機能の改善を目指そうとする一方で，間接的に患者を助けることもできる．その結果として生活機能の維持に結びつけられるのが，ブレースや福祉用具，介護機器である．装具に関しては，Ⅰ-14（p.121）をご参照いただきたい．

　外傷に対する装具療法はすでに紹介したが，慢性期にも使用できる装具としては，上腕骨骨折の遷延治癒（偽関節）や肘周囲骨折で使う上肢装具，下肢の片麻痺，尖足などにも用いる下肢装具，そして，膝（変形性膝関節症）に使う装具がある．もちろんどれも，患者・介護者による着脱の問題が解決されなければならないという前提はあるが，近年，軽くて除痛に効果があり，なおかつ歩行障害に有効な膝関節装具としてCBブレース（Ⅰ-14：p.121参照）が注目されている．

　保険適用のある装具は，保険医が診断書を書き，着用をチェックできれば，償還払い（いったん患者が全額負担するが，後日保険適用分が還付される仕組み）で製作できる．なお，身体障害者手帳をもつ患者（障害者総合支援法に基づく補装具製作）は，まず市町村の福祉担当者に相談してもらう必要がある．

　キャスターつき歩行器，ピックアップウォーカー，車椅子は，介護保険時代に入り，簡単にレンタルできるようになった．電動車椅子の小型化，入浴用リフトや階段昇降機の普及も，患者と家族，在宅医にとって，大きな福音となっている．これらについては，在宅チームの一員である介護ベッド・福祉用具の業者の方へも日常的に相談可能だが，さらに義肢装具士，福祉用具プランナーに相談できると，患者の「我慢しなければならない不自由」を減らす大きな力になる[1]．

入院が回避できることが目標ではあるが，介護者負担を軽減するために入院治療に持ち込むことがある

　これは，ベッドコントロールができるタイプの医師（病院・有床診療所医師）がかかわる日常的な問題であり，ある意味高等テクニックでもあるが，外来で運動器疾患を診る機会のあるすべての医師に持っていてほしい観点である．

　運動器疾患を有する患者の介護はたいへんである．介護者自身が高齢で，運動器疾患があり，自らも患者であることもまれではないため，たとえ保存的療法を選択できるような疾患でも，入院治療やショートステイで対応する場合がある．「保存的療法＝通院」ではなく，患者，家族，ケアマネジャーとともに，「生活を維持できる」対策を考えていただきたい．

おわりに

　在宅医療においては，運動器疾患について，必ずしも診断がつかなくてもADLが維持されていればOKという場面も多い．在宅医療では，何よりも「生活が維持できること」が重要視されるからである．もし生活ができなくなるような場合は，入院もしくはショートステイという選択肢が出てくる．

　近年のポータブルエコーの発達は，X線検査を一部不要にし，検査・治療を在宅で完結させることに，圧倒的に貢献しようとしている．もはやX線検査ができなければ，運動器疾患の診断は不可能であるという時代ではない．

　最後に，繰り返しになるが，以下を強調しておく．

　　　　なによりも安全で確実な診断・処置のために，エコー検査が必須である！

　これは他項でも強調されていると思うが，「痛い」部分を特定できて，そこをエコーでみながら処置（生食注射など）をして，効果を得られるなら，患者に対する説得力は抜群である．何度も痛くなることも理解してもらいやすい．そして局所麻酔薬の血管内誤入などの悪しき副反応・合併症も最大限予防できる．

　「エコーを使いまくること」が，これからの在宅医の道である．

参考文献
1) 公益財団法人 テクノエイド協会．
http://www.techno-aids.or.jp

〔古屋　聡〕

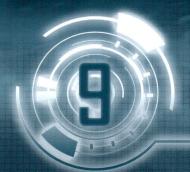

注射も手術もご勘弁の患者さんのために
―患者さんによって対応を変えよう！整形内科はカメレオン―

「痛み」を主訴として，医療機関を訪れる人は数多い

　痛みとともに，身体的異常が明らかに現れている場合(局所の腫脹，変形，熱感など)には，患者もその原因を究明して，早く治療に結びつけてほしいと思っており，検査や治療について，医師との相談は早くまとまりやすい．また多くの外来現場では，そういうやりとりが基本である．

　一方で，「痛み」が主訴ではあるが，身体的異常がはっきりみえなかったり，障害に基づく痛みであったり，多くの医療機関をわたり歩いてきたようなケースであったり，また心が傷ついているように思えたりするケースでは，問診→診察→検査→治療というスムーズなルートに乗りにくい．そういうときは，時間の制約はあるものの，その患者の痛みの語りに従って，その患者の「本当の訴え，本当の望み」に分け入っていく姿勢が必要となる．

　忙しい外来のなかで，長くなりがちなその時間を，治療者がネガティブに捉えてしまうようであれば，あらためて(時に上限を設定して)時間をとり直すことをお勧めする．また，面接が複数回にわたることも想定し，心構えをしておく必要もある．

　短い時間で，はっきり原因を特定し，最大の効果を出す「整形内科外来」とは明らかにモードが異なるこれらの患者は，早く識別して，モードに応じた環境で診療したほうがよい．筆者自身は，時間がとれる夕方から夜に別枠をつくっているときもある．

外来枠のなかで，「痛み」を主訴として訪れた患者にどう対応すればよいだろうか？

　「急がば回れ」，患者を知ろうとすることが第一である．「あなたの力になりたいんです」というメッセージを患者が受け取ることができれば，第一段階はクリアされる．

① 「痛い！」あなたは？
- 痛くて動けない人？
- 痛くて生活が困難な人？
- 痛くて仕事に行けない人？
- 痛くて眠れない人？

> ・痛くても訴える人がいない人？

　原疾患はさまざまだが，その「痛み」に対して，どのようなアプローチを好むかということは患者それぞれに大いに異なる．

> ② 「痛い」あなたは何を希望している？
> - 注射して一発で痛みを治してほしい
> - どんな方法でもいいから痛みを楽にしてほしい
> - 毎日でも痛いところを触ってほしい
> - 「痛い」けれど寝たきりになるのはもっといやなので何とかしてほしい
> - 「痛くて」夜眠れないのがつらいので，眠れるようにしてほしい
> - そもそも「痛い」ことを認めてほしい

　さらに，さまざまなアプローチに対し，患者がそれらをどのように捉えてきたかということが，患者自身の「治療への好み」に強く反映する．

> ③ 「痛い」あなたはどんなふうに思っている？
> - 同じような痛みを訴える友だちが，一発の注射で治ったんだって．注射ってとにかく効くのね
> - 何でもいいけど注射はきらい
> - 副作用が怖いから薬は飲みたくない
> - 漢方やサプリメントは，体の内側から自然に治るんだって
> - 矯正の先生がいうのには，体のすじがずれてるから悪いんだって．すじを治すにはどうしたらいいの？
> - 寒いときや，夜寝ようとすると痛くなる．そして一度寝ても痛くて目が覚めてしまう．冷えるのが悪いのかしら……

　「痛み」をめぐるさまざまな考え・思いには，患者の来歴，経験（これまでの受療体験も含む）が色濃く反映されている．それはつまり「患者の物語」である．"narrative based medicine"の概念を日本に導入した訳書『ナラティブ・ベイスト・メディスン ―臨床における物語りと対話』では「ペイン・ナラティブ」として紹介されている[1]．

④「痛み」をもったあなたは，どんなふうにそれを解決しようとしてきた？

- 仕事を少しでも減らそうとした
- 早く寝ようとした
- 「冷やす」「温める」「お風呂に入る」「アロマテラピー」など，自己流で治そうとしてきた
- 痛いけれど運動療法をがんばった
- いろいろな薬を試してみた
- マッサージ，鍼灸，カイロプラクティック，病院など，次々と治してくれそうなところに通ってみた
- お酒を飲んで紛らわそうとしてみた

このように，患者は「つらい痛みを克服するため」努力してきている！「痛い」ことだけを訴える患者を，医療者は常に「弱いもの」と考えがちだ．しかし，「痛くて弱っている自分」を少し離れたところから捉えるメタ認知の能力も患者に備わっていると信じるべきである．

そして，「痛いから病院に来ました」という，一見すると同じようにみえる患者にも，実にさまざまなタイプの人がいる！

⑤そういう患者の「痛み」についてもっと知っていくために詳しく聞いてみよう

OPQRSTを意識して聞くのがもれがない．「痛みの部位（場所）」が複数にわたるときはそれぞれについて以下のように聞いていく

- いつから痛いですか？（O）
- 急に痛くなりましたか？ 徐々に痛くなりましたか？（O）
- どうすると痛くなりますか？ 逆にどうすると痛みが楽になりますか？（P）
- 続けて痛いですか？ 間欠的ですか？（Q）
- どの部位が痛いですか（指の先，お腹のまんなかなど）？（R）
- 表面が痛いですか？ 奥が痛いですか？（R）
- 痛みがほかの部位にひびきますか？ あるいは痛みが移っていきますか？（R）
- 激しい痛みですか？ 鈍い痛みですか？（S）
- 痛みはよくなっていっていますか？ 悪くなっていっていますか？ 変わらないですか？（T）
- 痛くなるのは1日のうち，どんな時間帯ですか？（T）
- 痛くなるのは週のうち何曜日が多いですか？（T）
- 年間を通じて痛くなる季節がありますか？（T）

そして，生活が維持できるかが1つのポイント

- 日常生活は可能ですか？
- 仕事に行けますか（お仕事はどんなことをされていますか）？

さらに，生命に影響を与えるような原疾患の存在の可能性も考えて
- ご飯はおいしいですか？
- 便通はありますか？
- よく眠れていますか？
- ほかに体の不調はありませんか？

また，痛みに影響を与える付帯状況について
- ご家族と一緒にお住まいですか？
- 相談できる親しい方はいますか（ご自身で淋しいと感じることがあります）？
- ペットを飼っていますか？

患者の希望を聞くことは，これまでの治療経過に対する患者の評価も反映し，今後の指針となる．
- X線を撮ったほうがいいと思いますか？
- 血液検査などをしてみたいですか？
- エコーでちょっとみてみますか？
- 注射でよくなると思いますか？
- 何かお薬がほしいですか？
- 何か装具のようなものをはめてみますか？
- 何か靴底に敷いてみますか？
- 使っている道具を変えてみますか？
- おうちを少し改造してみますか？

　提示した何らかの解決方法に興味や希望を示してくれたら，そこを突破口として，診断・治療の展開を図ることがスタンダードである．しかし，どの解決方法を提示しても，少しずつ文句があり，どうにも乗り切れないようなときには，患者自身に「どうすればよくなると思いますか？」と尋ねてみるとよい．患者が少なからず持っている「自身の答え」に沿った治療法が，最もその患者に向いているということはよくある．

　また，患者は1つの治療法に頑固にこだわることもあれば，次々と別の治療法を試したい方もいる．いずれも「不安」が背景にある．さらに，患者の心はいつも動いている．ベストと思える方法を，その都度選択したいと思っているからだ．

⑥変化する"患者のベストな選択"に寄り添うために
- いいと思ったらまた来てみてください
- もう少しよくなりそうな感じがするなら来てみてください
- あまりよくなかったら教えてください

- 悪くなっちゃうようなら早めに来てください
- ほかに相談したい場合は，ご希望のところにご紹介します

　患者の都合が許すならば，繰り返し会っていくほうが患者の真の望みに到達しやすい．しかし，あくまで患者本位のペースで進めることが重要である．ペースやタイミングにこそ，医療者の都合や使命感が現れる場合が多い．時にそれは，患者の希望と乖離したり，患者に対する医療者の自責感などにつながる場合がある．

　投薬・注射といったさまざまな方法で，自ら対応できると思う場合にはそれを施行するとよい．しかし，自分以上にうまくやれそうな，ほかの誰かの顔が思い浮かぶようなら，患者の「最も親切なつき添い人」となって，本書を執筆している多種多様な専門領域の先生方をはじめ，自分の人脈を駆使してベストなところを紹介していく．

 ## 診察に訪れること自体に意味を求める患者もいる

　定期的に受診することで，それ以上の悪化を防ぎたいと希望されることもある．
　たとえば，変形性膝関節症の患者で，実は問題なく日常生活を送れており，畑仕事などもできているが，それでも定期的なヒアルロン酸製剤の注射を求める人がいる．農繁期には病院を受診せず，農閑期になるとまじめに来たりするのである．そこには「現在の生活が崩れてしまわないだろうか？」という患者のおそれがあり，自らの安定した生活を続けていきたいという切実な願いがある．また多くの人が，「老い」と「衰え」に対する不安も抱えている．
　こうしたケースでは，その不安に寄り添い，心配事（「独居だから子どもにやっかいになりたくないんだよ」など）を口に出せよう，患者の話を傾聴する．そして，注射や施術による受動的な現状維持作戦から，筋トレ・活動といった能動的現状維持作戦に転換できるよう援助する．時に，CBブレース（Ⅰ-14：p.121参照）などの装具を紹介するとヒットすることもある．しかし，安全な注射の施行が，彼らの思いを支える術だと判断されるならば，注射自体の効果より，そちらを優先することもあり得る．
　もし当院で注射を断ったとしたら，彼らはほかのどこかに行くだけだろう．だからこそ，医療者は有害事象（頻回穿刺に伴う化膿性関節炎の発症など）を最大限回避しつつ，患者のペースに寄り添っていきたい．

 ## 受診そのものがトラブルになってしまう患者も存在する

　こちらが忙しい時間帯にわざわざ受診したり，少し急いでほしい場面でことさらゆっくり振る舞ったり，すぐ怒ったり，ほかの患者や職員とトラブルになったり……とにかく治療者のネガティブな感情を誘発してしまう患者がいる．

それらの行為で患者が得をするとは思えない．「わざわざ医療者を怒らせたいのか！」と感じる行為．彼らは何を求めているのか？

医療者にネガティブな感情が惹起されてしまうと，患者の頻回受診に対して「これは医療費のムダですよ」とか「あなたは精神科に行ったほうがいい」などという発言が飛び出すことがある．要するに「あなたには会いたくない」と，直接的に表象してしまっているわけだ．これでは，両者にとって，受診の益があろうはずがない．

しかし彼らは感情のやりとりを望んでいて，医療者をその同じ舞台にあげたいのである．つまり，「やりとりそのものに意味がある」わけで，やはり患者にとって「利得はある」のである．

こういう場合，交流分析[注1]における「ゲーム」の概念[注2]が参考になる．交流分析については成書が多いのでそちらをご参照いただきたいが，できるだけ無害な治療方法を試しつつ，かかわりを継続していったほうが，患者は日常生活を続けられる気がする．もちろん精神科医師といった専門家に相談できる可能性を常に検討し続けることは大切であるが，そういう患者は，どんな医療機関・相談機関であっても継続して通い続けることが困難なことは少なくない．

筆者は山梨県東山梨地域という同一医療圏でプライマリ・ケア整形外科的外来を行って27年目になる．ずっと通院している人，ほかの医療機関にかかっては当院に戻りというのを繰り返す人，ほかの医療機関を受診しつつたまに当院を訪れる人など，いろいろな患者がいるが，どの人も日常生活は送っていけている．

「あなたの痛みに対しては何にもできない」けど「あなたに会い続けることはできる」．「患者の日常生活を支える」という総合診療医の本分を考えると，もしかしたらこれで必要十分かもしれない．受診歴は「患者と医療者の『物語』である」．

ダウンスロープを自分だけで引き受けられる人と引き受けられない人

「痛み」は「衰退」と縁が深い．病いによるダウンスロープ（悪性疾患の終末期など）や，人生のダウンスロープ（加齢）を自分だけで引き受けていくのはたいへんである．悪性疾患の終末期については，本項で記述するには余裕がないため，多くの成書や論文を参考にされたい．

加齢に伴う問題は，必ず誰にも訪れる問題ながら，自分だけで引き受けていける人と，自分だけでは引き受けられない人が存在する．筆者の個人的な経験からは，前者に女性が多く，後者は男性に多い．出産という，痛みを伴いながらも自分の分身（子ども）を残していけると

注1 交流分析：1950年代後半に，精神科医Eric Berne（アメリカ，1910〜1970年）によって提唱された．精神分析を土台とし，人間性心理学を取り入れて開発され，人格と個人の成長と変化における体系的な心理療法の理論である．「①ストローク（触れ合い）」「②自我状態（心の成り立ち）」「③対話分析（コミュニケーション）」「④人生態度（人生の基本的立場）」「⑤心理ゲーム（いつものトラブルパターン）」「⑥時間の構造化（時間のすごし方）」「⑦人生脚本（自分で描いた人生のシナリオ）」の7つのジャンルから構成される．

注2 「ゲーム」の概念：交流分析で使用される用語の1つ．"相手を自分の思惑通りに操作してやろう"という意図を背景とし，人間関係のトラブルや対立・喧嘩を生み出しやすく，非生産的で破滅的な交流パターンを「ゲーム」と呼ぶ．

いう体験が，その違いにつながっているようにも感じられる．

　男性中心の家父長制のなかで人生の大半を送ってきた高齢男性のなかには，妻や介護者をまさに手足のように使い，自らの意志の発現を維持しようとする人もいる．妻が介護に耐えられるうちは成り立つが，妻も高齢であるため，いつかそのシステムは破綻する．また病院や施設では，スタッフを呼びまくるいわゆる「モンスター患者・入居者」に出会うこともある．そして，その人を神のごとくあがめて寄り添い続ける介護者には，敬意と驚きを禁じ得ない．

　これらは多くのことを示唆している．まず，多くの人には「パートナー」が必要だということ．そして，それぞれが"役割"をもっていて，人生においてはその"役割"が欠かせないということ．

　患者の症状と「家族や社会における"役割"」には密接な関係がある．医療者はこのことを知って治療に当たる必要がある．さらに，「受診」というかたちで「痛み」にまつわるパートナーシップを求められたときに，患者の「パートナー」となり，適切な"役割"をもって伴走することは，「痛み」を扱う医師の大きな役割の1つだと考えられる．

 「孤独」は痛みを悪くする

　「孤独」は痛みを悪くするどころか，すべての健康指標を悪化に導くといわれている．だからこそ医療者は，たとえよき伴走者になれるかが未知数であったとしても，いつでも相談できる先として，オープンマインドで"原則歓迎"という姿勢を貫くことが大切であると考える．

　以上をまとめると，「痛み」を扱う医師に求められるのは，以下の3点といえる．

> 第1段階：患者を歓迎する
> 第2段階：（診断・治療に）努力する
> 第3段階：患者に寄り添う

 重要なこと

> ・時に，あるいはしばしば，自分の感情と役割を振り返ってみよう
> ・ためしに，その患者を「好き」か「嫌い」か口にしてみよう（人のいないところで）

　自分の感情を口にすることで，その患者に対する自分のもやもやした気持ちがすっきりすることがある（いわゆる外在化）．しかし，逆に腹立たしさが増すこともある．そんなときは，「その患者にとって，自分（医療者）の役割は何だろうか？」と問うてみる．「思春期の子ども

にとっての反抗し続けたい親の役割だ」とか，「振り回されながらもついてきてくれる恋人の役だ」などと，医療者が自覚し，さらに言語化されると，医療者は患者の行動を理解できるかもしれない．さらに，「自分(医療者)にとって，患者の役割は何だろうか？」と考えて，「いうことを聞かない子どもの役だ」とか「自分を好きでいてほしいくせに，わがままをいう恋人の役だ」と気づくと，自分(医療者)の感情をコントロールできるようなこともある．

だが，医療者が感情をコントロールできないと感じるときには，躊躇なくほかの人や作戦に委ねたほうがよい．でも，もし感情をコントロールできるのであれば，「ただ患者につき添っていくだけでよい」ケースがあることも知っておいてほしい．

筆者の回想①

筆者が医師3年目で，常勤医師3人の30床の小病院(牧丘病院)に，1人整形外科医として赴任して3年間，つたない診療技術ではあったが，一生懸命患者を診てきた．そして，同一の二次医療圏にある隣市の無床診療所に異動することになった．

牧丘病院の外来から離れるとき，実は後任の整形外科医師はいなかった．「先生がいなくなったらどうしたらいいですか？」と困る整形外科疾患患者は多く，別れがつらかった．

14年後，筆者は再度この病院に赴任した．1度別れた多くの患者に再会し，彼らのうちのほとんどは元気にやっていた．また，姿のみえなくなっていた患者の多くは，筆者がその病院にいるかいないかにかかわらないような運命をたどっていた．

つまり「患者は(医療者がいようがいまいが)何とかなる」のである．

筆者の回想②

筆者は，牧丘病院では「整形外科医」として勤務し，隣市の無床診療所では「内科・小児科医(診療所がそういう標榜だった)」として診療していた．その結果，2つの医療機関は同一の二次医療圏内にあるにもかかわらず，患者の筆者に対する認識は，かたや整形外科医で，かたや内科医である．よって現在では，筆者に膝に注射してほしいとわざわざ来院する患者と，筆者のかかりつけでありながら筆者の注射では満足せず，他院の整形外科に通院する患者が混在するようになった．

つまり，医師の役割は「患者本人の決めよう」なのである．

参考文献
1) トリシャ・グリーンハル，ブライアン・ハーウィッツ(編)：ナラティブ・ベイスト・メディスン ―臨床における物語りと対話，斎藤清二，他(監訳)，金剛出版，東京，2001．

(古屋　聡)

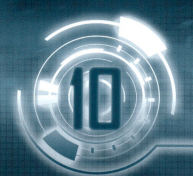

10 プライマリ・ケアにおける整形内科と漢方医学
―急性期・慢性期の運動器の痛みにいかに漢方を使うか―

はじめに

　西洋医学と漢方医学を併用する方法は有用で，これを私は「二刀流」治療と名づけている．「痛み」での二刀流は，武器である薬剤を併用して治療するというだけではなく，両者の知恵と戦略，すなわち基礎医学的概念を混合して利用する方法も含まれる．

A 注意すべき漢方生薬が痛みに有用である

　漢方薬にも西洋薬と同様に過量投与に注意すべき生薬がある．それらは「麻黄」「附子」「甘草」「大黄」の4種類で，とくに麻黄と附子が両横綱である．そして，この2剤こそが痛みに頻用される生薬である．最初にこの解説をする．

麻　黄

　麻黄の有効成分は長井長義(1845〜1929年)によって抽出されたエフェドリン(ephedrine)[1]である．α，βアドレナリン作動薬で，通常は気管支拡張作用と発汗を目的に使用される．過量摂取による副作用としては高血圧，不整脈，不眠，排尿障害があげられる．
　慢性疼痛でしばしば使用されるセロトニン・ノルアドレナリン再取り込み阻害薬(serotonin-norepinephrine reuptake inhibitors：SNRI)の麻黄との二刀流は交感神経刺激において重複作用となるため要注意である．
　表10-1で代表的漢方薬の麻黄配合量(g)を比較検討する．最大6g/日が越婢加朮湯㉘に配合されている．このことから，一般に麻黄6g/日までは安全であると推察される．さらに，関節リウマチに頻用される越婢加朮湯㉘の麻黄含有量は，風邪に処方される葛根湯の2倍となっている．つまり，鎮痛目的では風邪治療より多くの麻黄が必要ということだろう．ちなみに，小児インフルエンザに頻用される麻黄湯㉗の麻黄量5g/日は，葛根湯の3g/日より多い．これは小児が麻黄の副作用，すなわち交感神経刺激に強いことの傍証になっている．西洋医学でも，ツロブテロール貼付薬(ホクナリン®テープ)の成人半分量が，3歳(！)の小児から使用できる．小児に関して，両医学が同じ知恵をもっているのである．

表10-1 ▶ 代表的漢方薬(ツムラ社)の1日麻黄配合量(g)

	麻黄(g)	石膏(g)	麻黄＋石膏
越婢加朮湯㉘	6	8	○
麻黄湯㉗	5	—	
神秘湯(85)	5	—	
薏苡仁湯(52)	4	—	
麻杏甘石湯(55)	4	10	○
麻杏薏甘湯(78)	4	—	
五虎湯(95)	4	10	○
麻黄附子細辛湯(127)	4	—	
葛根湯①	3	—	
葛根湯加川芎辛夷②	3	—	
小青竜湯⑲	3	—	
防風通聖散(62)	1.2	2	○
五積散(63)	1	—	

ⅱ 附　子

附子はトリカブトで，高圧蒸気処理を加えて減毒する(修治)．有効成分はアコニチン(aconitine)で，神経のナトリウム(Na)チャネルに脱分極を生じさせる．薬効には，鎮痛，局所麻酔，催吐，自律神経遮断などがあり，副作用としては不整脈があげられる．麻黄と異なり，医薬品収載漢方薬の附子最大配合量1g/日は通常無害で，鎮痛目的にはこれが開始量と考える．ここから附子末を0.5g/週程度で増量し，平均3～4g/日で維持する．副作用の前兆には口唇・舌のしびれがあり，これがみられればただちに附子末を減量する．

両剤の副作用に関するポイント：小児は麻黄に，高齢者は附子に強い．それぞれ逆は弱いため，①高齢者では麻黄を少なめにし，②附子は小児に使わないほうがよい．

B 急性炎症の5徴を利用して処方を決める方法

Galen (129～199年頃)，Virchow (1821～1902年)の急性炎症5徴[2)]を表10-2に示した．痛みの漢方治療をここから考える．最初に症例を提示する．

表10-2 ▶ Galen, Virchowの急性炎症の5徴とその代表治療生薬

	炎症徴候	代表治療生薬
1	calor（熱感）	石膏，（薏苡仁）
2	rubor（発赤）	石膏，（薏苡仁）
3	dolor（疼痛）	麻黄，附子
4	tumor（腫脹）	蒼朮，茯苓，防已
5	functio laesa（機能障害）	桃仁，牡丹皮

症例①

患者：52歳（当時），男性.

主訴：右足第1趾痛（MP関節）.

既往歴・家族歴：痛風（本人，父親）.

現病歴：ゴルフに行って，はしゃぎ，口渇があるためビールを多飲した．入眠時に右足第1趾MP関節に疼痛発症．徐々に悪化し，布団が触れるだけでも痛い．翌朝から疼痛で歩行困難となる．局所は熱感と発赤著明．それまでに同発作を3回繰り返している．腹診にて両側下腹部に軽度瘀血あり.

診断：痛風発作.

治療：局所はロキソプロフェン（ロキソニン®）のゲル塗布と冷湿布処置．全身療法として非ステロイド性抗炎症薬（non-steroidal anti-inflammatory drugs：NSAIDs）の内服と，加えて麻杏甘石湯(55)と大黄牡丹皮湯㉝を合方した.

経過：著効．過去3回の西洋医学単独治療に比し，すみやかな改善となった.

考察：痛風発作に麻杏甘石湯(55)＋大黄牡丹皮湯㉝の合方は，「漢方治療44の鉄則」[3]にある.

a. 麻杏甘石湯(55)

麻黄の鎮痛効果は先述したが，「石膏」を加えると相乗作用がある．急性炎症5徴で考えると，石膏は熱感と発赤に効果がある（**表10-2**）．顔面が紅潮するアトピー性皮膚炎に白虎加人参湯㉞が，また，急性扁桃炎に小柴胡湯加桔梗石膏(109)が頻用される根拠である．疼痛に有利な「麻黄＋石膏」の構成は越婢加朮湯㉘，麻杏甘石湯(55)，五虎湯(95)，防風通聖散(62)の4剤にみられる（**表10-1**）．麻杏甘石湯(55)の効能は喘息だが，疼痛治療にもうまく利用したい.

ついでながら，石膏は石ころ（＝鉱物生薬）で，「誰が最初に舐めたのか？」と感心している.

b. 大黄牡丹皮湯㉝

本剤は『金匱要略』[4]に「腸癰の病」（カタル性虫垂炎と考えられる）に使えとある．痛風では膿瘍を形成せず，炎症はカタル性虫垂炎程度である．また，大黄牡丹皮湯㉝は「桃仁」と「牡丹皮」を含む駆瘀血剤でもある．駆瘀血剤は関節血流を改善して急性炎症の5徴の最後にあ

る機能障害を治す．

> まとめ：本症例は私である．この合方は有用で，**表10-2**の1〜3，5を使って治療した．

では，急性炎症の5徴の4番目にある腫脹を取り去って，漢方薬で痛みを治すことが可能か？　症例を提示する（私ではない）．

症例②

患者：63歳，男性．
主訴：左肩挙上困難．
既往歴：①胆石（術後），②脂肪肝．
現病歴：左肩の痛みと挙上困難がある．外傷の既往なし．X線・心電図に異常なし．左肩部局所に発赤・熱感なし．上腕二頭筋長頭腱部に圧痛あり．
治療：ロキソプロフェン（ロキソニン®）ゲル外用と二朮湯⑧⑧ 7.5g/日（分3）．
経過：1ヵ月後，「五十肩は楽になった．二朮湯⑧⑧は美味しい」とのことであった．
考察：二朮湯⑧⑧は蒼朮・白朮，茯苓など，水毒（＝痰飲）をとる利水生薬のon parade．しかし，これまでの麻黄，附子，石膏，駆瘀血剤は含有していない．原典の『万病回春』によると，二朮湯⑧⑧は「痰飲（水毒），双臂（二の腕）痛むを治す．又，手臂（腕）痛むを治す．是れ上焦（後述）の湿痰（水毒），経絡の中に横行して痛みを作す」とある[5]．五十肩用との記載はなく，上肢痛すべてに応用できる．

C 痛み治療に大切な「三焦」とは？

西洋医学は，頭痛・膝関節痛など，どの部位でも同じ非ステロイド性抗炎症薬（NSAIDs）で治す．しかし，漢方は部位で薬剤が異なる場合がある．この部位に「三焦」という概念がある．すなわち，高さで上中下の3つに分ける．頭頂から横隔膜を上焦，横隔膜から臍を中焦，臍から足先を下焦とする．

症例②の二朮湯⑧⑧が上焦の薬剤と原典に記載があったが，葛根湯①を例に考えると理解が容易となる．上気道炎に頻用され，また，肩こりにも使用される．時には乳腺症や結膜炎，三叉神経痛に著効する．これらはすべて，先述した「上焦」の痛みである．しかし，葛根湯①が下焦の糖尿病性神経障害や膝関節痛に著効した経験もないし，症例報告もみない．

五臓理論で考える下焦の痛み治療

以後で五臓論を排除する名医の吉益東洞（1702〜1773年）が登場するが，先に五臓について私見を述べる．「漢方医学の五臓論」と「西洋医学の解剖生理学」とを重ねて学習すると，訳

のわからない世界に陥る．なぜなら漢方の解剖生理学にpancreas，thyroid，salivary glandなどの内・外分泌腺がないからである．だが，それゆえに五臓論を「無用の学問」というのではない．日常臨床ではこれも十分に活用できる．たとえば，アインシュタイン（1879〜1955年）の理論はニュートン（1642〜1727年）よりも正確だが，新幹線はニュートンの計算式で定刻に着き，降車時に乗客の腕時計と到着駅の時計が示す時刻との間に誤差が生じていないのと同じである．

　ここで歴史的に逆行して，つまり現代医学から「五臓」を勉強するときの，私なりの工夫を紹介する．①漢方の「脾」はspleenよりpancreasと考える．②「心」はheartよりは，訓読みの「こころ」とする．③「腎」はkidneyの働きに加えて，性腺，ランゲルハンス島，副腎などの内分泌系作用もあるとする．また，「腎」の臓器はおよそ「下焦」に存在する．そこで，下焦＝腎とも考える．すると，糖尿病性下肢神経障害（⇒内分泌作用による下焦の神経痛）に，「腎」の漢方で鎮痛作用を有する附子が配合される八味地黄丸⑦，牛車腎気丸⑩が有効，と理論づけられる．

　ちなみに八味地黄丸⑦などを使用する目標に，腹診（日本で発達した漢方の腹部診察）の「小腹不仁」がある．小腹とは下腹部のことで，ここの左右腹直筋が萎縮して正中線上に間隙をみる所見である．これは最近の西洋医学用語にいうサルコペニア（sarcopenia）を腹直筋で診察していることにほかならない．また八味地黄丸⑦などは「腎虚」に用いる薬方ともいう．腎虚とはkidneyとendocrineが弱った状態で，いわゆる老化現象（aging）である．このように両医学を概念的に重ねて考えると至極納得となる．提言であるが，高齢者の診察時に「日本医学の誇り」として小腹不仁の有無だけはカルテに記載してはいかがだろうか．

ⅱ 生薬理論で考える下焦の痛み治療

　膝関節痛には防已黄耆湯⑳が有名である．その理由と効果を考える．『増補能毒』[5]によると，防已は「味辛く，苦く，寒」と始まり，「腰より下，腫れ痛むに」「私云う下焦の湿氣經中に乱れ入り」「此薬は下焦の湿熱を去ると目付すればすむぞ」と，三度も下焦の生薬であることを強調している．この防已を吉益東洞の『薬徴』でみると，「水を主治するなり」と単純明快に水毒治療剤としている．

　つまり，防已黄耆湯⑳は利水効果による下焦の腫脹改善薬で，症例②の上焦における二朮湯㊇と同じである．残念ながら単独での効果は弱く，作用増強の目的で「麻黄＋石膏」配合の麻杏甘石湯㊄か越婢加朮湯㉘，あるいは，筆者の好みであるが麻杏薏甘湯㊆を合方したものを処方する．この最後の合方について，自験での著効例と以降の検討結果を第66回日本東洋医学会総会（2015年，富山）で発表したので紹介する．

a. 防已黄耆湯合麻杏薏甘湯の効果

　61歳，男性で，主訴は下肢神経痛と右股関節痛．MRIにて股関節に水腫と腰椎4・5間にヘルニアを認めた．ロキソプロフェン（ロキソニン®）内服と冷湿布で改善なく，防已黄耆湯⑳

を追加．2週間後に股関節痛は軽減するも神経痛は不変．麻杏薏甘湯(78)を追加し，本合方とした．その2週間後，西洋薬服用せずにすべて無痛となった．

この著効例以降，本合方の症例数を増やして臨床検討を行った．対象は29例(男性12例，女性17例)，年齢：36～89歳，平均年齢：63.1歳(男性63.2歳，女性63.1歳)であった．

対象疾患，症状の内訳は，膝関節痛 12例，下肢神経痛 10例，腰痛 3例，股関節痛 1例，滑液嚢胞 1例，痛風発作 1例，脳梗塞後のしびれ 1例であった．本合方投与開始から約4週間までの症状変化を聴取し，検討した．その結果，無痛あるいは他治療が不要となった著効が8例(27.6％)，疼痛改善の有効が14例(48.3％)，無効(変化なし)7例(24.1％)で増悪例はなかった．すなわち「有効」以上は75.9％であった．とくに膝関節痛12例では有効以上が92％，下肢神経痛10例では有効以上が70％となった．効果発現までの平均日数は，9.5 ± 3.6日だった．著効例における先行治療は，治療歴なし3例，漢方薬(八味地黄丸⑦か牛車腎気丸(107))3例，非ステロイド性抗炎症薬(NSAIDs)2例，ビタミンB_{12}剤 1例であった．

効果を考察するため，構成生薬を古典文献で比較して解説する．麻黄湯㉗(麻黄＋杏仁＋甘草＋桂皮)には麻杏甘石湯(55)と麻杏薏甘湯(78)という類似処方があり，俗に麻黄湯3兄弟と称される(**表10-3**)．麻黄湯㉗の桂皮は温薬であるが，この桂皮が寒薬の石膏 or 薏苡仁と入れ替わり，麻杏甘石湯(55) or 麻杏薏甘湯(78)になる．そこで，この寒薬2剤，石膏・薏苡仁の違いを『増補能毒』[5)]にみる．石膏は，「味辛く，甘く，寒」と始まり，その後に「當流には大寒の心にてをそるる也」とある．また，禁忌項目「毒」のところに「胃弱くは用いず．私に云う腹に熱ありとも忌むべき也」と記載されている．一方の薏苡仁は，「味甘く，微寒」で始まり，両者の寒薬程度の違いを示し，この後「筋のひきつるに風湿にあたり身しびるるに，湿よりおこる脚気に」「よく食をすすめ胃をまし」としびれ感によさそうで，しかも石膏と違って胃弱でもよいとある．しかし，微寒とはいえ寒薬なので，「毒」に「冷えて筋ひきつるに，中焦きわめて冷えたる人に」とある．これらから，防已黄耆湯⑳と麻杏甘石湯(55)との合方は症例①のような熱感・発赤の強い急性炎症性疼痛に，麻杏薏甘湯(78)との合方は慢性炎症性疼痛に適すると考えられる．

次に防已黄耆湯⑳と麻杏薏甘湯(78)を合方することにつき，『勿誤薬室方函口訣』から防已黄耆湯⑳の項を引用する．「麻杏薏甘湯(78)は汗がまだ出ていないものに，防已黄耆湯⑳は汗がすでに出ているものに使う．これは麻黄湯㉗と桂枝湯㊺の違いと同じようなものである」

表10-3 ▶ 麻黄湯㉗と類似処方(いわゆる麻黄湯3兄弟)

漢方処方名	配合生薬			
麻黄湯㉗(まおうとう)	麻黄(まおう)	杏仁(きょうにん)	甘草(かんぞう)	桂皮(けいひ)
麻杏甘石湯(55)(まきょうかんせきとう)	麻黄	杏仁	甘草	石膏(せっこう)
麻杏薏甘湯(78)(まきょうよくかんとう)	麻黄	杏仁	甘草	薏苡仁(よくいにん)

としている[6)]．つまり，汗からは防已黄耆湯⑳と麻杏薏甘湯(78)の同時併用は理論的にあり得ず，合方は矛盾することになる．しかし，著者の浅田宗伯(1815～1894年)が比喩に使った麻黄湯㉗と桂枝湯㊺の合方は不合理なのだが，合方すると有名かつ有用な「桂麻各半湯」になる．したがって，汗からは矛盾するが本合方も有用な組み合わせと考える．

以上をまとめると，本合方の使用要点は次の5点になる．①八味地黄丸⑦などの他剤漢方無効，②水腫傾向，③主に下焦の疼痛，④発赤・熱感が軽度(強ければ麻杏甘石湯(55)を使用)，⑤機能障害が少ない(あれば駆瘀血剤を併用)．

b. より高齢者の場合はどうするか？

しかし，膝関節痛・下肢神経痛は前述の臨床検討の対象以上の高齢者にも多く，冒頭の生薬解説で述べたように副作用から麻黄配合の麻杏薏甘湯(78)に耐えられない場合がある．このときは吉益東洞創方の桂枝加朮附湯⑱を防已黄耆湯⑳に合方する．桂枝加朮附湯⑱を使うコツは「入浴すると改善する」「温湿布が効く」である．各生薬の効果を総合すると「温泉」が想像できる．

東洞は五臓論を採用しなかったと先述したが，弟子にターヘル・アナトミアを訳した語学の天才，前野良沢(1723～1803年)がいる．つまり，東洞は五臓に存在しないpancreasをすでに承知であったと思われる．この時代には数学の関　孝和(？～1708年)，天体・地形測量の伊能忠敬(1745～1818年)などがいる．分野は異なるが，東洞らによる当時の日本医学も相当のものではなかったかと想像する．

D 打撲傷治療の裏技

i 症例③

患者：54歳，男性．

主訴：右膝から大腿下部打撲．

既往歴：痛風．

現病歴：大晦日にゴルフで右膝にボールが当たった．歩けたので18番までプレーした．しかし，終了してから足を引きずり始め，帰宅後は歩行困難となった．紅白歌合戦をみながら飲酒すると超激痛となった．腹診にて両側下腹に瘀血著明．

経過：局所は冷湿布と包帯固定．内服はロキソプロフェン(ロキソニン®)と通導散(105) 7.5g/日を開始した．通導散(105)による下剤作用で排便が認められ，そのたびに局所の疼痛が緩和し，可動域が増した．これらが奏効し，正月休み明けに私は通常どおりに診療可能であった．

考察：5徴の熱感・発赤・疼痛には非ステロイド性抗炎症薬(NSAIDs)の内服と局所の冷湿布を適用．一方，腫脹・機能障害には木通(＝利水作用)を配合する駆瘀血剤の通導散(105)を使用している．

『万病回春』に通導散(105)[7)]は「跌撲，傷損，極めて重く，大小便通ぜず，乃ち瘀血散ぜず，

吐腹膨張し，心腹を上り攻め，悶乱して，死に至らんとする者を治す．先ず此の薬を服して，死血・瘀血を打ち下し，然して後に方に損を補う薬を服すべし．酒飲を用うべからず，愈通ぜず」とある．ここに「打撲傷は酒を飲むと悪化する」と記載がある(反省)．なお，通導散[105]は三焦どこでも使用可能である．

おわりに

　前述のとおり，生薬石膏は「石ころ」，また文中で出てきたアインシュタイン(Einstein)もドイツ語を訳せばone stone＝「一石」．本項が整形内科領域に「一石」を投じたことになれば幸い．

参考文献

1) Hardman JG, Limbird LE, : Goodman&Gilman's The Pharmacological Basis of Therapeutics, 9th ed, McGraw Hill, New York, 211, 1996.
2) 武田勝男(編)：新病理学総論，第12版，南山堂，東京，166，1975.
3) 坂東正造(編著)：漢方治療44の鉄則—山本巌先生に学ぶ病態と薬物の対応，メディカルユーコン，京都，255，2006.
4) 森　由雄：入門　金匱要略，南山堂，東京，148-150，2010.
5) 長沢道寿(編)：石膏，薏苡仁，増補能毒，東洋医学古典復刻叢書—1，自然社，東京，119-121,108-109,1984.
6) 長谷川弥人：勿誤薬室「方函」「口訣」釈義，POD版，創元社，大阪，73-75,2005.
7) 松田邦夫：二朮湯，通導散，万病回春解説，POD版，創元社，大阪，636，955-956，2009.

〈千福貞博〉

運動器疾患におけるヒアルロン酸注射とステロイド注射＋α

はじめに

運動器疾患に対して保存療法として，内服・外用薬物療法，理学・作業療法や装具とともに注射薬による治療が大きな役割を占める．本項では，頻用される注射薬について述べる．

A ヒアルロン酸

ヒアルロン酸（hyaluronic acid：HA）は関節液の構成成分であるヒアルロン酸ナトリウムを主成分とした注射液である．日本では1987年にアルツ®，その後2000年にスベニール®が発売された．適応は変形性膝関節症，肩関節周囲炎，関節リウマチにおける膝関節痛である．また2010年になり，変形性膝関節症に対して高分子量のサイビスクディスポ®が発売された．ヒアルロン酸（HA）は関節軟骨および滑膜の保護効果，抗炎症効果を有するとされており，関節内，滑液包内，腱鞘内への注射が行われている．

変形膝関節症の治療薬としてのヒアルロン酸（HA）に対する日本整形外科学会の推奨の強さ（strength of recommendation：SOR）[注1]は87％だが，世界変形性関節症研究会議（Osteoarthritis Research Society International：OARSI）のSORは64％と差が出ている．また米国整形外科学会（American Academy of Orthopaedic Surgeons：AAOS）は，2013年6月に臨床診療ガイドラインの改訂版を発表し，そのなかで変形性膝関節症のヒアルロン酸（HA）関節内注射は推奨しないとした．これらの理由の1つは，治療法を取り巻く日米の状況の違いが考えられる．たとえば日本ではヒアルロン酸（HA）注射は治療薬として承認されているが，アメリカでは人工関節と同じデバイス扱いで，非ステロイド性抗炎症薬（non-steroidal anti-inflammatory drugs：NSAIDs）が無効な進行症例に対する適応のみが認められている．また変形性膝関節症における肥満の占める割合，程度など，対象症例の違いの影響も大きいと思われる．

2015年の世界変形性関節症研究（OARSI）での報告では，変形性膝関節症に対するヒアルロン酸（HA）注射の痛みに関する85のランダム化比較試験（randomized controlled trial：

[注1] 推奨の強さ（SOR）：ある治療法やステートメントを専門家集団がどれくらい推奨するかという度合いを示している．したがって，これ自身に強いエビデンスがあるわけではなく，その時点の平均的な医療のコンセンサスの程度を表していると考えられる．

RCT)のメタ解析で，HA注射はプラセボに比べて中等度ではあるが優位に痛みを軽減する効果が認められている（11,216患者）[1]．ヒアルロン酸（HA）注射の効果は若年者，低BMI，X線上で変形性膝関節症が軽度，エコーガイド下の注射，併用薬ありの場合に，より有効である[2]．また，後ろ向き研究で182,022例の変形性膝関節症患者のデータベースを用いた検討（ヒアルロン酸（HA）群50,349例，非ヒアルロン酸（HA）群131,673例）によると，対象群の50％が人工膝関節置換になるまでの中央値は，ヒアルロン酸（HA）群484日，非ヒアルロン酸（HA）群114日と報告されている[3]．

肩に関するヒアルロン酸（HA）注射は，変形性肩関節症に対しては肩関節腔，肩峰下滑液包炎に対しては滑液包，上腕二頭筋長頭腱炎には上腕二頭筋長頭腱腱鞘内へ行われる．疼痛の緩和，関節可動域の改善，癒着防止，軟骨保護作用が認められている[4]．

ⅰ アルツ®とスベニール®

平均分子量50万～120万のヒアルロン酸（HA）製剤であるアルツ®に対して，スベニール®は平均分子量150万～390万である．粘弾性や粘稠性は分子量が大きいスベニール®のほうが優れるが，逆に滑膜や軟骨への浸透は分子量が小さいアルツ®のほうが勝ると考えられる．実際には適応症はほぼ同じで，臨床の現場で使い分けをすることはほとんどない．変形性膝関節症，肩関節周囲炎，関節リウマチにおける膝関節痛に対し，1週間ごとに連続5回膝関節腔内または肩関節（肩関節腔，肩峰下滑液包または上腕二頭筋長頭腱腱鞘）内に投与する．スベニール®では，変形性膝関節症に関して，5週間連続投与ののち，症状の維持を目的とする場合は2～4週間間隔で投与する用法がある．一方，アルツ®は，変形性膝関節症および肩関節周囲炎に対して使用するに当たり，症状により投与回数を適宜増減することが認められている．

ⅱ サイビスクディスポ®

2010年，サイビスクディスポ®は保存的非薬物治療および経口薬物治療が十分奏効しない疼痛を有する変形性膝関節症の患者の疼痛緩和という適応で発売された．ヒアルロン酸（HA）をポリマー架橋し，若年健康成人の関節液により近い600万の高分子量としている．1週間ごとに連続3回，膝関節内に投与するが，その1週間ごとの連続3回投与を1クールとし，原則1クールで終了する．従来のヒアルロン酸（HA）製剤よりも少ない投与回数で効果が長期間持続することが最大の特徴である．薬価はアルツディスポ®1,453円，スベニール®ディスポ1,332円に対し，サイビスクディスポ®は9,924円となっている．

サイビスクディスポ®の使用に関しては，海外における変形性膝関節症患者を対象とした7試験（症例数511例，559膝，1,771回の投与）において，9.0％に副作用が認められていることに注意する必要がある．具体的に，投与部位に認められた副作用は疼痛（5.5％），腫脹（4.7％），こわばり・しびれ感・灼熱感・不快感（各0.2％）であった．滑膜増殖や著しい関節水腫のある症例では注射後に関節炎が起こりやすいといわれている．当院で計40例にサイビ

スクディスポ®投与をした結果，関節炎を起こした2例のケースでは，いずれも関節液内に白血球に貪食されるピロリン酸カルシウムが確認されており，結晶誘発性関節炎を惹起することが示唆される．ただし混濁関節液から細菌も結晶も認められなかったという報告[5]もあり，必ずしも特定のメカニズムによって副作用が起こるわけではないと推察される．副作用の頻度はやや高いものの，従来のヒアルロン酸（HA）製剤で疼痛緩和が図れなかった患者に著効することもあり，注意して適応を選ぶ必要がある．注射後関節炎を予防するためには，従来のヒアルロン酸（HA）製剤，あるいはステロイドの関節内注射で関節内の滑膜などの炎症を落ち着かせたうえで，確実に関節内に投与することが重要となる[6]．

　原則1クールの投与となっているが，そもそも変形性関節症は疼痛の寛解と再燃を繰り返す疾患であり，1クールのみの使用では実際の臨床効果は限られる．6ヵ月後に再燃した疼痛に2クール目の投与は有効であるが，3クール目からは局所有害事象が増えるという報告[7]があり，複数のクールを施行する際はリスクの増加について患者に説明することが求められる．

ステロイド注射

ステロイドの種類

　ステロイド（コルチコステロイド）の局所注射は非感染性関節炎，滑膜炎，腱鞘炎などに数十年以上にわたって施行されており，世界変形性関節症研究会議（OARSI）も推奨している．ステロイドを作用時間で分けると短時間作用型のコルチゾール，中間型のプレドニゾロン・トリアムシノロン，長時間作用型のデキサメタゾン・ベタメタゾンに分類できる（**表11-1**）．一般に血中半減期が長い薬剤ほど，グルココルチコイド作用（抗炎症作用）が強力で，レセプターの結合親和性も高くなる．ヒドロコルチゾンコハク酸エステルナトリウム（ソル・コーテフ®注射用，サクシゾン®注射用）は内因性のステロイドで，即効性があるためショックなどのときには経静脈的に使用されるが，抗炎症作用に比しミネラルコルチコイド作用（ナトリウム貯留作用）が強く，通常は局所注射としては用いられない．ここでは日本国内で頻用される局所作用を目的に局所注入する注射用ステロイドについて説明する．

　ステロイドの使い分けに関しては，異なるステロイド製剤間で1対1の比較を行っている試験は少なく，特定の製剤の効果のエビデンスに基づく裏づけは限定的である．局所に使う場合には，ステロイドの力価以上に水溶性か懸濁製剤かどうかが重要になってくる．メチルプレドニゾロン酢酸エステル（デポ・メドロール®水懸注），トリアムシノロンアセトニド（ケナコルト-A®筋注用関節腔内用水懸注）は，ともに懸濁製剤で，ステロイドの抗炎症作用としては中等度ながら，1回の投与で前者は2週間程度，後者は2週間〜1ヵ月程度局所に停滞して抗炎症作用を持続させる．このため，高力価の水溶性ステロイドであるデキサメタゾンリン酸エステルナトリウム（デカドロン®注射液），ベタメタゾンリン酸エステルナトリウム（リンデロン®注）以上の効果を示す．

表11-1 ▶ 局所注射用ステロイド薬

作用時間	一般名	商品名・規格	相対的力価	血中半減期（時間）	生物活性の半減期（時間）	使用法	グルココルチコイド作用	ミネラルコルチコイド作用	等価投与量(mg)	副作用・注意
短時間作用型	ヒドロコルチゾンコハク酸エステルナトリウム	ソル・コーテフ®注射用 100mg：バイアル	1	1.5	8～12	関節腔内注射：1回5～25mg、軟組織内注射：1回12.5～25mg	1	1	20	副作用：消化性潰瘍、耐糖能異常、治癒遅延、骨粗鬆症、感染症誘発、副腎不全など 注意：アスピリン喘息ではコハク酸エステル型の静注用ステロイドは禁忌
		サクシゾン®注射用 100mg, 300mg：バイアル				硬膜外注射：1回12.5～50mg（投与間隔2週間以上）				
中間型	プレドニゾロンコハク酸エステルナトリウム	水溶性プレドニン® 10mg, 20mg, 50mg：アンプル	4	2.75	12～36	関節腔内注射、軟組織内注射、腱鞘内注入、滑液嚢内注入：1回4～30mg（投与間隔2週間以上）	4	0.8	5	
	メチルプレドニゾロン酢酸エステル	デポ・メドロール®水懸注 20mg, 40mg：バイアル	5	3	12～36	関節腔内注射、軟組織内注射、腱鞘内注入、滑液嚢内注入：1回4～40mg（投与間隔2週間以上）	5	0.5	4	
	トリアムシノロンアセトニド	ケナコルト-A®筋注用関節腔内用水懸注 40mg/1mL：バイアル	5	—	24～48	関節腔内注射、軟組織内注射、腱鞘内注入、滑液嚢内注入：1回2～40mg（投与間隔2週間以上）	5	0	4	副作用：腱断裂、関節腔内投与でも経口投与の1/3～1/5の全身移行があると考えられるため全身性の副作用にも留意 注意：注射後、注射部位に逆流し陥没を起こす液が脂肪層に逆流し陥没を起こす（まれにあり）、水性懸濁液のため比較的太目の注射針25G(1/3), 23G(1/2)を使用
長時間作用型	デキサメタゾンリン酸エステルナトリウム	デカドロン®注射液 1.65mg, 3.3mg：アンプル、6.6mg：バイアル	25～30	5	36～54	関節腔内注射：1回0.66～4.1mg、軟組織内注射：1回1.65～5.0mg、腱鞘内注入、滑液嚢内注入：1回0.66～2.1mg、硬膜外注射：1回1.65～8.3mg（投与間隔2週間以上）	25～30	0	0.75	
	ベタメタゾンリン酸エステルナトリウム	リンデロン®注 2mg(0.4％), 4mg(0.4％), 20mg(0.4％)：アンプル	25～30	5	36～54	関節腔内注射、軟組織内注射、腱鞘内注入：1回1～5mg（投与間隔2週間以上）	25～50	0	0.75	
	ベタメタゾン酢酸エステル・ベタメタゾンリン酸エステルナトリウム	リンデロン®懸濁注 0.5mL：アンプル	25～30	5	36～54	関節腔内注射、軟組織内注射、腱鞘内注入、滑液嚢内注入：1回0.1～1.5mL（投与間隔2週間以上、症状あるいは注入部位に応じて増減）	25～50	0	0.75	副作用：消化性潰瘍、耐糖能異常、治癒遅延、感染症誘発、創傷、骨粗鬆症、副腎不全など

ⅱ トリアムシノロンアセトニド（ケナコルト-A®筋注用関節腔内用水懸注）

　トリアムシノロンアセトニド（ケナコルト-A®筋注用関節腔内用水懸注）は局所での抗炎症作用が強く，ナトリウム貯留作用が弱いため，関節腔内，軟組織内，腱鞘内，滑液囊内への注射・注入に頻用される．膝や肩などの大関節には40mg（1mL），肘・手・足関節などの肘関節には30mg，手指節間関節，腱鞘などの小さなスペースには10mgを使用するが，ばね指には2mgでも効果があるとする報告もみられ[8]，最適用量に関しては依然議論の余地がある．

　トリアムシノロンアセトニド（ケナコルト-A®筋注用関節腔内用水懸注）は水に難溶性で局所にとどまる性質があり，高濃度を維持したままに持続的な効果が期待できる．しかし，皮膚の菲薄化や皮下脂肪萎縮，さらにはトリアムシノロンアセトニド（ケナコルト-A®筋注用関節腔内用水懸注）の神経外膜への沈着や結晶誘発性腱鞘炎といった合併症が起こると，他剤よりも組織吸収が遅い分，遷延化すると考えられる．よって，腱実質内への直接注入は避け，最適用量を腱鞘内に確実に注入すべきである．皮膚の菲薄化や皮下脂肪萎縮は注射回数や注入量に関係なく，腱鞘外に漏出した場合に生じるので，美容的に問題となる部位へ注射する際はよりいっそうの注意が必要となる．腱断裂は注入回数と注入量に依存すると報告されている．

ⅲ デキサメタゾンリン酸エステルナトリウム（デカドロン®注射液）とベタメタゾンリン酸エステルナトリウム（リンデロン®注）

　いずれも長時間作用型の水溶性ステロイドであり，作用時間，力価もほぼ同じ．地域により，習慣的に頻用される薬剤が変わる．ベタメタゾンリン酸エステルナトリウム（リンデロン®注）には懸濁製剤があり，通常の注射薬に比べると局所での停滞時間が長く，48時間後にも組織に残留している．ただし，前述のトリアムシノロンアセトニド（ケナコルト-A®筋注用関節腔内用水懸注）に比べると，局所からの消失はすみやかであり，結果として抗炎症作用も副作用の発現も少ない．トリアムシノロンアセトニド（ケナコルト-A®筋注用関節腔内用水懸注）による腱断裂や皮下脂肪萎縮などの副作用が懸念される場合に使用される．

ⅳ ステロイド局所注射と局所麻酔薬の併用

　ステロイド使用時は，同量の局所麻酔薬で希釈することにより腱断裂のリスクを減らせる．また注射後，痛みの消失を患者に確認すれば，痛めている部位に正しく注射がなされたかどうかを判断できる．ただし，混注することによるコンタミネーションのリスクや，局所麻酔薬に防腐剤として含まれるメチルパラベンとグルココルチコイドとの結晶凝集などを考慮する必要がある．

　ステロイドの局所注射の副作用として注射後フレアというものがある．ステロイドの結晶によると考えられており，メチルプレドニゾロン酢酸エステル（デポ・メドロール®水懸注）とトリアムシノロンアセトニド（ケナコルト-A®筋注用関節腔内用水懸注）はデキサメタゾン

リン酸エステルナトリウム（デカドロン®注射液），ベタメタゾンリン酸エステルナトリウム（リンデロン®注）に比べて少ないとする報告[9]がある一方，逆に前者の懸濁製剤に多いという報告もある[10]．通常，注射後48時間以内に発症し，冷却することにより治まる．時に医原性の感染症と区別がつきにくい場合があるが，より急激な発症であること，腱や軟部組織の注射後に多いことなどが特徴である．

 ステロイド局所注射の回数

　ステロイド注射の回数について，変形性関節症に関してはほかの治療法が奏効しない場合に年4回，関節リウマチによる活動性の大関節炎には年に4回を限度として月に1回とされている．ばね指には中間型のメチルプレドニゾロン酢酸エステル（デポ・メドロール®水懸注）かトリアムシノロンアセトニド（ケナコルト-A®筋注用関節腔内用水懸注）と局所麻酔薬を混合して使用する．ほとんどのケースでは1回の注射で効果があるが，効果が薄いようであれば6週間ごとに3回を超えない範囲で注射をする．de Quervain（ドケルバン）病にも，同様にメチルプレドニゾロン酢酸エステル（デポ・メドロール®水懸注）かトリアムシノロンアセトニド（ケナコルト-A®筋注用関節腔内用水懸注）が2回までの範囲で使用される．いずれも腱断裂を避けるため，腱実質内への注入は避け，腱鞘内へ適切に注入するべくエコーガイド下に注射することが求められる．

C 注射液の総量

　注入するスペースの大小によってある程度薬液量が決まってくる．筆者が通常使用している注射液の総量を記しておく．de Quervain病2〜3mL，上腕骨外側・内側上顆炎4〜5mL，肘関節4mL，手根管症候群4mL，中指ばね指2mL，鵞足炎4mL，痛風母趾MP関節1〜2mL．小関節，腱，靱帯など，注射圧の高い部位に対して通常のシリンジで注射を行うと，途中で針とシリンジが外れて薬液をまき散らしてしまうことがあるため，ロック式シリンジを用いて注射をすべきである．

D ＋α：多血小板血漿（PRP）療法

　血小板の働きは止血作用で知られるが，線維芽細胞の増殖や遊走，血管新生などにかかわる成長因子が含まれていることがわかり，最近では組織の修復作用が注目されている．患者から採取した血液を試験管に移して遠心分離すると，試験管内の血液は黄色透明な血漿成分と赤い血球成分に分かれる．両者の境界に近い血漿には血小板が多数存在し，この部分の血漿をとくに多血小板血漿（platelet-rich plasma：PRP）と呼ぶ．多血小板血漿を試験管内から抽出し，損傷組織に注入して組織再生を誘導する治療法が多血小板血漿（PRP）療法である．

現在日本では保険適用外だが,難治性の潰瘍や褥瘡,熱傷創などとともに,腱付着部炎,嚢胞性腫瘍の治療,美容分野などで使われている.

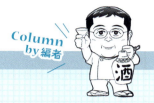

多血小板血漿(PRP)療法

多血小板血漿(PRP)療法はアメリカでは1990年代からスポーツ障害の治療に使用されており,とくに上腕骨外側上顆炎などの慢性腱炎には有効といわれている.米国整形外科学会(AAOS)のウェブサイトにも,"十分なエビデンスに欠けるが"というコメントつきではあるものの,2011年に紹介されている.多数の有名なプロアスリートがこの療法を選択していて,ゴルフのTiger Woods,テニスのRafael Nadal,最近では田中将大投手が治療を受けている.

参考文献

1) Johansen M, Bahrt H, Altman A, et al: Addressing controversies around intra-articular injections with hyaluronic acid in the treatment of osteoarthritis: meta-regeression analyses of randomized trials. Osteoarthritis Research Society International (OARSI) World Congress, #39, 2015.
2) Wilder E, Flanagan R, Strauss E, et al: BMI, age, radiographic severity and ultrasound guidance impact the response to hyaluronic acid injections in knee osteoarthritis. Osteoarthritis and Cartilage, 23 (suppl2): A405-406, 2015.
3) altman R, Lim S, Steen R, et al: Intra-articular hyaluronic acid delays total knee replacement in patients with knee osteoarthritis: Evidence from a large U.S. health claims database. Ostecarthritis Cartilage, 23 (suppl2), A403-404, 2015.
4) 山本龍二,並木おさむ,岩田 久,他:肩関節周囲炎に対するヒアルロン酸ナトリウム(SPH)の比較臨床試験.臨床薬理,19 (4):717-733, 1988.
5) 西池 淳,仲田公彦,田端多良子,他:変形性膝関節症患者に対するヒアルロン酸架橋体製剤(サイビスクディスポ®関節注2mL)の有効性と安全性.関節外科,32 (11):1292-1297, 2013.
6) 内尾祐司,和田佑一,中田 研,他:サイビスクの有効性と留意点.Phrma Medica, 31 (3):85-91, 2013.
7) 川崎俊樹,石井和典,野尻綾乃,他:変形性膝関節症に対するヒアルロン酸ナトリウム架橋体製剤(サイビスクディスポ)の複数回クールの有効性と安全性.日本関節病学会誌,34 (1):19-25, 2015.
8) 成田裕一郎,千葉誠悦:ばね指に対する腱鞘内注射におけるトリアムシノロン投与量の検討.日本手外科学会雑誌,31 (2):126-129, 2014.
9) Roberts WN Jr, Furst DE, Caritis MR: Intraarticular and soft tissue injections: What agent (s) to inject and how frequently? UpToDate, 2015.
10) 戸田佳孝:三種類のステロイド注射剤の変形性膝関節症の鵞足滑液包炎に対する効果の差—triamcinolone供給中止による経験—.日本臨床整形外科学会雑誌,35 (1):1-7, 2010.

(白石吉彦)

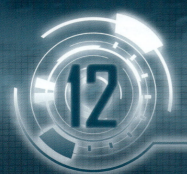

12 痙縮に対するボトックス®治療
― 手足の筋肉のつっぱり治療の極意 ―

はじめに

手足のつっぱりが原因で，着衣や歩行・排泄時の動きに困っている人は多い．介助する側にとっても，手足のつっぱりがあると，介助が難しくなる場合がある．維持期リハビリテーションを行っている時期に，つっぱりがさらに強くなるような例では，拘縮予防目的で装具を作成しても，痛みのために装着すらできないという事態も生じ得る．この場合，"つっぱり"の原因が，筋と関節の障害による拘縮なのか，錐体外路の障害による固縮なのか，錐体路の障害による痙縮なのかを鑑別することが大事である．もし痙縮によってつっぱりが起こっているのなら，治療できる可能性がある．

では，痙縮とはいかなるものだろうか？ 筋では，筋紡錘が筋線維の伸展を感知し脊髄から大脳に伝えると同時に，筋が引っ張られすぎないように脊髄反射によって調節している．この調節に不具合が生じ，大脳および脊髄からの制御がきかず，屈曲の指示が出され続けている病的状態を痙縮という．

痙縮[1]であれば，ボトックス®という注射薬を筋に注射すれば，劇的に改善させることが可能である．『脳卒中治療ガイドライン』では，脳卒中患者の痙縮治療に対するボトックス®注射はグレードA[注1]で推奨されている[2]．

整形内科においては，患者が"つっぱり"で困っている場合に，マッサージ，リハビリ訓練，装具だけでなく，ボトックス®治療があることをぜひ知っていただきたい．そして，一歩踏み出して，実践されることを期待する．

 ## 痙縮の診断方法

筋を急激に伸張させると強い抵抗を示すが，ゆっくり伸張すれば筋の伸張性が改善するような場合は痙縮と診断する．すなわち速度依存的につっぱりの強さが変わることが重要な点

注1　グレードA：医療現場において適切な診断と治療を補助することを目的として，病気の予防・診断・治療・予後予測など，診療の根拠や手順に関する最新の情報を専門家の手でわかりやすくまとめた指針である診療ガイドラインでは，各診療行為について，有効性ごとに推奨グレードが示されている．なお，『脳卒中治療ガイドライン』の推奨グレードは，「A：行うよう強く勧められる」「B：行うよう勧められる」「C1：行うことを考慮してもよいが，十分な科学的根拠がない」「C2：科学的根拠がないので勧められない」「D：行わないよう勧められる」の5段階である．

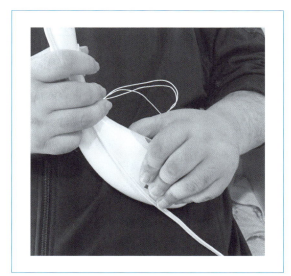

図12-1 ▶ 簡易な痙縮判定法

である．一方，固縮では，早く動かそうがゆっくり動かそうが，抵抗の強さは変わらない（鉛管様固縮：lead pipe rigidity）．抵抗が間欠的に緩むこともあり，これは歯車様固縮（cogwheel rigidity）と呼ばれるが，運動速度に応じて抵抗の大きさが変わるわけではない．また，拘縮は筋と関節の障害であり，関節可動域が制限された状態である．

したがって，入浴後やマッサージ後，筋をリラックスさせるためのリハビリテーション後に，屈曲部位のつっぱりが少しでも和らいでいれば，固縮は否定できる．さらに，筆者は，電動マッサージ器の先を屈曲状態の患者の手掌に当てて，約10分間のマッサージ後に観察するようにしている（図12-1）．これによって著しい改善を認めた場合は痙縮，少しの改善の場合は拘縮と判断している．さらに，この方法は効果予測にもつながると考えている．忙しい外来のなかでは有効な方法である．

ボトックス®の適応疾患

痙縮であれば，原疾患にかかわらず，すべて適応がある．実際には，脳卒中後遺症，頭部外傷，脊髄疾患，脳性麻痺，神経難病に対して実施することが多い．さらに痙縮と固縮の合併例や，拘縮と痙縮の合併例によるつっぱりがある場合も適応となる．このように適応範囲が広いことには驚かされるが，一方で禁忌もある．たとえば，重症筋無力症などがあげられる．相互作用に関する禁忌はないものの，いろいろな薬を併用されているケースが多いので，添付文書を参考にあらかじめよく検討していただきたい．

ボトックス®治療の目標

　ボトックス®治療の効果判定の大事な点は，痙縮が改善することではなく，それが患者の具体的に望む改善に寄与することかどうかである．また高価な薬剤であるので，患者が公的援助を受けられるのかも調べ，経済的なサポートの助言などをすることも重要となる．

　筆者は，ボトックス®治療を始めた当初，内反尖足の改善はできても，投与量が制限されているため，完全には治らないことから物足りなさを感じていた．しかし，患者の要求を詳細に聞き，患者の感じている具体的な不便さを改善することを目的にして，集中した部位の治療を行えば，患者も十分な効果を実感できることがわかった．

　たとえば，ある患者から「患側の脇で新聞でも挟めたら少しは助かる」といわれた．そこで，大胸筋と上腕二頭筋を中心にボトックス®治療を実施したところ，見事にその望みが叶い，患者と喜び合ったことがある．また，ある介護者には「オムツ交換にどうしても2人の人手を必要とするから大変だ」と相談されたので，下肢内転筋群にボトックス®治療を行った．その結果，「介護者1人でもオムツ交換が可能になった」と感謝された．

　このように，ボトックス®治療は"総合診療に携わる診療所の整形内科"とでもいうべき領域を担う医師にこそ有用である．MRIなどの高額医療機器が必要なわけでもないので，本項を読んで強く関心をもたれたなら，ぜひとも治療資格のある医師となっていただきたい．

 ## ボトックス®治療可能な医師になるためのセミナー

　ボトックス®を治療で使用するためには，ボトックス®製造販売元であるグラクソ・スミスクライン社の講習・実技セミナーを受講する必要がある（http://www.healthgsk.jp/content/cf-pharma/other-hcpjapan/ja_JP/top-page/products-info/botox/seminar.html）．このセミナーでは，ボトックス®治療の第一人者たちが授業が行っており，ボトックス®の基礎や安全管理，実際の投与法といったことを習得できる．セミナーには，24時間いつでも受講可能なWeb形式と，不定期開催の講演会形式の2通りがあるが，どちらか一方を受講すれば，ボトックス®講習・実技セミナー修了医師と認定・登録され，ボトックス®が使用できるようになる．

　なお，講習・実技セミナーは，グラクソ・スミスクラインのサイト（http://www.healthgsk.jp/content/cf-pharma/other-hcpjapan/ja_JP/top-page/products-info/botox.html）から申し込むが，これは1メーカーの薬品サイトというより，ボトックス®治療を行うためのありとあらゆる内容が網羅されている．筆者は何度も原点に戻り，このサイトを参考にしている．

　また，2014年には日本ボツリヌス治療学会（http://www.j-neurotoxin-therapy.jp）が設立された．

E ボトックス®治療の実施方法

ⅰ 痙縮部位の診断と可動域の判断

　前述した痙縮の診断方法に基づいて診断する．神経学的な診断法が重要であることは当然だが，入浴時やマッサージ後の変化など，生活（動作・介入後評価）にも十分な注意を払い，患者が改善を期待する症状を十分に考慮していただきたい．

　痙縮と診断できたら，痙縮の責任筋を同定したうえで関係する関節可動域を測定する．測定法としてはMAS（Modified Ashworth Scale）注2を使用し，その結果をボトックス®治療の術前評価とする．

ⅱ 投与部位の決定

　ボトックス®を注射すべき部位については，前述のグラクソ・スミスクラインのサイトに詳しく説明されているので，本項ではすべてを網羅せず，サイトではとくに触れられていないものの基本的で重要なコツを記載する．

ⅲ 注射方法

　筆者は，注射針（太さ：27ゲージ，長さ：25mmと38mmの2種類）と1mLのシリンジを使用している．0.1ccの溶液で希釈して注射すると拡散距離は直径で約1cm，0.5ccで希釈すれば直径3cmに薬効を与える．つまり，薄めるほど拡散しやすく，効果が広範に及ぶということである．しかし，筋肉内に注入しなければ効果はきわめて薄い．さらに，筋紡錘の豊富な部分に注入する必要があるが，そこは筋の最大径の部位であることが多い．よって，注射対象とする筋肉の大きさを想定して，1回の希釈する量を決めるようにする．横断面にて最大径となる位置で，筋肉到達までの距離を測ったうえで注入することがコツである．

　筆者は，初期の頃，屈筋の深部に注入したために，伸筋群にボトックス®の影響を与えた経験がある．筋肉の大きさには個人差があるため，深部の筋に注入する場合は，エコーで注射部位の筋の深さを事前に測定し，目標筋の中央に注入すれば安全に施行できる．エコーで27ゲージの針を同定し針先を確認することは初学者には難しいが，注射部位までの深さの測

注2 MAS：筋緊張評価スケールは，1964年にAshworthによって『Ashworth Scale』として最初に報告された痙縮の臨床評価法（四肢の関節の他動運動の抵抗量を5段階にグレード化したもの）を，その後，Bohannonら[3]によって6段階に修正したもの．
　0：筋緊張に増加なし
　1：軽度の筋緊張の増加あり．屈伸にて，引っかかりと消失，あるいは可動域終わりに若干の抵抗あり
　1＋：軽度の筋緊張あり．引っかかりが明らかで可動域の1/2以下範囲で若干の抵抗がある
　2：筋緊張の増加がほぼ全可動域を通して認められるが，容易に動かすことができる
　3：かなりの筋緊張の増加があり，他動運動は困難である
　4：困っていて，屈曲あるいは伸展ができない

I ▶ 整形内科に必要な知識と技能

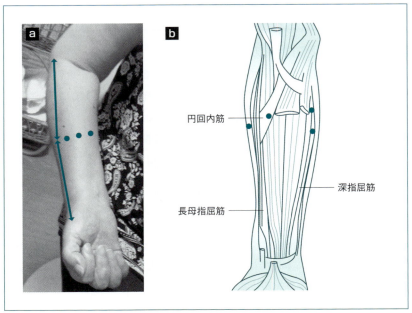

図12-2 ▶ 前腕深層筋群の注入部位同定法
●：注入部位．

定は容易かつきわめて実用的である．

　添付文書では，注入すべき標準的な単位数が示されている．ただし希釈する濃度によって液の量が決まるため，濃度は重要である．基本として覚えていただきたいのは，深部の筋肉に対しては高濃度にして「拡散させない」ようにして，そして体積の大きい筋肉には濃度を薄めてより「拡散させる」ことである．

F 上肢痙縮の図解によるクイックリファレンス

　やや上級者向けの前腕の治療も含めて，上肢の痙縮の治療方法を，初学者の方でも実施できるように解説する．
　前腕の筋肉は，浅層筋群と深層筋群に分けられる．浅層筋群への注入は指の屈曲を改善させるために，深層筋群への注入は指の屈曲と前腕の回内・回外を改善させることが主たる目的である．

前腕の深層筋群へのボトックス®注入法

　基本的に1バイアル（100単位を2mLで希釈した高濃度バイアル）を使用する．深層筋群への刺入点は前腕1/2（中央部）の位置とする（**図12-2**）．このときエコーを使用すれば，刺入

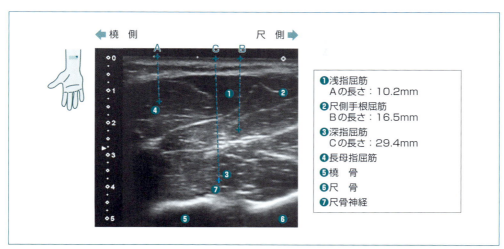

図12-3 ▶ 右前腕1/2の位置でのエコー

部位における筋肉の深さと大きさがわかる(図12-3).

　まずはじめに，深指屈筋に注射する．前述のとおり前腕1/2の位置で，尺側より1cm内方から深指屈筋を目指して注射針(太さ：27ゲージ，長さ：38mm)を刺入する．35mmの深さまで刺入したら，高濃度バイアル0.4mL(20単位)を2回注入する(合計0.8mL，40単位).

　次に，円回内筋に注射する．内側で前腕中央部から5mm橈骨側の位置で円回内筋に針(太さ：27ゲージ，長さ：38mm)を進める(図12-2 b をみると中央よりやや橈側である)．35mmの深さまで刺入し，高濃度バイアル0.2mL(10単位)を2回注入する(合計0.4mL，20単位).

　最後に，長母指屈筋に注射する．橈側に1cm移動し，長拇指屈筋方向へ針(太さ：27ゲージ，長さ：38mm)を進める．25mmの深さまで施入し，高濃度バイアル0.2mL(10単位)を2回注入する(合計0.4mL，20単位).

　下肢のボトックス®治療をあわせて行う際は，残った高濃度バイアル内の薬液を後脛骨筋に使用する．上肢のみの場合は，残量を倍量に希釈して浅表筋群用として使う.

ⅱ − 前腕の浅層筋群へのボトックス®注入法[4)]

　基本的に1バイアル(100単位を4mLで希釈した低濃度バイアル)を使用する．量が不足したときは，前述のとおり，深層筋群に使用した高濃度バイアルの残量を薄めて追加投与できる．それでも不足した場合は，計40単位まで増量できる.

　刺入点は前腕近位部1/3の位置に決める(図12-4)．浅層筋群は浅い位置にあるので，注射針(太さ：27ゲージ，長さ：25mm)を15mm程度の深さまで刺入するようにする．まずはじめに尺側ぎりぎりから0.4mL(10単位)を1回注入し，さらに刺入部位を末梢側に1cm変えて注入する．これを尺側から1cmずつ橈側に移動しながら繰り返せば，すべての屈筋群

Ⅰ ▶ 整形内科に必要な知識と技能

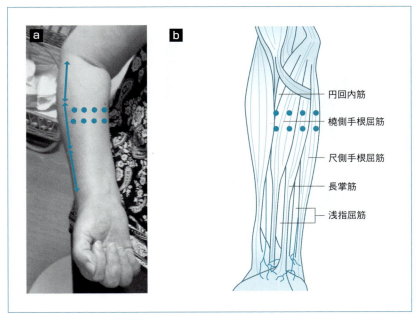

図12-4 ▶ 前腕浅層筋群の注入部位同定法
●：注入部位．

に注入できる（約6～8ヵ所に注入することになる）．深層筋群への注入位置と重なる部分もあるが，深さが違うので安心してよい．さらに，このやり方なら伸筋に入る危険性はなく，安全に施行可能である．

ⅲ 上腕と大胸筋へのボトックス®注入法

　100単位を4mLで希釈した低濃度バイアルの残りを使用する．この時点で，ボトックス®液の残量は3mL程度になっていることが多い．上腕二頭筋の筋肉の厚いところを目指して上方と左右から，0.4mLずつ6ヵ所ぐらいに注入する．大胸筋は，助手に上腕を広げてもらうと緊張した状態となって注入部位がわかるので，3ヵ所以上に0.4mLずつ注入すればよい．

おわりに

　日常の忙しい診療のなか前述のサイトやセミナーで勉強し，初めて実際の症例に出くわされた先生にも，確実に効果が上がりかつ安全にボトックス®治療を施行できるように，簡略に説明したつもりである．
　ボトックス®治療だけでも，痙縮に対する効果は得られるものの，リハビリテーションとの連携を行えば，さらに効果的である．最近，注入直後のリハビリテーションがとくに有効といわれているが，原理的・経験的に考えて，通常のリハビリテーションのパターンを変え

なくても，十分相乗効果が現れるので心配はいらない．今後，さらにボトックス®治療が普及することを望む．

参考文献

1) Lance JW：Symposium synopsis. Spasticity：Disordered Motor Control, Feldman RG, Young RR, Koella WP（eds），Yearbook Medical Publishers, Chicago, 1980.
2) 日本脳卒中学会 脳卒中ガイドライン委員会：脳卒中治療ガイドライン2015, 協和企画, 東京, 2015.
3) Bohannon RW, Smith MB：Interrater reliability of a modified Ashworth scale of muscle spasticity. Phys Ther, 67（2）：206-207, 1985.
4) 伊藤　守：在宅における治療の実際と工夫①．脳卒中上下肢痙縮 Expertボツリヌス治療—私はこう治療している—，木村彰男（監），第1版，診断と治療社，東京，2013.
5) 伊藤　守：痙縮に対するボトックス®治療—手足の筋肉のつっぱり治療の極意—．治療, 97（5）：656-662, 2015.

（伊藤　守）

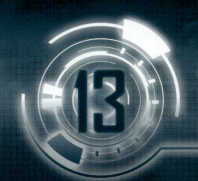

神経ブロック
―地域医療で役立つ小外科時の伝達麻酔―

はじめに

「神経ブロック」と聞くと敷居が高く感じられる方も少なくないだろう．手指の外傷に対して指間ブロック（oberst法）はするけれど，そのほかはちょっと……という声はよく耳にする．近年，麻酔科，整形外科を中心に末梢神経ブロックが急速に普及してきており，とくにエコーガイド下末梢神経ブロックは安全性・確実性が高く，手術麻酔において多用されている．本項では外来診療に活用できる神経ブロックについて解説し，皆さんのスキルアップにつなげていただきたいと思う．

神経ブロック全般をマスターするのは，さすがに一朝一夕にはいかないが，まずはこういう方法もあるのかと知って，興味をもっていただきたい．習熟すれば患者にとっても，医師にとっても，メリットがある．一概に末梢神経ブロックといってもかなり多岐にわたるため，本項においては手掌・足底の外傷処置時と肩関節脱臼整復時の神経ブロックに絞っている．

一般にエコーガイド下末梢神経ブロックを行うためには，下記の知識が必要となる．

- エコーの特徴
- 使用する薬剤（局所麻酔薬）
- 合併症
- 神経支配
- エコー画像
- 穿刺方法

これらの知識を統合させると，安全な神経ブロックが施行できる．まずは気軽にエコー画像を描出することから始めていただきたい．

 エコーの特徴

気管挿管や中心静脈穿刺など，侵襲的手技における最近のテーマは「見える化」である．末梢神経ブロックにおいても，エコーガイド下での施行が推奨される．エコーを利用する利点としては以下のようなものがあげられる．

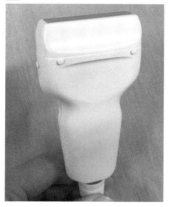
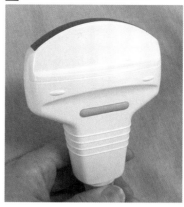

図13-1 ▶ プローブ

- 合併症の軽減（局所麻酔薬使用量の減量，血管内注入の回避，神経損傷の回避）
- 「見える」ところに針を進めるという安心感

　後述する合併症の軽減が主たる目的であるが，「見えない」ところに針を進めるという不安を払拭してくれるのにも大きな意味がある．プローブの選択については，基本的には目標の深度によって使い分ける．本項で取りあげている神経ブロックは比較的浅い部位になるので，リニアプローブ（図13-1 a）を選択していただきたい．

B　使用する薬剤（局所麻酔薬）

　局所麻酔薬の使い分けは，とくに以下の3つに注目する．①作用時間，②濃度，③エピネフリン添加の有無である．

　①短時間作用型にはリドカイン（キシロカイン®），メピバカイン（カルボカイン®）などがあり，長時間作用型にはロピバカイン（アナペイン®），レボブピバカイン（ポプスカイン®）がある．短時間作用型のほうが効果発現も早い．

　②濃度が高ければ運動神経まで確実にブロック可能になる．必要とする手技に応じて濃度を決定する．

　③エピネフリン添加（いわゆるE入り）のものを使用する利点は，麻酔効果時間の延長・作用増強，最大使用可能量（極量）の増加，血管内注入時の合併症（頻脈，血圧上昇など）の早期発見である．ちなみに極量はリドカイン（キシロカイン®）1%では20 mLだが，エピネフリンが添加されたものだと40～50 mLとなる．

I ▶ 整形内科に必要な知識と技能

C 合併症

末梢神経ブロックにおける主な合併症としては，以下のようなものがあげられる．侵襲的手技を行ううえでは，合併症について知っておくことは必須であるが，理解を深めることで，施行する際の手技者の不安も減るだろう．

> ⅰ 局所麻酔中毒
> ⅱ 神経障害
> ⅲ 血腫形成
> ⅳ 運動神経麻痺

ⅰ 局所麻酔中毒

局所麻酔薬が血管内に注入されたり，吸収されたりすることで血中濃度が上昇し，中毒症状が出現する．初期には舌のしびれや視覚・聴覚異常などの症状が起こるが，血中濃度がより高くなると，けいれんや循環虚脱に至ってしまう可能性がある．

予防としては「使用量を最小限にする」「3〜5mLくらい少量ずつ注入する」「注入前の吸引確認をしっかりする」ことが重要になる．また早期発見のために大切なのは，舌のしびれや視覚・聴覚異常などの初期症状を見逃さないことである．

発生時の治療については，まずABC（airway：気道，breathing：呼吸，circulation：循環）の安定化，けいれん発生時のベンゾジアゼピン系薬剤（ドルミカム®など）投与を行う．心停止となった場合には基本的には通常の心肺蘇生（BLS[注1]/ACLS[注2]）に従うが，20％脂肪乳剤（イントラリポス®）の静脈内投与の有用性が提唱されている[1]点などが，通常の心肺蘇生とは異なる．

局所麻酔を使用する場面では，局所麻酔中毒を常に意識しておく必要がある．さらに，関連スタッフへの啓発や緊急時に対応できる体制づくりが求められる（図13-2）．

ⅱ 神経障害

神経障害の発生頻度は，たとえば腕神経叢ブロックの斜角筋間アプローチでは2.84％といわれている[2]．しかし，1年以上遷延する神経障害の報告はきわめて少ない．

注1 BLS：basic life support（一次救命処置）の略称．急に倒れ込んだり，窒息を起こしたりした人に対して，その場に居合わせた人が，救急隊や医師に引き継ぐまでの間に行う応急手当のことである．近年は，自動体外式除細動器（automated external defibrillator：AED）の使用もその範疇に入る．

注2 ACLS：advanced cardiovascular life support（二次救命処置）の略称．気管挿管，薬剤投与といった高度な心肺蘇生法を指すが，心停止時だけではなく，重症不整脈，急性冠症候群，急性虚血性脳卒中の初期治療まで網羅している．

13 神経ブロック

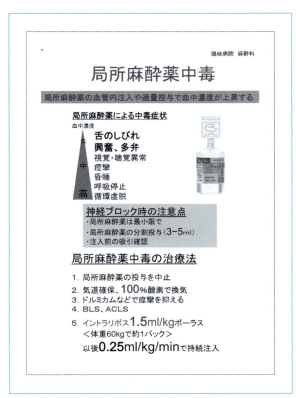

図13-2 ▶ 局所麻酔薬中毒ポスター　隠岐病院での例

ⅲ 血腫形成

血腫形成は凝固機能に異常がなくても発生する可能性はあるが，施行患者の止血機能や抗血小板薬・抗凝固薬の内服状況をチェックしておくべきである．凝固能低下患者に対する浅層の末梢神経ブロックは，禁忌ではないものの，十分に血腫形成のリスクを考えておかなければならない．また，圧迫困難な深層の末梢神経ブロックについては，米国局所麻酔学会，欧州麻酔科学会，米国胸部疾患学会などのガイドラインにおいて，脊柱管ブロックと同様の扱いをすることが推奨されている．

ⅳ 運動神経麻痺

外傷処置時の神経ブロックは痛覚をとるのが主たる目的であるが，運動神経もブロックされてしまうことがある．対象神経がかかわる運動についての理解を深めておき，手技施行前に十分な患者説明が必要である．

備えあれば憂いなし．合併症対策の準備はしっかりとしておきたい．

Ⅰ ▶ 整形内科に必要な知識と技能

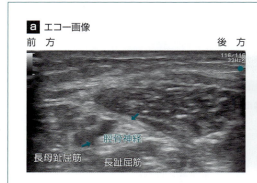
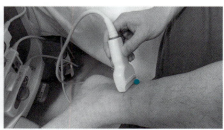

図13-3 ▶ 脛骨神経

D 神経支配とエコー画像と穿刺方法

　それでは，実際にエコーを体に当てて神経を探してみよう．自分自身に当てても容易に描出できる．臨床で行われている神経ブロックは多岐にわたるため，本項では足底，手掌，肩の神経支配についてのみ触れる．

足　底 中級者

　足底の大部分は，坐骨神経の終末枝である脛骨神経によって支配されている．この脛骨神経をブロックすれば，皮が厚くて硬い足底に，局所麻酔注射をする必要がなくなる．脛骨神経は連続性があるので下腿から足関節にかけてエコーで描出可能である．脛骨の内果から約2cm程度中枢側のエコー画像を図13-3に示す．後脛骨動静脈に隣接する脛骨神経を確認できる．可能な限り，末梢側でブロックを行うのが原則（脛骨神経＜坐骨神経＜脊髄神経）であるが，より中枢側にある膝窩部で坐骨神経ブロックを行っても足底の麻酔効果は得られる．ただし，その場合は足関節底背屈動作などの運動が制限される可能性を考え，自動車運転ができないことや，歩行時の転倒リスクについても患者に説明しておく．

こんな症例で使ってみました！

症　例：28歳，男性

現病歴：隠岐の島で開催される相撲大会に向けて練習していたところ，少しがんばりすぎて足底の皮膚が剥がれて出血し，土の汚れもひどかったため救急外来受診

治療経過：リドカイン（キシロカイン®）1％5mLを用いて患側の脛骨神経ブロックを施行．5分ほどで足底の麻酔効果が得られたことを確認し，十分な流水による洗浄・ブラッシングのうえ，デブリドマンを実施．2針縫合し，独歩帰宅

13 神経ブロック

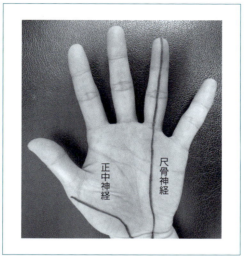
図13-4 ▶ 手掌の神経支配

ii 手　掌 中級者

　上肢はC5～8からなる腕神経叢の分枝によって支配されている．手掌の神経支配を図13-4に示す．手掌のほとんどが正中神経と尺骨神経の支配となる．両神経ともに連続性があるので前腕のどのレベルでもエコーで描出可能である．手関節から約5cm程度中枢側にて，掌側にプローブを当てると3つの筋肉に囲まれた正中神経を確認できる（図13-5）．一方，尺側では尺骨動脈に伴走する尺骨神経がみえる（図13-6）．

　URL（http://goo.gl/xqJuqm）から筆者が撮影した動画にアクセス可能となっている．

こんな症例で使ってみました！

症　例：45歳，女性
現病歴：夫が釣りあげてきたメバルを捌いていたところ，包丁で自分の手掌を母指付け根から小指あたりまで8cmほど切ってしまった．止血困難なため救急外来受診
治療経過：創は正中神経，尺骨神経の両領域にかかっており，患側の正中神経ブロック，尺骨神経ブロックを施行．局所麻酔薬はそれぞれリドカイン（キシロカイン®）1％を3mLずつ使用．5分程度で麻酔効果が得られていることを確認し，十分な流水で洗浄し，ブラッシング施行．7針縫合し帰宅

---

iii 肩関節 上級者

　肩関節内部は，腕神経叢のC5，6由来の肩甲上神経や腋窩神経などによって支配されている．腕神経叢ブロックの斜角筋間アプローチという方法で穿刺する．輪状軟骨の横に体軸に垂直にプローブを当てると，総頸動脈，内頸静脈が描出される．そこからさらに外側に移動

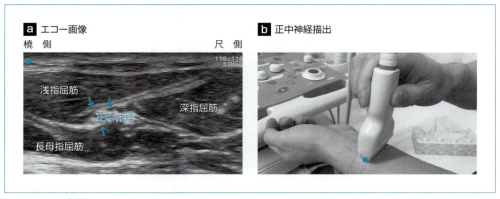

図13-5 ▶ 正中神経

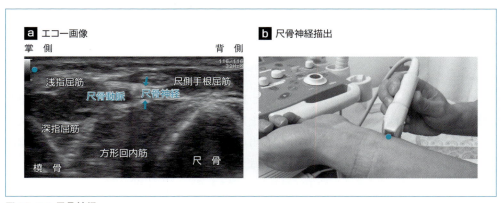

図13-6 ▶ 尺骨神経

させる．前斜角筋と中斜角筋に囲まれた，黒く抜けたようにみえる数個並んだ丸い構造物が腕神経叢である（図13-7）．そのうち，1番上にみえるのがC5，6由来の神経である．ここを中心に局所麻酔を注入すると，肩関節領域の鎮痛，筋弛緩が得られ，脱臼の整復が可能な状態となる．合併症として，横隔神経ブロックによる横隔膜挙上が起こることがあるため，呼吸機能低下例では注意が必要である．またこの神経ブロックは，外来での凍結肩のマニュピレーションにも応用されている[3]．

> こんな症例で使ってみました！
> 症　例：83歳，男性
> 現病歴：3年前，島祭りで転倒したのをきっかけに右肩の脱臼を繰り返している．今回も右肩の前方脱臼で整形外科受診．痛みを強く訴え，動かせない
> 治療経過：整形外科医はプロポフォール（ディプリバン®）を使用して整復を試みたが，高齢のた

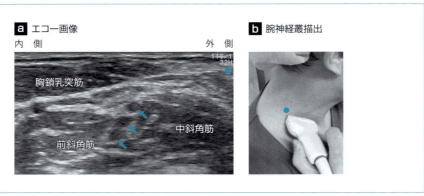

図13-7 ▶ 腕神経叢ブロックの斜角筋間アプローチ
a ➡：腕神経叢．

> め十分量の投与がしづらく，疼痛のため整復困難．腕神経叢ブロックの斜角筋間アプローチによりリドカイン（キシロカイン®）1％を10mL投与したところ，10分ほどで無痛状態となり，無事整復終了

ⅳ ちょっと裏技

ロピバカイン（アナペイン®）やレボブピバカイン（ポプスカイン®）などの長時間作用型の局所麻酔薬を使用すれば，麻酔効果発現まで少し時間はかかる（とはいえ，長くとも15分くらい）が，鎮痛時間も長くなる．使用薬剤の濃度，投与量，神経，患者背景などによっても持続時間は異なるが，おおむね半日～1日は効果が続くことが多い．救急外来などでは，翌日の受診までの鎮痛効果が期待できる．効果発現までの15分を待てる状況ならば，患者のためと思って1度試していただきたい（0.75％のものを用い，薬液量は短時間作用型と同じである）．

ⅴ 星状神経節ブロック 上級者

以下に，主にペインクリニック外来で用いられる星状神経節ブロックについて解説する．合併症も多く初学者に勧めるものではないが，このような方法もあることを知ったうえで，自分の手に負えず困った際には近くのペインクリニック外来などへ紹介していただきたい．

a．概 要

頚部の交感神経節である星状神経節は，下頚神経節が第1，2胸神経節と癒合したものであり，通常第1胸椎レベルに存在する．ここをブロックすると，交感神経遮断効果により，ブロック側の紅潮，発汗停止，鼻閉，結膜充血やホルネル徴候（眼瞼下垂，縮瞳，眼球陥凹：図13-8）などが起こる．

b．適 応

頭頚部，上肢，上胸部の疼痛性疾患である複合性局所疼痛症候群（complex regional pain

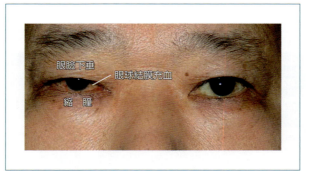

図13-8 ▶ ホルネル徴候

syndrome：CRPS[注3]），帯状疱疹関連痛，がん性疼痛，あるいは非疼痛性疾患である手掌多汗症，顔面神経麻痺，突発性難聴などにも適応がある．

c. 合併症

反回神経麻痺による嗄声，腕神経叢ブロック，椎骨動脈注入（けいれん，意識消失），頸部血腫形成（咽後間隙血腫），気胸，感染などがあげられる．頸部血腫による気道圧迫は，処置が終了し，帰宅後に起こり得る重篤な合併症である．迅速に対応すれば救命可能であるが，適切な対処がなされないと死亡例の報告もある．施設で施行する際には，帰宅後に異常が出現した場合の医療側への連絡先などについて明確にしておくことや，緊急時に迅速な対処ができるような体制の構築が求められる[4]．

d. 手 技

従来はしばしば盲目的に行われていた手技であるが，2007年にShibataらがマイクロコンベックスプローブを使用した方法を報告[5]して以来，多くの施設においてエコーガイド下で施行されるようになってきた．

頸椎横突起前結節の形状から第6頸椎を同定し，同部位で甲状腺と総頸動脈の間にプローブを強く押し当てると総頸動脈が外側にずれる．その後，目標となる頸長筋に向かって針を進め，頸椎横突起の前面直前で，血液の逆流がないことを確認したうえで薬液を注入する．リドカイン（キシロカイン®）1％あるいはメピバカイン（カルボカイン®）1％ 5mLを使用することが多い（図13-9）．抜針後は頸部血腫をつくらないよう十分に圧迫止血を行う．

ここで紹介したやり方のほかに，リニアプローブを用いて側方からアプローチする方法も報告されている．

注3 複合性局所疼痛症候群（CRPS）：骨折や捻挫，打撲などの外傷（多くは軽症）をきっかけとして起こる，慢性的な痛みと浮腫，皮膚温の異常，異常発汗などの症状を伴う難治性の慢性疼痛症候群である．多くは交感神経系の興奮によって痛みが増悪するため，星状神経節ブロックのような交感神経ブロックが奏効するといわれている．

13 神経ブロック

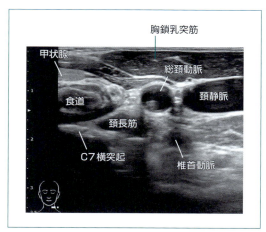

図13-9 ▶ 星状神経節ブロック

おわりに

　本項の内容はエコーガイド下末梢神経ブロックの一部であるが，まずは末梢神経ブロックに興味をもっていただければ幸いである．可能であれば神経ブロックに習熟した麻酔科医や整形外科医から直接指導を受けたり，教育セミナーなどに参加したりすることをお勧めする．以下に自己学習用の参考図書も示したので参考にしていただきたい．今後，一般外来診療においても神経ブロックが普及していくことを期待している．

参考図書

- 佐倉伸一（編）：周術期 超音波ガイド下 神経ブロック，改訂第2版，真興交易医書出版部，東京，2014．
  - ➡ 手術麻酔用の教科書であるが，神経ブロックにかかわる解剖学，エコーの基礎，合併症などについても詳しく述べられている．また各論では，カラフルなイラストや多数のエコー画像が掲載されている

- 田中康仁（監），仲西康顕（著）：うまくいく！ 超音波でさがす末梢神経―100%効く四肢伝達麻酔のために，メジカルビュー社，東京，2015．
  - ➡ 整形外科の視点から，豊富なイラスト・写真とともに神経ブロックについて丁寧に解説されている．初学者にもわかりやすいのでお勧めである

- 大瀬戸清茂（監），飯田宏樹，福井弥己郎，伊達　久，他（編）：よくわかる神経ブロック法，中外医学社，東京，2011．
  - ➡ エコーガイド下での手技に特化した本ではないが，主にペインクリニックで行う神経ブロックについて網羅されている

参考文献

1) Brull R, McCartney CJ, Chan VW, et al：Neurological complications after regional anesthesia：contemporary estimates of risk. Anesth Analg, 104（4）：965-974, 2007.
2) Rosenblatt MA, Abel M, Fischer GW：Successful use of a 20% lipid emulsion to resuscitate a patient after a presumed bupivacaine-related cardiac arrest. Anesthesiology, 105（1）：217-218, 2006.
3) 西頭知宏：超音波ガイド下腕神経叢ブロックによる肩関節授動術の有用性の検討. 肩関節, 37（2）：799-802, 2013.
4) 日本ペインクリニック学会治療指針検討委員会（編）：ペインクリニック治療指針, 改訂第4版, 真興交易医書出版部, 東京, 7, 2013.
5) Shibata Y, Fujiwara Y, Komatsu T：A New approach of ultrasound-guided stellate ganglion block. Anesth Analg, 105（2）：550-551, 2007.

（助永親彦）

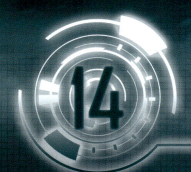

14 装具(含む足底板)・サポーター・皮膚テーピングなど

A 装具

① 装具と適応疾患・病態

　装具(または補装具)とは,全身の機能障害に対して,外部から装着する器具の総称であり,四肢および体幹の部位や使用目的ごとに分類される.装具の適応となる疾患・病態は,脳,脊髄,神経,筋,運動器およびスポーツ傷害など,多岐にわたる.装具療法とは,患部に装具を装着することにより,関節・筋軟部組織の保護や負担の軽減,あるいは失われた運動機能を補助することを目的としている.リハビリテーションにおいて,装具療法は主要な治療法の1つであり,理学療法や作業療法との併用,あるいは日常生活動作(activities of daily living:ADL)や日常生活関連動作(activities parallel to daily living:APDL),手段的日常生活動作(instrumental activities of daily living:IADL)への補助として幅広く利用されている.

a. 装具の使用目的

　石川ら[1]は装具の使用目的を以下のように分けている.

> ①**固定**:関節や骨折部位を固定することで,疼痛の抑制や治癒の促進を図る
> ②**体重の支持**:立位や歩行において,下肢の屈曲を防ぎ,体重を支える
> ③**失われた機能の代償または補助**:筋力低下または麻痺した筋に対して,機能の代償または補助的な働きをする
> ④**変形の予防や矯正**:関節や脊柱の変形予防や拘縮の矯正などを行う
> ⑤**免荷**:疼痛部位や骨折部位を免荷することで,疼痛抑制や自立歩行を可能にする
> ⑥**病的組織の保護**:転倒により外傷や骨折が起こらないように,または病的組織がさらに悪化しないように保護する

b. 装具の種類

　装具の種類の分類を次に示す.

Ⅰ ▶ 整形内科に必要な知識と技能

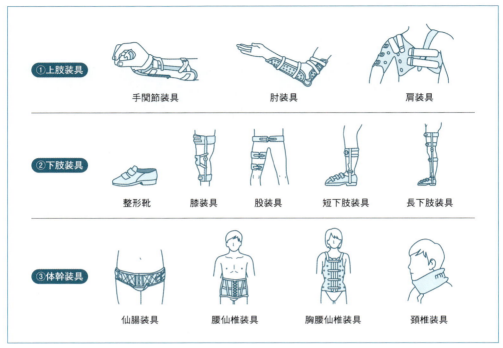

図14-1 ▶ 部位別装具

- 装着部位による分類（図14-1）：①上肢装具，②下肢装具，③体幹装具
- 使用目的による分類：①治療用装具，②矯正用装具，③免荷装具，④歩行用装具，⑤スポーツ用装具
- 材質による分類：①硬性（義肢装具士が作成），②軟性（理学療法士が調整）
- スポーツ傷害の使用目的による分類：①予防用装具，②治療用装具，③再発予防用装具

スポーツ活動中の装具使用に関して，金属支柱入り装具の装着が認められていない競技は多いが，アメリカンフットボールやバレーボールでは，平均して約30％の競技者が膝装具や短下肢装具を使用している（Ⅱ-31：p.312参照）．

部位別装具のなかで，使用頻度が高い腰の装具と最新の装具について，使用する際のポイントを以下に述べる．

ⅱ 腰の装具

腰痛ベルトとコルセットでは，保険適用になる場合とそうでない場合とで価格が違ってくる（表14-1）．保険適用になる際は，医療機関で医師の診察によりコルセットの処方をし，義肢装具士が採型に当たる．コルセットの種類ごとに適応疾患が異なるため，十分に機能評

14 装具・サポーター・皮膚テーピングなど

表14-1 ▶ 腰の装具の比較

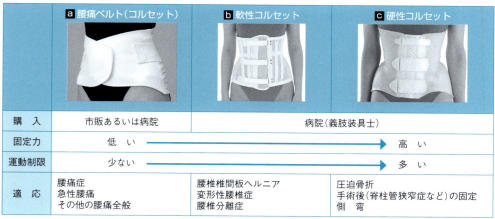

	ⓐ 腰痛ベルト（コルセット）	ⓑ 軟性コルセット	ⓒ 硬性コルセット
購　入	市販あるいは病院	病院（義肢装具士）	
固定力	低い　　　　　　　　　　　　　　　　　　　　　　　　　　　　　　　　　　　　　高い		
運動制限	少ない　　　　　　　　　　　　　　　　　　　　　　　　　　　　　　　　　　　　多い		
適　応	腰痛症 急性腰痛 その他の腰痛全般	腰椎椎間板ヘルニア 変形性腰椎症 腰椎分離症	圧迫骨折 手術後（脊柱管狭窄症など）の固定 側　弯

（ⓑ・ⓒの写真は，一般社団法人日本義肢協会編「義肢・装具カタログ」より転載）

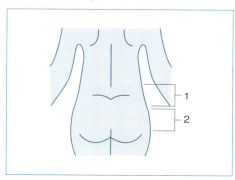

図14-2 ▶ 腰痛ベルトの巻きつける位置

価をしてから使用を検討する必要がある．

　腰痛ベルトは，できれば2段式（腸骨と股関節をそれぞれ別の帯でサポートする2段構造のもの）がよい．図14-2の1の部分に痛みがあるときは，1を中心にしてベルトを巻きつけるが，使用するベルトはある程度幅のあるもののほうがよい．一方，2の部分に痛みがある場合（仙腸関節障害のことが多い）は，骨盤ベルトと呼ばれるタイプの少し細めのベルトを，骨盤より少し下に巻きつける（Ⅱ-26：p.252参照）．1と2は症状から使い分けてもよいが，理想的には腰痛の原因と推定される筋軟部組織や関節（仙腸関節など）の評価に基づいた"処方"がよいだろう．2段式のベルトだと，1と2の両方を広くサポートすることができ，しっかりと安定してずれにくいので，とても便利である．

　腰痛ベルトもコルセットも，腰痛のときに体を支える筋肉や背筋の働きを助け，痛みの出る姿勢をとらないようにさせるものであり，腰痛を治すものではないことに留意する．ベルトやコルセットを常に装着していると筋力が衰え，腰にとってはよくないので，必要なとき

I ▶ 整形内科に必要な知識と技能

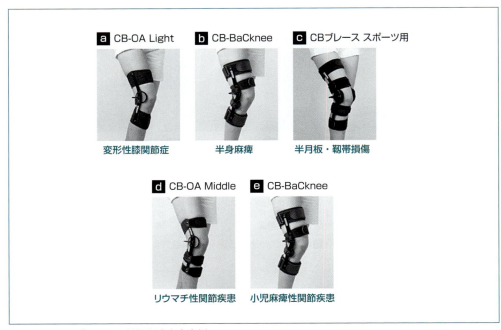

図14-3 ▶ CBブレースの種類と適応疾患例
一次的な効果としては、だいぶ優れている．また保険も適用されるので患者負担も大きくない．筆者は，**a**のみ使用経験があるが，半月板損傷などに対してはサポーターを用いている．

(佐喜眞義肢)

だけ装着するようにする．装具を使用せずに腰痛に対処することが基本であり，準備体操，ストレッチ，デスクワーク・作業の姿勢などの改善が重要となる．それでも対応しきれないときに装具の使用を検討する．具体的には，「屋外歩行などの外出時」「重労働や重いものをもつなどの作業時」「長時間同じ姿勢をとる作業をするとき」「睡眠時といった無意識下で自分の姿勢をコントロールできないとき」などは装着し，それ以外の日常生活においては外すように指導する．時に，慢性腰痛症の患者が腰痛症の悪化予防を目的として使用するケースもあるが，装具を使用しない治療方法・メンテナンスが基本であり，あくまでも装具は補助道具であることを再度強調しておく．

iii ─ 膝装具：CBブレース

サポーターなどの簡易的装具から，手術後の固定装具まで幅広いが，以下で比較的新しいCBブレースという装具を紹介する．

CBブレースは，独自の特許技術に基づいて製造されるセンターブリッジ（center bridge：CB）により，支持性（強度）は保ったまま世界最軽量を実現している．また，関節部材が少し大き目になっているので正座も容易であり，装着感にも優れている（**図14-3**）．

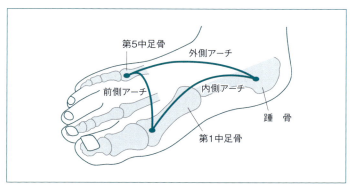

図14-4 ▶ 足のアーチ

  足底板

　足部にはアーチが存在（**図14-4**）し，下肢荷重時の衝撃緩衝作用の機能を有す．足底板は主にこの機能の補助的な役割で用いられる．したがって，足底板の使用目的を理解するためには，足部アーチの構造に関する解剖学的知識をもつ必要がある．そのうえで，下肢機能における重要かつ主要な動作である歩行および走行のなかで，足部アーチ機能がどういった影響を及ぼすかを考えることで，足底板の具体的な使用目的が把握できるようになる．

　足型から作成する場合，悪い形態（型）をもとにしても効果は得られない．一方，足の形態と動き（歩行・重心）をきちんと評価できるセラピストが作成した足底板の有効性は素晴らしい．

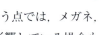 靴, メガネ

　いわゆる"装具"には含まれないが，日常生活で身に着けている道具という点では，メガネ，ネクタイ，ワイシャツ，ブラジャー，ベルト，靴などが慢性痛や姿勢に影響している場合もある．外見，着心地，運動器的視点はそれぞれ別物であり，オーダーメイドだからといって必ずしもよいというわけではない．ここでは靴とメガネを取り上げる．

ⅰ 靴

　靴は足と地面との間に位置し，身体的因子だけでなく，複数の因子へ影響を及ぼすため，全身のコンディショニングに重要な役割を担っている．健康な人はもちろんのこと，何らかの障害をもっている方の日常生活の起居動作や歩行動作（とくに屋外）をスムーズにしたり，スポーツ選手における競技力向上と下肢障害予防を目的にコンディショニングを管理したりするには，適切な靴を履くようにすべきであり，靴ひも（**図14-5**）やベルトの止め方にも配慮する必要がある．

　適切な靴を選択するためには，下肢の解剖学的構造と靴の機能の理解が欠かせない．長

I ▶ 整形内科に必要な知識と技能

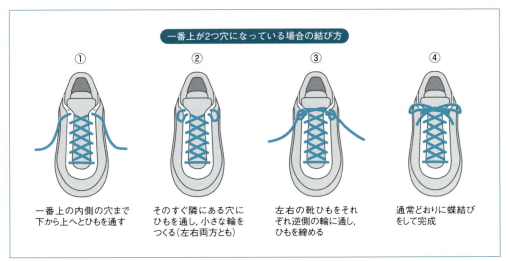

図 14-5 ▶ 靴ひもの結び方の1例
この結び方により踵部がきっちりと固定され，フィット感が改善される．

靴，作業靴，ハイヒール，革靴など，靴にもさまざまな種類があり，それぞれに工夫する点が異なる．したがって，上記の知識を習得し，一人ひとりに合わせた足型，中敷き（インソール），パット，機能性靴下，靴ひもを選択できるようになることが，整形内科に携わる医療従事者に求められている能力の1つと考える．産業医など，職場環境に意見をいえる立場にいる医師やスタッフなら，職場全体の疼痛予防の一環として，それこそ"足元から改善"してみてもよいかもしれない．

ⅱ ━ メガネ

メガネが慢性痛や全身のバランスに影響している例は少なくない（図14-6）．メガネが下にずれている場合，さらなる頚椎前弯を引き起こし，頭頚部の位置が肩甲帯に対して前に出て姿勢不良となる．それによって，頚長筋過伸展，後頭下筋群過収縮が起こり，慢性の頭痛・頚部痛および肩こり（Ⅱ-20：p.180参照）が生じる可能性がある．このようなケースでは，①鼻パッド（下方向への滑り防止）や，②メガネのツル（側頭部の締めつけの緩和）などの調整が有効である．

a. 鼻パッドの調整

メガネのなかには，鼻パッドがないものもある．この場合，ツルだけでメガネを支えることになるため，鼻パッドのあるメガネを選ぶことが望ましい．よい鼻パッドの条件としては，「材質が滑らかですべらないこと」「鼻根の両側に鼻パッドがぴったり合うこと」があげられる（図14-7）．材質は，すべりにくいシリコンがお勧めである．鼻パッドの位置は，メガネを購入する際に必ず合わせるが，何らかの原因で曲がってしまったら，早めに修理することで

14 装具・サポーター・皮膚テーピングなど

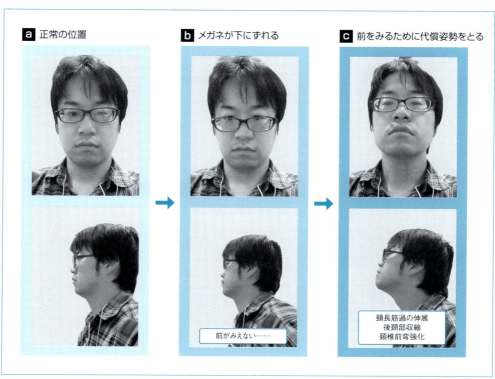

図14-6 ▶ メガネの位置と姿勢

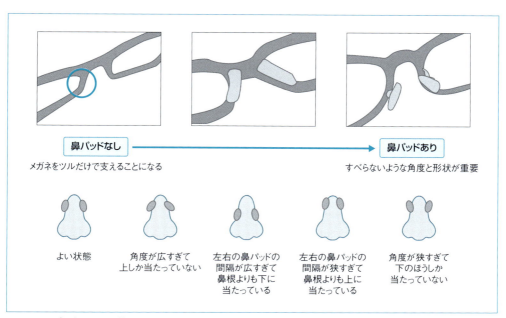

図14-7 ▶ 鼻パッドの調整

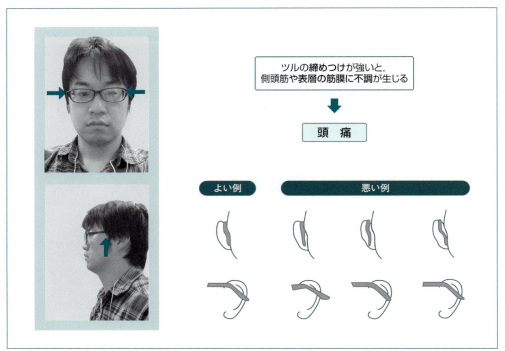

図14-8 ▶ メガネのツルの調整

慢性痛の予防につながる．

b. メガネのツルの調整

メガネのツルの締めつけにより，側頭筋や表層の筋膜に不調をきたす可能性がある（図14-8）．そのため，メガネを購入する際にはこの点を考慮して慎重に選ぶこと，そのうえできちんと調整してもらうこと，何らかの原因でメガネのツルが壊れてしまったら早急に直してもらうことが，一番の慢性痛の予防対策になると考える．

C テーピング

テーピングとは，解剖学的な構造および外傷・障害の受傷機転（メカニズム）に沿って身体の一部に装着（接着）テープ，伸縮性粘着テープを規則正しく貼ったり，巻いたりする手法のことである．テーピングは，1880年代にアメリカ陸軍で行軍中の兵士の足関節捻挫などに対して用いられたのが最初だといわれている．

テーピングの目的

テーピングの目的としては，「①外傷の予防」「②応急処置」「③再発予防」「④疼痛軽減」

「⑤スポーツ傷害の保存治療とリハビリテーション」「⑥general joint laxity（全身関節弛緩性）に対する関節保護」の6つがあげられる．

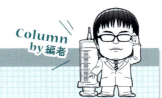

general joint laxity（全身関節弛緩性）

　全身の関節が柔らかいことを意味し，古典的な評価方法としてCarter（カーター）の5徴候（**図**）があります．関節弛緩（joint laxity）に病的意味はありませんが，痛みや不安定感を伴う場合をとくに関節不安定性（joint instability）と呼び，区別します．捻挫や脱臼といった靱帯損傷で生じた不安定性は片側・一方向性であることが多いのに対し，非外傷性の不安定性は両側・多方向性の傾向が強いとされています．

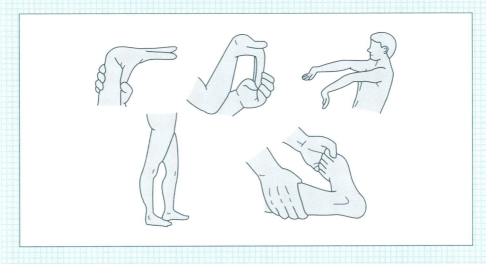

ⅱ テーピングの効果

　テーピングによって，「①関節の特定の動きを任意に制限する」「②圧迫を加える」「③痛みを和らげる」「④精神的な助けとなる」といった効果が得られる．

ⅲ テーピングにおける基本的注意

　正確な診断を行うために，機能解剖やテーピングの対象となる疾病（とくにスポーツ傷害）に対する正しい知識をもち，必要十分な情報を収集したうえで評価することが欠かせない．また，患部の腫脹や炎症の程度や，循環障害，筋腱障害，神経障害についてチェックし，適用時間も検討しておく．

iv テーピングの影響

　Abdenourら[2]が，CybexⅡ[注1]を用いて行った足関節のテーピングに関する研究では，内反の筋力および可動域にのみ有意差が認められ，その他の動きでは有意差はなかった．一方，Laughmanら[3]は，足関節のテーピングが歩行に及ぼす影響を調べ，底・背屈が24.5%，内・外反が30.8%，内・外旋が27.4%制限されたとしている．

　運動能力に関しては，Mayhew[4]が，足関節のテーピングによって垂直跳びと立ち幅跳びに多少影響があったものの，50ヤード走と敏捷性には全く影響しなかったことを報告している．また，Kozar[5]が重心動揺計を用いて，足関節にテーピングをした際のバランスについて検討した結果，有意差はみられなかった．

v テーピングの種類

a. スポーツテーピング

　関節の固定を目的として行われる．アメリカンフットボールの怪我予防のためという必要性に迫られて考案されたという歴史的背景がある．伸縮性に乏しいテープを使い，怪我を防ぐために何重にも関節部を取り囲む．固定には優れているものの，関節の可動性が損なわれ，パフォーマンスが低下してしまうことがある．コンタクトスポーツではテーピングの長所と短所が相殺されるが，コンタクトプレーのない，美しさや敏捷さを競うスポーツにおいては，不都合な結果になるおそれがある．また，関節部をかなり強く締めるので血液やリンパ液の循環が悪くなる可能性もある．

b. キネシオテーピング

　歴史的には，寝違え症，肩こり症，腰痛症といった筋骨格系の障害や，めまい症，耳鳴り症，便秘症などの内科的病態の緩和を目的に考案された．基本的に，筋肉に沿ってテープを貼ればよいので，スポーツ障害にも応用されるようになった．

　キネシオテーピングの機能として，まず筋肉を調節している神経の乱れをもとに戻して，本来もっている機能を回復させ，さらに筋肉を保護するという効果がある．また，テープを貼ることで浮腫あるいは内出血が改善され，これにより亢進している組織圧が下がることから圧迫が消え，痛みや違和感がなくなる．さらに，筋膜が調整され，筋肉の機能も正常化し，同時に関節のずれも改善される．

c. ファンクショナルテーピング

　現在，スポーツの世界で一番活用されているのがファンクショナルテーピングである．筋膜や筋の走行，軟部組織に対する解剖学的知識や，関節の機能を理解しているかどうかで，ファンクショナルテーピングの効果が違ってくるため，それらに習熟する必要がある．

注1　CybexⅡ：筋力測定で用いられる器具の1つ．

d. 皮膚テーピング

福井が，皮膚解剖学・運動学の観点から考案したテーピング方法である[6, 7]．その理論には，従来より理解されている皮膚の役割（①保護作用，②感覚器，③水分の喪失や透過を防ぐ，④体温調節）に加えて，皮膚・皮下組織の解剖学的構造と運動学的機能，および関節運動時の皮膚の挙動特性と運動の法則性までもが盛り込まれている．

皮膚テーピングの目的としては，「①関節可動域の拡大および制限」「②筋活動の促通および抑制」「③姿勢制御」「④歩行などの動作制御」「⑤関節の安定化」「⑥疼痛緩和」があげられる．

D 貼付薬

貼付薬とは，粘着剤に医薬品を混ぜて布などに塗り，皮膚に貼付して用いる製剤を指し，「はりぐすり（湿布）」のことである．貼付薬は第1世代と第2世代に分類される．

i 第1世代

第1世代は，消炎鎮痛薬としてサリチル酸メチルを使用しており，冷感タイプと温感タイプがある．冷感タイプは成分にℓ-メントールを，温感タイプはトウガラシエキスをそれぞれ含有する．ℓ-メントールは皮膚表面の冷感受容体を刺激して「冷たい」と感じさせ，トウガラシエキスは温感受容体を刺激して「温かい」と感じさせる．どちらも皮膚深部の温度を変化させる効果はないが，皮膚表面の温度が2～3℃変化すると報告されている．

ii 第2世代

第2世代は，消炎鎮痛薬として非ステロイド性抗炎症薬（non-steroidal anti-inflammatory drugs：NSAIDs）が配合されている．非ステロイド性抗炎症薬（NSAIDs）を経皮吸収型の医薬品にする利点は，内服によって生じやすい胃腸への副作用を軽減できることである．皮膚から吸収された医薬品は消化管を通らずに局所や全身の血液に移行する．非ステロイド性抗炎症薬（NSAIDs）の1つであるフルルビプロフェン（アドフィード®，ゼポラス®）の貼付薬を適用すると，炎症組織中の薬物濃度は血液中より高く，内服時と同等であると報告されている．

iii 貼付薬の貼り方

貼付薬の貼り方は，これまでは患者が痛いところに貼るのが一般的であった．しかし今後，貼付薬による鎮痛作用のさらなる効果を得るために，罹患筋周囲筋や筋膜の走行および皮膚運動学的観点など，テーピングの考え方を活用した貼り方が普及するかもしれない．

冷湿布と温湿布の使い分けについて，急性期で健側と比べて熱感がある場合は冷湿布を使用し，それ以外で熱感がなければ温湿布を使うように指導している．ただし，温湿布はトウ

ガラシエキスを含有しているため，皮膚がかぶれてしまう患者も見受けられるので，使用の際には注意が必要である．市販されているものと病院で処方されるものとの間にとくに違いはない．貼付薬とテーピングの使い分けは，薬効（NSAIDsやトウガラシエキスなど）を期する場合は貼付薬を，それ以外はテーピングを選択するのが一般的である．

E ソマセプト®

　ソマセプト®はプラスチック製のマイクロコーンでつくられた微細突起の集合体であり，刺さない鍼といえる．このマイクロコーン群が皮膚に触れると，痛みはほどんど伴うことなく，やさしい刺激が生じる[8]．また，皮膚へ固定するための絆創膏がついているため，継続的に刺激を送り続けることができる．ソマセプト®の効果に関する生理学的メカニズムとしては，神経選択性のごく軽微な侵害刺激（C線維，Aδ線維），ケラチノサイトへの刺激や，弾性線維と膠原線維自体にも影響している可能性が考えられている．同様の製品に皮膚鍼・円皮鍼・皮内針など非常に短い針（直径0.2mm，長さ0.2〜1.5mm程度など，多様な種類がある）がついた貼付用の道具があるが，その効果はピンポイントに貼付することで発揮される．まれであるが抜針事故などが起きるため注意が必要である．

　一方，ソマセプト®は，針がないこと，針のような1点刺激ではなくマイクロコーン群による面積刺激，さらに種類により生体への刺激の種類を調整可能であるため，セルフケアとしてもより安全に使用可能である（Ⅱ-20：p.180参照）．

おわりに

　これからの医療従事者には，これまでの運動器的な評価技術と徒手技術・運動療法に加えて，「①理学療法士や義肢装具士などとも連携し，装具療法，足底板，テーピング，貼付薬，ソマセプト®なども利用したワンステップ上の局所療法を行えること」「②地域の資源・人材などと連携し，靴・メガネといった非医療分野の道具も使いこなしたうえで患者の生活動作を補助すること」「③エコーによる技術の標準化と共通言語化を通じて，その技術と知識を患者と地域に還元するために活躍すること」を期待したい．

参考文献

1) 石川　朗，佐竹將宏（編）：15レクチャーシリーズ 理学療法テキスト装具学, 中山書店, 東京, 2011.
2) Abdenour TE, Saville WA, White RC, et al：The effect of ankle taping upon torque and range of motion. Athl Train J Natl Athl Train Assoc, 14：227-228, 1979.
3) Laughman RK, Carr TA, Chao EY, et al：Three-dimensional kinematics of the taped ankle before and after exercize. Am J Sports Med, 8 (6)：425-431, 1980.
4) Mayhew JL：Effects of ankle taping on motor performance. Athl Train J Natl Athl Train Assoc, 7：10-11, 1972.

5) Kozar B：Effects of ankle taping upon dynamic balance. Ahtl Train J Natl Athl Train Assoc, 9：94-96, 1974.
6) 福井　勉：皮膚テーピング　〜皮膚運動学の臨床応用〜, 運動と医学の出版社, 神奈川, 2014.
7) 福井　勉(編)：皮膚運動学　―機能と治療の考え方―, 三輪書店, 東京, 2010.
8) 深澤　聡, 江田英雄：弱い皮膚刺激が痛みを軽減する. 医学と生物学, 157 (6-3)：1350-1355, 2013.
9) 千住秀明(監修), 大峯三郎, 橋元　隆(編)：理学療法テキストⅥ, 義肢装具学, 第2版, 九州神陵文庫, 福岡, 2015.
10) 栗山節郎, 川島敏生(著)：DVDでみるテーピングの実際, 南江堂, 東京, 2007.
11) 日本体育協会：公認アスレティックトレーナー専門科目テキスト6　予防とコンディショニング, 2015.
12) 日本体育協会：公認アスレティックトレーナー専門科目テキスト7　アスレティックリハビリテーション, 2015.
13) キネシオテーピング協会(編)：キネシオテーピング THE SPORTS, スキージャーナル, 東京, 1995.
14) 加瀬建造, ジム・ウォリス, 加瀬剛士(著), キネシオテーピング協会(総監修)：キネシオテーピング・アスレティックテーピング併用テクニック, スキージャーナル, 東京, 2002.
15) 大井一弥(編著)：そこが知りたい！ 貼付薬 ―皮膚特性に応じた適正使用―, 講談社, 東京, 2014.
16) 大谷道輝(著)：スキルアップのための皮膚外用剤Q&A, 改訂2版, 南山堂, 東京, 2011.

〔銭田良博・小林　只〕

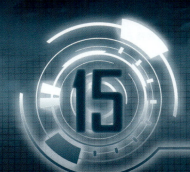

理学療法・鍼灸療法

エコーを活用した臨床的触診技術

　筆者の考える，有痛性疾患に対する治療の攻略ポイントは，臨床的触診により関節周囲の軟部組織の圧痛点を把握して，さまざまな評価を組み立てることである．東洋医学および西洋医学のどちらの観点から治療アプローチを行うにしても，最も優先されるべき行為は，「どの軟部組織に圧痛があるのかを解剖学的に明確にすること」となる．

圧痛を伴う部位への臨床的触診

　臨床的触診とは体表から触ることで圧痛点を明らかにし，触わり分ける技術である．痛みを起こしている動作の原因となる軟部組織（①表皮，②真皮，③皮下脂肪層，④血管：動脈・静脈，⑤リンパ節・リンパ管，⑥筋膜（筋外膜，筋周囲膜，筋内膜を含む），⑦靱帯（関節包含む），⑧腱，⑨筋腱移行部，⑩筋）を，体表から触ることで解剖学的に明らかにする技術である．その技術は，触診による病変の診断技術だけでなく，徒手療法の治療者・施術者（以下，セラピスト）の治療技術向上を図ることも目的とする．また，臨床的触診技術の根底にあるのは異常病変の解剖学的同定であり，運動器疾患だけでなく，さまざまな疾患・病態にも応用可能である

　なお，臨床的触診技術を習得する際，筆者はエコーを活用している．その利点と課題を，以下に整理してまとめる．

a. エコーを活用する利点

- 層構造になっている軟部組織をmm（ミリメートル）単位で把握し，主観的な触診技術を，エコーで可視化することにより，可能な限り客観的なものにすることができる．
- 最短時間で最大限の臨床的触診技術および徒手的治療技術のレベルアップを図ることが可能になる．
- 解剖学的に軟部組織を評価することは，西洋医学的アプローチと東洋医学的アプローチを融合する概念となり得る．
- 治療前後にエコーの画像を確認することで，徒手的治療や鍼灸療法の効果が明確になる可能性が考えられる．

15 理学療法・鍼灸療法

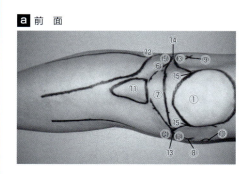
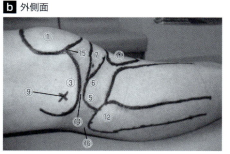

図15-1 ▶ 右膝関節周囲の骨指標の臨床的触診

b. エコーを活用するうえでの課題
- 知識：断面図の解剖学的知識の習得を必須とする．
- 技術：エコーを使い慣れるまでのスキルを要する．
- 費用：エコーの価格は以前に比べて下がってはいるものの，まだ安易に購入できる金額ではない．

ⅱ ─ 骨指標の臨床的触診 ─膝関節─

　初学者は，仲田和正著の『手・足・腰診療スキルアップ』[1)]から入門していただきたい．

　軟部組織の臨床的触診技術を向上させるためには，まず適切な骨指標の臨床的触診が必須である．骨指標の臨床的触診は，体表から直接書いて練習するとよい（図15-1）．骨指標の臨床的触診をする際の手順は，「①可能な限り被検者を解剖学的立位で触診する」→「②骨を触診し，指尖に触れた骨縁を"点"でチェックする（指腹ではピンポイントに触れない）．その際，皮膚を引っ張って触診すると，手を離す際にポイントがずれるので注意する」→「③触診の途中で，肢位を変えると位置がずれるので，できる限り変更しない」→「④骨縁の輪郭に沿って"点"をチェックしていく」→「⑤最後に"点"をつなげて"線"にする」という流れとなる．

　本項では，膝関節における臨床的触診について説明する．膝関節の臨床的触診に必要な骨指標としては，①膝蓋骨，②大腿骨内側顆，③大腿骨外側顆，④脛骨内側顆，⑤脛骨外側顆，⑥脛骨外側結節（Gerdy（ガーディー）結節），⑦脛骨高原，⑧大腿骨内側上顆（内側側副靱帯の付着部），⑨大腿骨外側上顆（外側側副靱帯の付着部），⑩内転筋結節（大内転筋の付着部），⑪脛骨粗面，⑫腓骨頭，⑬内側関節裂隙，⑭外側関節裂隙，⑮膝蓋大腿関節（内側・外側），⑯ファベラ（腓腹筋頭種子骨）があげられる（図15-1）．

ⅲ ─ 膝関節の軟部組織の臨床的触診

　次に，軟部組織の臨床的触診について述べる．骨指標を体表に書いた後に，解剖の断面図

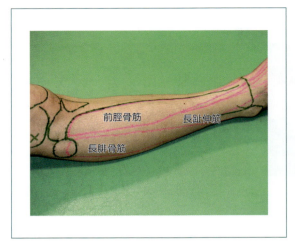

図15-2 ▶ 前脛骨筋，長趾伸筋，長腓骨筋の臨床的触診
（右膝，外側面）

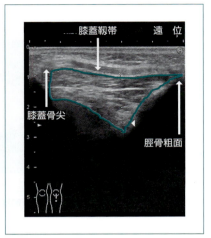

図15-3 ▶ 膝蓋下脂肪体のエコー像（長軸像）
―― で囲んでいる部分が膝蓋下脂肪体．

とエコーの画像を照らし合わせて，軟部組織の層構造を理解しながら，軟部組織の臨床的触診を行う．骨格筋については，骨指標を体表に書いたのと同様にして書く（**図15-2**）．以下に，膝周囲の軟部組織を列挙する．とくに，重要であると思われる軟部組織は**太字**で示す．

- 膝前面：**大腿直筋**，膝蓋上嚢，膝蓋骨上脂肪体（suprapatellar fat pad：SPF），大腿骨前脂肪体（prefemoral fat pad：PFP），**膝蓋靱帯**，**膝蓋下脂肪体（infrapatellar fat pad：IPF，図15-3，4）**，腸脛靱帯付着部
- 膝後面：**腓腹筋内側頭**，**腓腹筋外側頭**，**膝窩筋**，膝関節筋，足底筋，膝窩動静脈，深膝窩リンパ節，脛骨神経，総腓骨神経，ファベラ腓骨靱帯，**下腿筋膜**
- 膝内側面：内側膝蓋支帯，内側膝蓋大腿靱帯（medial patellofemoral ligament：MPFL），**内側広筋**，長内転筋，大内転筋，内転筋腱裂孔，**縫工筋**，**薄筋**，**半腱様筋**，鵞足包，**半膜様筋**，**内側側副靱帯**，**内側半月**，**下腿筋膜**，**腓腹筋内側頭**，**ヒラメ筋**
- 膝外側面：外側膝蓋支帯，外側膝蓋大腿靱帯（lateral patellofemoral ligament：LPFL），**外側広筋**，**腸脛靱帯**，**大腿二頭筋**，**外側側副靱帯**，**外側半月**，**腓腹筋外側頭**，**ヒラメ筋**，**前脛骨筋**，長趾伸筋，長腓骨筋（**図15-2**），**下腿筋膜**

上記の軟部組織を触診する際，解剖学的構造と位置関係を，解剖アトラスの断面図[1]とエコー上で見比べ，mm単位で把握していくことで，皮膚，筋膜，筋線維，筋腱移行部，脂肪，骨の触り分けが可能となる．同時に，骨指標に付着するさまざまな軟部組織の圧痛点を明瞭に確認できるようになる．その際，主観的でもよいので何mm圧迫したときに圧痛が出現するのかを検討し，エコーにて，その深さの軟部組織の異常所見の有無および触診以外の評価

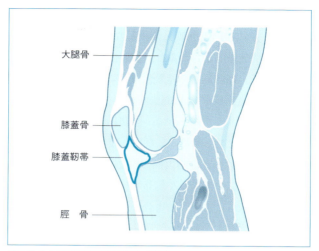

図15-4 ▶ 膝関節の断面図（矢状面）
―― で囲んでいる部分が膝蓋下脂肪体．

結果と照らし合わせる．さらに圧迫だけでなく，ずらす，つまむ，引っ張る，別の角度からの圧痛などを組み合わせて，どの解剖学的部位が発痛源かを確認する．①圧痛所見，②エコーによる異常所見，③評価（とくに痛みを再現した運動検査）の3つが陽性である場合，理学療法や鍼灸療法を行う．さらに治療前に実施したのと同じ検査で治療後に再評価すれば，適切に効果を判定できる．

a. 筋膜に関する最新の知見

軟部組織，とくに骨格筋の触診を行った際，骨格筋が何層にも重なっている場合は，その表面と筋間にある筋膜の存在を意識することが重要である．現在は，エコーの技術が革新的に進歩したために，筋膜の画像所見が容易に確認できる．これまで，筋肉痛と考えられていたものは，「実は筋膜痛なのでは？」と考えられるエビデンスが，最近構築されつつある．

ここで，慢性痛（末梢神経および中枢神経が器質的・機能的に刺激に対して過敏となっている病態）における代表的な受容器であるポリモーダル受容器（コラム：p.39参照）を例にして，その意味を説明する．ポリモーダル受容器からの情報は，皮膚では無髄のC線維により伝達されるが，深部組織では有髄のAδ線維により伝達されることもある．機械的侵害受容器が機械的刺激に反応するのに対して，ポリモーダル受容器は機械的刺激，化学的刺激，熱刺激のいずれにも反応するという特徴をもつ．ポリモーダル受容器は皮膚，筋膜（筋外膜，筋周囲膜，筋内膜を含む），靱帯，腱，筋腱移行部，関節包，内臓，血管など，広く全身に分布し，組織の異常を知らせる警告系として重要な働きをしている．一方，筋収縮運動を直接的に担う筋線維には，"ポリモーダル受容器は存在しない"ことがわかっている．

筋膜にはポリモーダル受容器以外にも，自由神経終末，Pacini（パチニ）小体・Ruffini（ルフィニ）小体などの感覚神経終末の存在が確認されている．筋内の筋線維の37％は停止

腱に停止せず，筋外膜の浅層や深層（浅層→深層：皮膚-皮下組織-筋外膜の浅層-筋-筋外膜の深層-骨）に付着したり，筋内の筋周囲膜・筋内膜などに入り込んだりすると報告[2, 3]されている．そのため，筋膜の機能障害が起こると，筋膜配列に沿って波及し，二次的に筋線維への影響が生じる．その結果，筋線維から連続する筋紡錘，さらには筋収縮機能にまで影響が及ぶ．そのため，筋膜性疼痛症候群（myofascia pain syndrome：MPS）では筋収縮・トーヌス異常も生じると考えられている．ちなみに，筋紡錘は，骨格筋の長さに反応し，腱紡錘は骨格筋の張力に反応するが，どちらも痛みに反応しない．

これらのことから，一般的にいわれる筋肉痛のほとんどは，筋膜の痛みであるといえるだろう．筋線維に痛みが生じるのは，肉離れや靱帯を損傷した際に，炎症・修復の過程で，自由神経終末が損傷した部分に入りこんでいる場合か，もしくは筋内膜・筋周膜の痛みである．なお，筋膜を含むfasciaに関しては，I-5（p.37）もご参照いただきたい．

b. 臨床的触診以外に必ず行う評価 ―膝関節―

非外傷性の慢性運動器疼痛の診療において，とくに有用な診察は**太字**で示した．

> 問診，視診，整形外科的テスト（**patella mobilityテスト**，**膝蓋跳動**，**外反・内反ストレステスト**，Apleyテスト，McMurrayテスト，前方引き出しテスト，後方引き出しテスト，Lachmanテスト，gravityテスト，Thessalyテストなど），下肢長および周径，大腿脛骨角（femorotibial angle：FTA），Q角，**関節可動域テスト**，**徒手筋力テスト**，知覚検査，下肢深部腱反射，**姿勢および動作分析**，**痛みが起こる動作の再現**（**運動検査**），**日常生活動作**（activities of daily living：ADL），**日常生活関連動作**（activities parallel to daily living：APDL），全身関節弛緩性テスト，Babinski反射の有無など

c. 必要に応じて膝関節以外に対して行う評価

全身の姿勢や軸・アライメントが，膝関節および周囲軟部組織に影響している．

> 頭頸部：顎関節
> 体　幹：頚椎～胸椎～腰椎アライメント
> 骨　盤：ボンネットテスト，両腸骨稜の最上点の左右差
> 股関節：Patrickテスト，股関節インピンジメントテスト
> 足関節：不安定性，足部アーチ，立位における膝～下腿～足部アライメント

B 理学療法

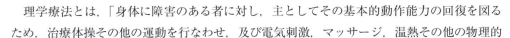

理学療法とは，「身体に障害のある者に対し，主としてその基本的動作能力の回復を図るため，治療体操その他の運動を行なわせ，及び電気刺激，マッサージ，温熱その他の物理的

手段を加えること」とされている(理学療法士及び作業療法士法)．整形内科領域において，有痛性軟部組織疾患に対する理学療法の攻略ポイントは，臨床的触診により軟部組織の圧痛点(発痛源)を把握して，エコーで異常所見の有無を確認すると同時に，さまざまなリハビリテーション評価を組み立てることである．その際，理学療法の対象は「障害」であり，ただ単に疼痛を除去することだけが目的ではないことを肝に銘じておく必要がある．つまり，軟部組織性疼痛がどのような日常生活動作(ADL)および生活関連動作(APDL)に影響を与えるのか，その動作ができないことは国際生活機能分類(International Classification of Functioning, Disability and Health：ICF，図15-5)モデルにおいてどのような位置づけにあるのか，その背景を理解してから理学療法プログラムを実施することが重要である．国際生活機能分類(ICF)モデルを活用して，軟部組織性疼痛に対する理学療法プログラムを構築できれば，患者を取り巻く専門家間の円滑な連携も実現可能となるだろう(図15-6)．

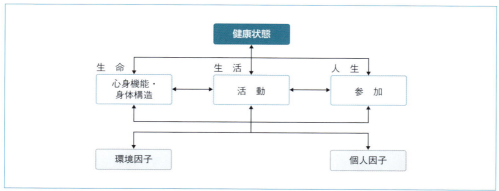

図15-5 ▶ 国際生活機能分類(ICF)モデル

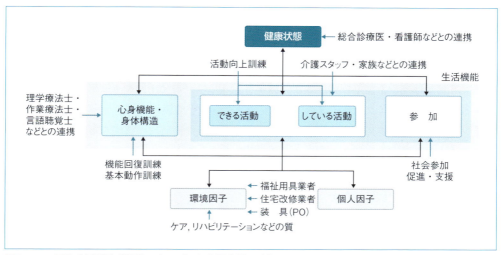

図15-6 ▶ 国際生活機能分類(ICF)モデルと専門家間の連携

治療医学が「疾病」を対象とするのに対し，リハビリテーション医学は「障害」を対象とする．理学療法は，障害の回復・改善を図る治療手段であり，ハンディキャップを有する人々の自立生活を支援する専門分野である[4〜6]．

理学療法は，日本では1965年に理学療法士及び作業療法士法が制定されてから50年という短い期間で，医療保険で利用できる急性期施設(救急病院，大学病院など)・回復期施設・クリニックでの入院および外来リハビリテーションと，介護保険で利用できる生活期施設(療養型病床群，介護老人保健施設，特別養護老人ホーム，通所リハビリテーション，訪問リハビリテーションなど)でのリハビリテーションと，広く実施されるようになった．最近の医療環境の変化によって，理学療法が医療・保健・福祉の分野でさらなる広がりをみせており，対象としてもプライマリ・ケアやターミナル・ケアにおける理学療法の必要性が高まってきているものと考える．理学療法の対象が広がるにつれ，QOLに指向すること，ノーマライゼーションの概念をもつこと，地域リハビリテーションにおける地域医療連携の視点が不可欠となってくる．

整形内科における有痛性疾患に対する日常生活動作(ADL)については，とくに基本動作，起居動作，移動動作(とくに歩行・走行)を具体的に評価する．膝疾患の場合は，片脚立位，立位可能な時間，立ち上がり動作や着坐動作，階段昇降，歩行のどの周期で痛みが生じるかを確認する．またスポーツでは，種目の競技特性に応じて，①どのようなフォームで，②どのタイミング・フェーズ(周期)で，③どの部位に痛みが出現するかを確認する．

さらに，有痛性軟部組織疾患を評価する際には，問診などにより痛みの性質を詳細に把握する．具体的には，安静時痛，運動痛，夜間痛，起床時痛，また疼痛部位が一定かそれとも不定かなどである．理学療法がとくに有用なのは，①軟部組織疼痛の原因が筋外膜の表層側である場合，②疼痛部位が広範また何ヵ所にも痛みが出現している場合，③痛みが出現してから長期間経過している場合などである．

たとえば，変形性膝関節症，鵞足炎，シンスプリント(Ⅱ-31：p.312参照)などでは，鵞足部の圧痛点だけでなく脛骨粗面内側から内果までの脛骨内側縁の下腿筋膜付着部に圧痛が出現する．その場合，大腿筋膜・殿筋膜・下腿筋膜全体に均等な圧刺激を徒手的に加えることで，鵞足部痛や下腿筋膜の圧痛が軽減する．さらに，再発予防や下肢アライメントを維持する目的で，筋力エクササイズやストレッチング，徒手的運動療法，テーピング，足底板やインソールなどの装具療法(Ⅰ-14：p.121参照)を行う．同時に，疼痛を再現する姿勢や筋力低下の有無を確認し，痛みが起こりにくい動作ができるような生活動作指導や，セルフケアとしての体操や筋力トレーニング方法など(Ⅰ-16：p.148参照)を指導すると，さらなる治療効果および再発予防につながるものと考える[7〜9]．

膝蓋下脂肪体に圧痛があるときには，発赤・熱感・腫脹などの炎症を疑う徴候の確認に加えて，エコー所見にて膝蓋腱付着部との炎症の鑑別を行うことが重要である[10]．その有無を確認した後に，膝蓋下脂肪体のみの圧痛であると判断できたら，徒手的に圧刺激を行うこと

で疼痛が軽減する．

　膝以外の関節や整形内科領域における疾患別の理学療法のポイントについては，「Ⅱ よくある運動器疾患，疾患ごとの診断と治療」の「THE リハ」のコーナーを参考にされたい．

　今後，リハビリテーション医学の一専門分野である理学療法が，医療・保健・福祉の各領域で，臨床・教育・研究・経営の観点から活かされることを切に望む．それにより，日本国民の健康寿命が延伸し，医療費が削減されるものと考える．そのためには，理学療法士の卒後生涯教育における環境整備が必要であり，さらにその環境のなかで理学療法士が医療人として日々の自己研鑽を怠らず努力を継続し，質の向上を図ることがプロの専門職としての責務であると筆者は考える．そして，理学療法士一人ひとりがその責任を全うすることで，一般社会に必要とされる専門家となり，理学療法業界のますますの発展につながっていくだろう．

鍼灸療法

鍼灸療法の現状

　鍼灸療法についてはⅠ-2（p.9）もご参照いただきたい．

　日本の鍼灸療法の特質は，伝統医学から現代西洋医学まで，さまざまな理論や診療技術を取り込んだ多様性にある．伝統医学の代表が経絡治療や中医鍼灸であり，現代西洋医学の代表が病態把握に基づいた神経反射理論による鍼灸療法である．臨床現場では，それらの鍼灸療法を適宜選択，あるいは併用しながら治療が行われている．

　伝統医学の1つである「東洋医学」は中国で起こり，朝鮮半島や日本に伝わって，それぞれ独自の発達を遂げてきた．日本でも，明治維新以前は，西洋医学に類しない「漢方」や「鍼灸」治療などをもとにした伝統医療が行われていたが，明治維新以降は急速に西洋医学が導入され，日本の伝統医療は衰退する．現状でも，日本の鍼灸は長い歴史があるにもかかわらず，その評価は高いとはいえない．

　しかしアメリカでは，鍼治療（acupuncture）は最も一般的な代替療法の1つであり，日本よりもはるかに高い評価を得ている．アメリカ国民の鍼灸への関心が高まるに従い，ほとんどの大学病院に鍼灸クリニックが開設されている．加えて，西洋医学の視点から東洋医学の治療効果を評価しようという動きが起きている．1992年，国民の関心の高さを背景として，アメリカ国立衛生研究所（National Institutes of Health：NIH）に国立補完代替医療センター（現・国立補完統合衛生センター）が設置された．2005年には1億2000万ドルを超える研究費が費やされ，その額は年々増加の傾向にある．最近では，蔓延するオピオイド依存症の患者を減らすために，2016年1月よりアメリカのオレゴン州では，州の保険でも鍼灸やカイロプラクティックなどの代替医療を受けられるように法律が変更された（http://www.nola.com/health/index.ssf/2016/03/to_fight_opioid_epidemic_orego.html）．

現在の日本では，鍼を患者に施術できるのは，医師と国家資格をもつはり師のみである．医師は，業務として鍼灸を行うことが可能だが，医学部教育において鍼灸の科目を置く大学はほとんどなく，鍼灸臨床を実施するために必要なトレーニングの内容や時間数などの法制度も整備されていない．したがって，実際に鍼灸を行う医師は非常に限られている．しかし筆者は，将来的には，日本の医師がエコーガイド下fasciaリリース注射，局所麻酔薬による局所注射，鍼などを使い分けることにより，整形内科領域における有痛性疾患に対して著明な治療効果を発揮する時代がくるのではないかと推察している．

医師が，自身で鍼刺激を利用することの臨床的意義としては，以下の状況が考えられる．もちろん，共同治療できる鍼灸師と一緒に実施してもよい．

a. 触診で深部病変の圧痛部位の評価が難しい場合
①検者の指先の役割として鍼先を利用する．鍼は先端がペンシル型のため組織損傷がほとんど生じない．
　※注射針でも可能だが，針先＝刃物のため，出血といった組織損傷の程度が大きいことに留意する．
②生理食塩水や局所麻酔薬を注射する前のトライアルとして，鍼刺激による疼痛軽減の有無を確認する．

b. 想定される注射部位が多い場合
①あらかじめ鍼治療を行うことで，注射のポイントを絞ることができる．注射の数が少ないほうが，治療者側も患者側も負担が少ない．

c. 患者の疼痛閾値が低い場合
①注射よりも刺激が少ない鍼のほうが適切な場合．注射のほうが剥がす力は強いが，鍼のほうが刺激は弱い．
②鍼でも刺激が強いときには，皮内鍼やソマセプト®（Ⅱ-20：p.180参照），徒手治療なども併用する必要がある．

d. 鍼を用いたほうが安全・低侵襲と考えられる部位を治療する場合
①深層：針は長いほど太く，侵襲性や刺激量が大きい．一方，鍼は細くて長い傾向にあり，深部病変でも刺激量を抑えた治療ができる．
②鍼先が曲がる特性を活かせる解剖学的部位：腸骨など，骨表面を沿わせながら進めることが有用な部位．

日本の理学療法士は，その資格だけでは鍼灸療法を行うことができないが，欧米においては理学療法士の資格のみで鍼灸療法を行える国がある．そのため，世界理学療法連盟（World Confederation for Physical Therapy：WCPT）では，1991年より鍼灸部門（International Acupuncture Association of Physical Therapists：IAAPT）が設立されている．筆者は，理学療法士の資格をもつ鍼灸師であり，鍼治療は究極の物理療法であると考えている．本書では，「Ⅱ よくある運動器疾患，疾患ごとの診断と治療」の各項目で「THEリハ」と題して，リハビ

ii 鍼灸療法における東洋医学的概念

「気」とは，東洋医学の根幹となる大事な概念である．われわれの身体には生命活動に不可欠のエネルギー（気）が循環しており，この体内の気の流れをよくし，「陰と陽」のバランスをとることが重要とされている．気は不可視である．また，流動的である．また，気が足りないことも余分にありすぎることも病気の原因とされている．この気の流れる経路を「経絡」と呼び，主な経絡は左右対象に6つ存在する．全身には，300ヵ所上の「ツボ」があるが，その「ツボ」はこの経絡上にあると考えられている．「ツボ」は経穴ともいい，鍼灸療法は経穴を刺激して気の流れを整え，臓器の調整を行い，病気を改善させる方法と理解されている．世界保健機関（World Health Organization：WHO）も経穴の存在は認めているものの，現代科学ではいまだに気，経絡，経穴の存在を証明できていない．しかし，漢方薬をfasciaの評価から処法する方法案（I-6：p.50参照）など，西洋医学のブラックボックスであったfasciaへの理解と研究が，この分野の突破口の1つになるかもしれない．

参考として，膝の経穴および部位を図示する（**表15-1**，**図15-7**）[11, 12]．

iii 鍼灸療法の効果

前述のアメリカ国立補完統合衛生センターでは，とくに鍼治療の有効性に対する研究が重要視されている．身体の表面にある皮膚や筋（なかでも筋膜）には，多くの知覚神経が分布している．これらの神経は，大脳皮質の知覚神経中枢に，痛み，かゆみ，温感，冷感など，さまざまな情報を送っている．そして，大脳皮質に至るまでの経路の途中で延髄，中脳，視床下部といった部位にも，枝分かれしてその情報を送っている（脊髄視床路）．延髄は自律神経系の中枢なので，皮膚や筋の知覚神経からの情報が自律神経の調節にも関係していることが容易に想像できる．鍼治療は，細い鍼を身体の表面に挿入する．この手法により，皮膚や筋に存在する知覚神経が刺激を受け，自律神経系の活動が影響を受けるものと考えられる．このような観点から西洋医学的な手法を用い，鍼のメカニズムが解明されつつある．

古来より，膝下の「足三里」は胃腸疾患によく効く「ツボ」として有名である．実際，この場所に鍼を刺すと胃の運動が促進される．足三里への鍼治療により，皮膚や筋肉の知覚神経が刺激され，その情報が脊髄を上行して延髄に入力される．その結果，自律神経（副交感神経）が興奮し，胃の運動（蠕動運動，攪拌運動）が亢進する刺激となる．このように，皮膚や筋肉の知覚神経からの求心性の情報が延髄レベルの自律神経反射（コラム：p.181参照）により，遠心性の副交感神経を介して，内臓機能の調節が行われていると考えられる．

中国伝統医学では，鍼灸は「陰」と「陽」のバランスを調整するといわれているが，「陰と陽」のバランスを「交感神経と副交感神経」のバランスと翻訳すれば，鍼灸の機序は理解しやすく

I ▶ 整形内科に必要な知識と技能

表15-1 ▶ 膝関節周囲の経穴と取穴法

a 膝関節周囲の経穴

経穴	読み	所属経路	取穴法
足三里	あしさんり	足の陽明胃経	膝を立て，膝蓋骨下縁の外側陥凹部から下3寸で，下腿前面の前脛骨筋上にとる
膝陽関	ひざようかん	足の少陽胆経	腓骨頭下際の上3寸，大腿骨外側上顆の上縁で腸脛靱帯と大腿二頭筋腱の間にとる
委中	いちゅう	足の太陽膀胱経	膝関節後面の横紋中央で，膝窩動脈拍動部にとる
委陽	いよう	足の太陽膀胱経	膝関節後面の横紋外端で，大腿二頭筋の内側縁にとる
陰谷	いんこく	足の少陰腎経	膝関節後面の横紋内端で，半腱様筋腱の外側縁にとる
陰包	いんぽう	足の厥陰肝経	膝蓋骨底の上4寸で，縫工筋と薄筋との間にとる
殷門	いんもん	足の太陽膀胱経	大腿後面の殿溝中央と膝窩横紋中央の間の中点から上方1寸で，大腿二頭筋と半腱様筋との間にとる
陰陵泉	いんりょうせん	足の太陰脾経	脛骨内側縁の上端の骨際陥凹部にとる
箕門	きもん	足の太陰脾経	膝蓋骨底内側と衝門穴を結ぶ線の上1/3で，大腿動脈拍動部にとる
血海	けっかい	足の太陰脾経	膝蓋骨底の内側から上方2寸にとる
合陽	ごうよう	足の太陽膀胱経	膝関節後面の横紋中央の直下3寸にとる
承筋	しょうきん	足の太陽膀胱経	膝関節後面の横紋中央の下方で，腓腹筋の内外両頭の間の最もふくらんだところにとる
承山	しょうざん	足の太陽膀胱経	腓腹筋筋腹の中央下際で，左右に分かれるところにある
浮郄	ふげき	足の太陽膀胱経	膝関節後面の横紋外側端より上1寸で，大腿二頭筋の内側縁にとる
陽陵泉	ようりょうせん	足の少陽胆経	腓骨頭の前下際にとる
梁丘	りょうきゅう	足の陽明胃経	膝蓋骨底の上方2寸，大腿直筋腱の外側にとる

b 骨度法（同身寸法）

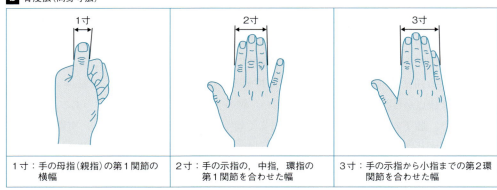

1寸：手の母指（親指）の第1関節の横幅
2寸：手の示指の，中指，環指の第1関節を合わせた幅
3寸：手の示指から小指までの第2環関節を合わせた幅

なる．交感神経や副交感神経などの自律神経以外にも，鍼刺激が脳内の種々の神経に作用を及ぼしている．ハーバード大学のグループは，MRIを用いた臨床研究で，鍼が脳内のモルヒネ様物質（オピオイド，脳内麻薬）を分泌する神経を刺激することを報告している．鍼の鎮

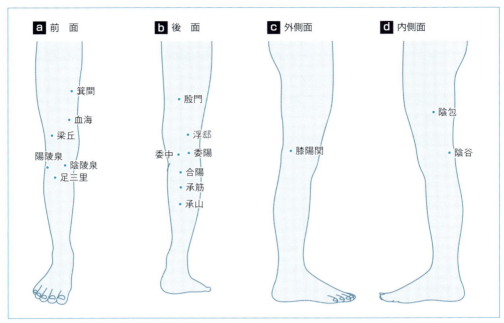

図15-7 ▶ 膝関節周囲の経穴の位置（右膝）

痛効果は有名だが，これは鍼刺激によって，脳内からモルヒネ様物質が放出されているためと考えられる．加えて最近，鍼の刺激が視床下部にも及び，抗ストレスホルモンである「オキシトシン」を放出させることもわかってきた．

東洋医学の1つである鍼灸療法は，日本だけでなく，欧米をはじめ世界中で注目を集めている．1997年には，アメリカ国立衛生研究所（NIH）が，鍼灸の効果と科学的根拠を認める声明を発表した．また2002年には，WHOがさまざまな疾患や症状に対する有効性を認定している．WHOが鍼灸の適応であると認めた疾患には，次のようなものがある．

運動器系：関節炎，リウマチ，肩こり，五十肩，腰痛，腱鞘炎，むちうち，捻挫など
神経系：頭痛，めまい，神経痛，自律神経失調症など
循環器系：動悸，息切れ，高血圧症，低血圧症，動脈硬化など
呼吸器・消化器系：喘息，気管支炎，便秘，下痢，胃炎など
代謝内分泌系：貧血，通風，糖尿病など
婦人科系・泌尿器系：生理痛，月経不順，更年期障害，冷え性，膀胱炎，腎炎など
耳鼻咽喉科系・眼科系：中耳炎，耳鳴，メニエール病，鼻炎，咽頭炎，眼精疲労など
小児科系：小児喘息，夜尿症，消化不良，食欲不振など

このように，身体の各器官で，多くの疾患に対する鍼灸療法の効果が認められている．

また，鍼灸刺激は自律神経のアンバランスを整えること，および免疫性の活性化など機序を介して，不眠，ストレス，うつ病，腹痛，アレルギー，脳血管障害後遺症などの病気への有効性も示唆されている．さらに，その鎮痛効果や，嘔吐抑制効果などから，がん患者に対する緩和ケアにも用いられるようになっている．

　筋膜性疼痛症候群（MPS）に対して鍼灸療法を行う場合は（理学療法も同様だが），以下の①〜④の手順で評価する．

　①臨床的触診にて，正確な圧痛点（発痛源）を確認し，主観的でもよいので痛みが発生する深さを把握する．
　②エコーがある場合は，疼痛部位の異常所見の有無と客観的な深さを確認する．
　③痛みの動作の再現（運動検査）を行い，指先（one finger）で疼痛部位を確認する．
　④リハビリテーション評価や整形外科的テストを丁寧に実施する．

　①〜③で異常所見がみられたら，鍼治療の適応となる（医師の場合は注射の適応ともなる）．さらに，④による異常所見が認められた場合には，とくに鍼などの物理刺激が有効であることが多い．

理学療法と鍼灸療法の併用

　先にも述べたが，筆者は理学療法士の資格をもつ鍼灸師であり，鍼灸療法は究極の物理療法だと考えている．その観点から，スポーツ傷害に対する鍼治療と運動療法の併用に関する報告をしている[13〜17]が，軟部組織の損傷が軽度である急性痛の患者で，疼痛部位が筋膜，靱帯，腱の場合は，すみやかな鎮痛を目的とした鍼治療の有効性が示唆されている．一方，慢性痛の患者，あるいは，軟部組織の損傷が重度で広範囲な例では，即効的な効果が必ずしも望めるわけではないが，鍼治療による鎮痛効果を示す報告は多い．鍼灸療法は，整形内科領域における軟部組織損傷に対して，即効的な消炎鎮痛作用，非侵襲刺激の機械的負荷による外科的手術同様の組織修復の効果をもたらす可能性があり，さらにその直後に運動療法を実施することで持続的な治療効果が得られるものと考えているが，まだエビデンスに乏しいのが現状である．今後は，症例数を増やすと同時に，急性および慢性の軟部組織損傷に対する鍼治療のエビデンスを構築する必要がある．

　筆者のこれまでの経験で，鍼治療が有効であったスポーツ傷害には，以下のものがある．
①股関節インピンジメントで，大腿直筋の起始部である下前腸骨棘に圧痛があり，ダイヤルテストまたは股関節インピンジメントテストが陽性の場合，圧痛部位に対して鍼先が下前腸骨棘に届くまで刺鍼すると，著明に疼痛が軽減した．
②9年前からの肘内側側副靱帯後斜走線維の圧痛と，エコーにて高エコー像所見のある野球肘に対して，1回の鍼治療で疼痛が消失した[18]．
③ゴルフが1年できなかった左三角筋の筋内腱の痛みに対して，鍼灸療法と理学療法を併用

したところ，2ヵ月後に競技復帰できた[19]．
④バスケットボール練習中に受傷した急性の足関節捻挫再発（エコーで前距腓靱帯周囲の軽度の炎症を確認）に対して，鍼灸療法と理学療法を併用し競技復帰した[20]．

Ⅱ-31（p.312）でも詳述されているが，除痛と組織修復と適切な競技復帰をかなえる一手段としての鍼治療にも期待したい[21〜24]．

参考文献
1) 坂井建雄, 松村讓兒（監訳）：プロメテウス解剖学アトラス―解剖学総論／運動器系, 医学書院, 東京, 2008.
2) 来間弘展, 佐伯武士, Moreno T, 他：筋・筋膜アプローチとスポーツ障害への適用. 臨床スポーツ医学, 32（10）：946-950, 2015.
3) 竹井 仁, 黒澤和生（編）：系統別・治療手技の展開, 改訂第3版, 協同医書出版社, 東京, 2014.
4) 奈良 勲（編著）：理学療法概論, 第6版, 医歯薬出版, 東京, 2013.
5) 千住秀明（監修）：理学療法学テキストⅠ 理学療法学概論, 第3版, 神陵文庫, 神戸, 2010.
6) 嶋田智明（編）：概説理学療法, 文光堂, 東京, 2007.
7) 青木隆明, 林 典雄（監）, 松本正知（著）：骨折の機能解剖学的運動療法―その基礎から臨床まで―, 中外医学社, 東京, 2015.
8) 林 典雄（著）, 杉本勝正（監）：運動療法のための運動器超音波機能解剖―拘縮治療との接点―, 文光堂, 東京, 2015.
9) 整形外科リハビリテーション学会（編）：関節機能解剖学に基づく整形外科運動療法ナビゲーション 下肢, 改訂第2版, メジカルビュー社, 東京, 2014.
10) 皆川洋至：超音波でわかる運動器疾患―診断のテクニック, メジカルビュー社, 東京, 2010.
11) 矢野 忠（編集主幹）：図解鍼灸療法技術ガイドⅡ―鍼, 文光堂, 東京, 2012.
12) 北村清一郎, 熊本賢三（編）：鍼灸師・柔道整復師のための局所解剖カラーアトラス, 改訂第2版, 南江堂, 東京, 2012.
13) 錢田良博：バスケットボールによる急性の軟部組織損傷5例に対する鍼治療と運動療法の併用による治療後の経過について. JOSKAS, 40（4）：299, 2015.
14) 錢田良博：バスケットで受傷した足関節捻挫に対し2回の鍼治療と運動療法の併用で競技復帰した症例―触診と超音波エコーを活用して―, JOSKAS, 39（4）：265, 2014.
15) 錢田良博：ゴルフが1年できなかった左肩の痛みに対し鍼治療と運動療法の併用にて競技復帰可能となった症例―触診と超音波エコーを活用して―JOSKAS, 38（4）：498, 2013.
16) 錢田良博：慢性の野球肘に対する1回の鍼治療で著明な改善を認めた症例, 全日本鍼灸学会学術大会抄録集, 62：158, 2013.
17) 錢田良博, 橘高義宏, 佐藤公治：競技特性を考慮した動作分析の重要性を示した烏口上腕靱帯損傷の一症例, 東海スポーツ傷害研究会会誌, 31：42-43, 2013.
18) 菅谷啓之（編）：肩と肘のスポーツ障害―診断と治療のテクニック―, 中外医学社, 東京, 2012.
19) 宗田 大（編）：復帰を目指すスポーツ整形外科, メジカルビュー社, 東京, 514-515, 2011.
20) 林 宏治, 田中康仁：足部の成長期スポーツ外傷. 関節外科, 32（3）：330-339, 2013.
21) 日本体育協会（監修）：スポーツ医学研修ハンドブック―基本科目, 第1版, 第6刷, 文光堂, 東京, 2009.
22) 日本体育協会（監修）：スポーツ医学研修ハンドブック―応用科目, 第1版, 第6刷, 文光堂, 東京, 2009.
23) 松本 勅：普及版 図解 スポーツ鍼灸臨床マニュアル, 医歯薬出版, 東京, 2008.
24) 林 光俊（編集主幹）：ナショナルチームドクター・トレーナーが書いた種目別スポーツ障害の診療, 南江堂, 東京, 147-163, 2007.
25) 仲田和正：手・足・腰診療スキルアップ（CBRレジデント・スキルアップシリーズ④）, シービーアール, 東京, 2004.
26) 河上敬介, 磯貝 香（編）：改訂第2版骨格筋の形と触察法, 大峰閣, 2013.

（錢田良博）

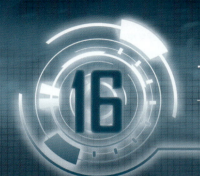

16 セルフケア
―外来でできるワンランク上の患者指導―

はじめに

2013年に厚生労働省が発表した国民生活基礎調査[1]による有訴率では，男女ともに腰痛と肩こりが1位と2位を占め，いずれも人口1,000人当たり100人ほどが症状を自覚している計算となる．実際，これらの症状を主訴に来院する患者は多く，腰痛症の通院者率は男性で4位，女性では2位である．つまり，外来を行っていれば，診療科にかかわらず，腰痛や肩こりなどの筋骨格系の症状を訴える患者にしばしば遭遇するといえる．

一方，筋骨格系の症状は慢性化に至ることが少なくない．とくに腰痛に関していえば，慢性痛患者の約40％（約1,000万人）を占め，そのうち約85％は原因が明確にわからない非特異的腰痛であるとされており，治療に難渋するケースも多い．そのため，医療経済の観点から考えると，慢性腰痛症の経済的損失は，健康改善への影響が3,479億円／年，医療財源への影響が615億円／年，労働生産への影響は709億円／年と算出されており，国民全体における社会経済性は年間3,573億円にものぼる[2]．以上のことから，腰痛や肩こりをはじめとした筋骨格系の痛みは，わが国が抱える大きな社会的問題ともいえる．

 痛みとは

国際疼痛学会（International Association for the Study of Pain：IASP）では，痛みを「組織の実質ないし潜在的な傷害と関連した，あるいはこのような傷害と関連して述べられる不快な感覚的・情動的体験」と定義しており，痛みを感覚的な要素と情動的な要素の2つに大別している．一般的に，感覚的要素は「組織などが損傷することによって起こる痛みで，傷害の大きさと比例する」とされ，すべての痛みに共通している．一方，情動的要素は「組織損傷の大きさとは別に情動的要素で悪化する痛み」であり，慢性化するほどその割合が増すと考えられている．このように，慢性化した痛みは単に組織の損傷や障害の変化に応じて起こるだけでなく，疲労やストレス，睡眠障害，気分の変化，気圧や気温の変化などのさまざまなファクターが痛みに関与し，悪循環を形成していることが知られている．そのため，慢性化した痛みでは，①痛みの原因に対する治療やケア，②痛みを悪化させるさまざまな因子に対する治療やケアの2つに分けて，アプローチを行わなくてはならない．

痛み診療では，急性痛の患者には主に感覚的要素に対して，慢性痛の患者には感覚的要素

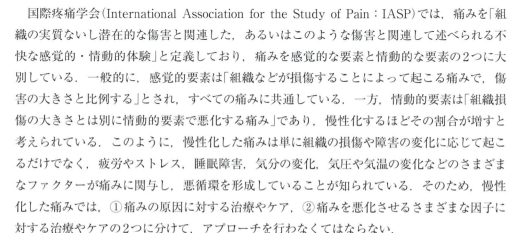

と情動的要素の両方に対してアプローチする必要がある．しかしながら，外来診療では痛みの原因に対する治療やケアなど，感覚的要素が中心となることから，急性痛の患者へは適切に対処できても，慢性痛の患者では痛みを悪化させるすべての因子（情動的要素）に対応することは不可能であるため，なかなか患者から満足感が得られにくい．したがって，外来では慢性痛患者のあらゆる痛みにまでは対処できないことを理解してもらったうえで，情動的要素を解決するための方法を患者に伝えていく必要がある．外来診療の短い時間で専門的な患者教育を行うのは難しいので，自分自身で身体を管理・ケアする能力，「セルフケア力」を身につけてもらえるよう指導する．

セルフケアとは

セルフケアという言葉には，自分自身で症状をケアするという意味だけでなく，症状を悪化させないためにコントロールするための能力であるセルフマネジメントが含まれている．そのため，セルフケアとセルフマネジメントには重なる部分も多く，方法に関しては厳密には区別できない．さらに，必要とされるセルフケアの能力は，病態や症状だけでなく，天候や居住環境，さらには時間や経済力などによって大きく異なる．したがって，いつでもどんな場面でも対処ができるように，できるだけ多くのケア方法を知っておく必要があり，それらの総合的能力を「セルフケア力」と呼んでいる．

セルフケア力は，どのようなセルフケア方法があるのかを理解している知識力と，それを実際に利用できる実行能力とに分類されているが，その学習方法はまったく異なる．知識力は医療関係者から教わることで上昇し，患者同士が体験を語ることで実行能力が上昇するとされている．そのため，セルフケア力の定着には，「知識を習得する学習の場」と「患者同士が成功体験を語らう交流の場」が必要不可欠となる．

一般的に外来は知識力を向上させるための学習の場であり，そこで教える知識は，①痛みの原因に対するケア，②痛みを悪化させるさまざまな因子に対するケアの2つに分かれる．①には変形性膝関節症患者の大腿四頭筋訓練や，肩関節拘縮患者へのCodman（コッドマン）体操[注1]などが該当する．これらについては成書などに譲り，本項では②を詳しく解説する．

セルフケアの原理

痛みの悪化には，「感覚」と「思考」のバランス異常が関与していることが多い．セルフケアはこのバランスを整えることが最大の目的である．その方法は多彩だが，大きく分けると，

注1 Codman体操：Ernest Amory Codman（アメリカ，1869〜1940年）が推奨した肩関節の拘縮に対する自己訓練法で，振り子体操とも呼ばれる．健側の手をテーブルに乗せ，体幹を前屈し，患側の手を大きく振ることで可動域の拡大を図る．アイロンなどの重りを持ち，牽引をかけながら行う場合もある（アイロン体操）．

感覚系(視覚:園芸・絵画,聴覚:音楽,嗅覚:アロマテラピー,味覚:食事,触覚:マッサージ・運動など)と思考系(認知行動療法,瞑想,笑い,会話など)の2つに分類される.すべてのセルフケアがいつでも有効というわけではないことから,自分自身の状態に応じて適切なケア方法を利用できる能力が重要となる.

たとえば,「腰が痛い」や「手がビリビリする」のように痛みの感覚に重きが置かれているときは,感覚系にバランスが偏っているため,瞑想や会話といった思考の部分を増やすことで,感覚に集中させないようにする.逆に,「将来が不安だ」「痛みさえなければ……」のように思考系にバランスが傾いている場合は,音楽を聴いたり,においを嗅いだり,身体を動かしたりと,感覚(五感)の部分を増やすことを心がけ,感覚を高めることが大切となる.このように,痛みは「感覚」と「思考」のバランスで成り立っていることから,それぞれに対応するケアを自分なりに探しておくことが何よりも肝要である.

ただし,セルフケアの基本は,ケアの方法を覚えることではなく,自分自身の身体変化にいち早く気がつき,対応する能力を備えることである.そのため,身体に表れるさまざまなサインを理解する必要があるとともに,セルフケアを通じて,自分が「感覚」と「思考」のどちらに傾きやすいのかを知ることが大切である.なお,ここでいう身体のサインとは,「熱がある」「血液検査で異常値となる」などの一元的な変化ではなく,「身体が硬くなる」「表情がこわばる」「イライラする」など,疾患とは直接関係ないような些細な身体変化のことも含む.こういった身体のサインを日頃から読み取り,どのように解釈し,対処していくかがセルフケアの重要なポイントとなる.

さらに,学習した知識をセルフケアとして活用するためには,得た知識を自分なりにアレンジできる実行能力が欠かせない.セルフケアのやり方は,症状や患者の状態ごとに異なることから,同じような症状をもつ患者同士が体験を語り合うことで,お互いの成功ポイントや問題点に気がつくこともある.したがって,セルフケアの知識を教えるだけではなく,定期的に患者同士が交流を深める機会をつくることも,知識の定着には必要不可欠な作業である.

どのようなセルフケアを指導すべきか?

セルフケアの方法はさまざまであり,どの方法が患者に一番最適かを導き出すことは難しい.だが,そのなかにもセルフケア力の基盤となるような中心的なケアがあり,それぞれのセルフケアが同等の価値をもつわけではない.とくに欧米ではセルフケアの研究が進み,慢性的な痛みに対するセルフケアとして,エビデンスが確立されているものも多い.具体的には,患者教育(痛みへの理解),運動,認知行動療法(考え方)の3つで,ランダム化比較試験(randomized controlled trial:RCT)などでその効果が検討されている[3].よって,この3つのケアを中心にセルフケアを構築していくとよい.

一方,日本においては,セルフケアに関する研究はそれほど多くないが,筆者らが行った

調査[3]によると，慢性痛患者の約70％が何らかのセルフケアを行っているという事実がある．しかし，その内容は，入浴やストレッチ，睡眠への工夫などが中心で，エビデンスレベルの高いセルフケアはほとんどなされていない[3]．さらに，日本には正しいセルフケアを教えてくれる指導者がいないことから，専門的なセルフケア教育が行われておらず，患者が実施しているセルフケアの大部分は，雑誌やテレビなどの情報をもとに自分なりにアレンジした自己流のものである．よって，どんなに素晴らしいセルフケアでも，症状の悪化を経験すると恐怖体験と強く結びついてしまうので，たった一度の失敗がそのセルフケアの中止へとつながる．とくに痛みという感覚は，恐怖や不安に直結し，その後のセルフケア行動を大きく左右する．そのため，「患者教育(痛みへの理解)」「運動」「認知行動療法(考え方)」という3つのケア中心に，正しいセルフケア方法を，知識としてではなく，体験学習することが何よりも大切となる．

E 慢性痛患者に必要な3つのセルフケア

① 患者教育（痛みへの理解）

セルフケアを学ぶ前に，なぜセルフケアが必要かという「痛みへの理解」が欠かせない．とくに，患者は風邪などの急性疾患をしばしば経験し，その経過や治療などもよく知っていることから，どんな疾患も同じように対処可能だと考えがちである．そのため，急性疾患と慢性疾患では病気に対する考え方や対処方法が大きく異なることを理解する必要がある（表16-1）．

急性疾患は一般的に時間とともに解決するので，病気を排除するための病院での治療が中心となり，安静が基本である．しかし，慢性疾患では時間の経過はあまり関係なく，原因に対する対処だけでは解決できないことから，病気とつき合っていく姿勢が大切で，セルフケアが求められる．そして，慢性化・難治化した痛みでは，痛みの原因自体の変化だけでなく，ストレスや筋緊張，睡眠障害，うつや不安，疲労，感情の問題などが，痛みの度合いに強く影響する[4]．これらは「痛み」という火を燃やす油のような役割を果たしており，痛みの原因をいくら小さくしても，疲労や感情の問題などの油を注いでしまえば，容易に火が燃えさか

表16-1 ▶ 急性疾患と慢性疾患の違い

	急性疾患	慢性疾患
経　過	時間とともに改善	時間とは関係ない
治療方針	原因に対する治療	原因が複数あるため明確な対処法はない
対処法	安静 病院に行く	安静は禁忌 病院だけでは解決しにくい
考え方	病気の原因を排除	病気とつき合う
経　験	頻　繁	ま　れ

ることとなる．そのため，慢性痛や難治性疼痛患者において，痛みに変化をきたした場合は，その理由が明らかでない限り，まずこれらの因子が痛みに大きく関与していることを患者に理解してもらったうえで，それぞれに対するアプローチを考えることが望ましい．

　ストレスや軽度うつの改善には運動が重要であることが知られているが，運動は睡眠や筋緊張の緩和にも影響を及ぼす．したがって，運動を中心にセルフケアプログラムを構築するとよい．ただし，痛みの中心が「感覚」か「思考」のどちらに傾いているのかによって，行うセルフケアは異なる．それを見分けることができないと，セルフケアが逆効果に働く可能性もあるので，医療関係者は「感覚」と「思考」のどちらに原因の中心があるのかを見極め，適切なセルフケアを指導する必要がある．なお，一般的に筋緊張や疲労などは感覚系が強く，ストレス，睡眠障害，うつや不安，感情の問題は思考系が強いと考えられている．

ii　運　動

　前述のとおり，セルフケアのなかで，運動のエビデンスレベルは高い．運動はうつやストレスの改善に効果があることがさまざまな臨床試験から報告されている．その多くが，週に2～3回，1回30分程度の軽度～中等度の有酸素運動，さらには筋力トレーニングやストレッチなどとの組み合わせが有効としているが，高齢者や慢性痛患者ではそういった理想的な運動が行えないケースも少なくない．とくに，"動いたら痛くなった"という経験をもつ患者には，「運動をしましょう」というアドバイスだけで運動を実践してもらうことは難しい．そこでポイントとなるのは，①運動を行っても痛みは悪化しないという経験をしてもらうために，医療関係者の立ち会いのもとで運動してみること，②患者ができる運動を探すことである．もちろん有酸素運動ができればベストだが，何も行わないよりは簡単にできる運動から取り組むべきである．

　なお，慢性痛患者の思考パターンには，「安静が1番の薬である」「動くと痛みが悪化する」と考える"安静タイプ"と，「がんばって，より長く強い運動を行わないといけない」「先生からいわれたとおり，必ず◯分は運動しないといけない」と考える"過活動タイプ"のいずれかが多い．前者に対しては身体を動かすさまざまなセルフケアのアイデアを出すことが，後者では自分の身体状態に応じて運動量を調整する気づきの能力が必要となることから，運動指導とあわせて，患者の思考パターンを見分けたうえでアドバイスすることが重要である．

　筆者らは，痛みが強い場合，まずストレスと深い関係のある抗重力筋のなかから，痛みを伴わずに運動が行えそうな筋肉を選び，そのストレッチを1日10回・1セットとし，計3セット行うことを提唱している(図16-1)．また，ストレッチが無理なくできるようになったら，次の段階として，拮抗筋を鍛えるエクササイズを実施するよう推奨し[5]，この運動を3ヵ月ほど続けることで，痛みやQOLが改善することを確認している．ただし，最初はストレッチから始めることが大切であり，ある程度痛みがコントロールできてから筋肉トレーニングを行うことをお勧めする．

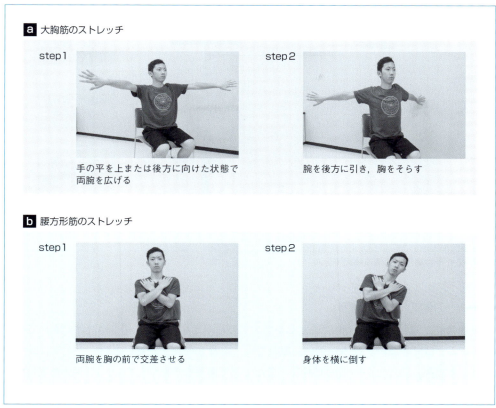

図16-1 ▶ 抗重力筋のストレッチ

ⅲ 認知行動療法（考え方）

　ある物事を「肯定的に捉えるか」「否定的に捉えるか」で感情も大きく異なることから、まず物事の捉え方の重要性を患者に理解してもらうことが大切である。たとえば、痛みが強いなかで旅行に行ったとする。「旅行に行けたことで自信がついたし、きっとよくなる」と感じる患者もいれば、「旅先でたくさん動いたから、きっと痛みがひどくなる」と考える患者もいる。悪化するかもしれないと否定的に捉えると、破局的な思考に至って、不安や恐怖を覚える。そして警戒心を抱くことでうつや動かなくなるといった結果を招き、それがさらに痛みの悪化をもたらす（図16-2）。

　同じ事実でも、捉え方が変われば身体の反応も大きく異なる。したがって、診療のたびに患者の思考の流れを確認すること、また思考の選択肢を必ず複数もつ（具体的には、悪い選択肢が浮かんだら、その逆の選択肢も考える癖をつける）ことが望ましい。

　さらに、患者の思考パターンが、前述の"安静タイプ""過活動タイプ"のどちらなのかを見極めることも大切である。そうやって患者の行動特徴を知り、それらも加味したうえで日常生活のペース配分を決める必要がある。

Ⅰ ▶ 整形内科に必要な知識と技能

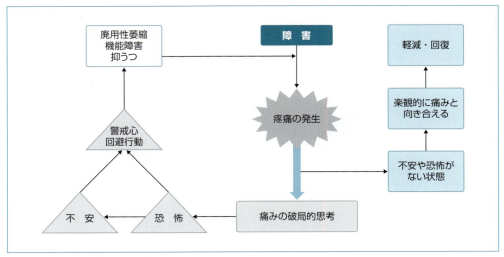

図16-2 ▶ 慢性痛患者の痛み破局モデル

ⅳ その他のセルフケア

　患者教育，運動，認知行動療法はセルフケアの基本となるが，この3つだけですべてを解決することはできない．痛みが強い，眠れない，おなかの調子が悪いといったときにはマッサージや指圧，灸などが効果的である．また，家で簡単な運動がしたい，リラックスしたいときなどはヨガや瞑想，呼吸法などがふさわしい．このように，目的に応じてセルフケアも異なる．さらに，セルフケアには好き嫌いがあることから，患者の特性を考えながら指導していくことが望ましい．

　患者教育，運動，認知行動療法以外に，慢性痛に対するエビデンスがあって推奨度の高いセルフケアとしては，ヨガと温泉があげられる．また，温熱刺激，音楽，マッサージ，アロマテラピーなどにも，痛みやQOL改善に効果があったとする報告もあるが，研究数も少なく，現時点では勧奨する根拠は少ない．ただし，筆者らが行った検討では，森林浴や笑い，アロマテラピーやヨガ，ツボ刺激の方法などを複合的に教えるセルフケアプログラムを実施したところ，痛みやQOL，さらには不安やうつ症状の改善が得られた．この結果から，単独では効果が認められなくても，複数を組み合わせることで有効となる可能性が示唆され，今後さらなる検証が求められる．

おわりに

　近年，慢性痛，なかでも筋骨格系の痛みが社会問題となっており，医療費をはじめ，多くの社会的損失が報告されている．しかしながら，慢性化した痛みは，原因に対する治療だけでは対処が難しく，痛みを予防・悪化させないためのセルフケアが不可欠となる．それにもかかわらず，慢性化した痛みのセルフケアを正しく理解している患者は少なく，外来診療を

通じて，正しいセルフケアの知識について患者に伝えていく必要がある．とくに，「患者教育」「運動」「認知行動療法」の3つは大切な要素であり，今後の医療費抑制のためにも，何回かの診療に分け，患者に1つ1つ理解してもらう努力が欠かせない．

参考文献

1) 厚生労働省：平成25年 国民生活基礎調査の概況．
   http://www.mhlw.go.jp/toukei/list/saikin/hw/k-tyosa/k-tyosa13/index.html
2) 田倉智之：慢性痛みに対する診療技術の医療経済的な評価価値の研究．厚生労働省科学研究費補助金（慢性の痛み対策研究事業）23年度（分担）報告書, 1-13, 2012.
3) 伊藤和憲：慢性痛患者のためのセルフケアガイドラインブック．平成24年度厚生労働省科学研究費地域医療基盤開発推進研究事業補助金報告書, 1-24, 2014.
4) ケイト・ローリッグ, 他（著）, 日本慢性疾患セルフマネジメント協会（編）, 近藤房恵（訳）：病気とともに生きる―慢性疾患のセルフマネジメント, 日本看護協会出版, 東京, 1-11, 2008.
5) 伊藤和憲：痛みが楽になるトリガーポイント ストレッチ＆マッサージ, 緑書房, 東京, 28-33, 2013.

（伊藤和憲）

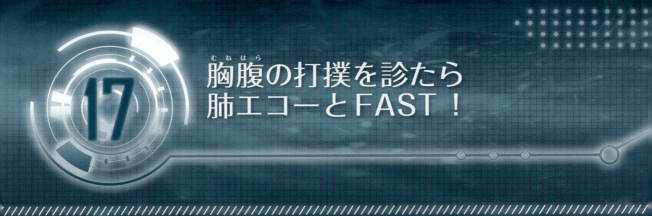

17 胸腹の打撲を診たら肺エコーとFAST！

はじめに

　肋骨は左右合わせて24本あり，気道・呼吸・循環の要となる胸腔内の肺と心臓を取り囲んでいる．肋骨が形成する胸郭はまさに体幹を守る盾ともいえる存在である．一方，腹腔は体の前面では乳頭にまでおよび，腹腔内臓器もやはり肋骨に守られている．すなわち，胸腹部の打ち身を診たら，肋骨骨折と内臓の損傷を常に念頭に置き，肺エコーとFAST (focused assessment with sonography for trauma) までチェックする習慣を身につけたい．

 肋骨骨折の検索

　打撲に限らず，咳やくしゃみでも肋骨骨折は起こり得る．肋骨骨折は3D-CTでは明瞭に診断できるが，X線ではわかりにくいものも多い．だからといって，軽度の打撲やくしゃみごときの肋骨骨折疑いでルーチンにCTを撮るわけにもいかない．そこでエコーの出番となる．実際，胸骨・肋骨骨折の診断にはX線よりもエコーのほうが有用であるとされている[1]．高周波リニアプローブを用いて肋骨に平行あるいは直行するように観察すると，骨表面の段差，同部位の血腫，プローブ圧迫による痛みの誘発・動揺を確認できる（図17-1）．

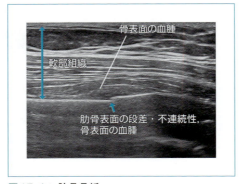

図17-1 ▶ 肋骨骨折
骨表面は高輝度の線状陰影として観察されるが，骨折部では表面の連続性が途絶し，段差が生じている．また骨折部の表面に低輝度の血腫形成と周囲組織の腫脹を認める．

B FASTをしよう

　現在,『外傷初期診療ガイドライン』は国家試験にも出題され,医師だけではなく医学生にとっても常識となっている.外傷患者を診る場合,まず気道・呼吸・循環などの生理学的異常から評価して蘇生処置を行う.このなかで,循環の異常に対する出血源検索としてFASTが行われる.FASTは主に胸腔,腹腔,心囊など,体腔内のecho free spaceの存在から出血を疑うもので,YESかNOかで判断できるお手軽なエコー手法であり,最近はテレビの医療ドラマでも必ずといってよいほど出てくる.筆者は,胸腹部の打撲では,経時的変化のコントロールとして初診時の状態を把握したうえで,たとえ異常所見をみつけられなくてもよいので,必ずFASTを実施するよう研修医に指導している.

　ここでは,胸腔内の微量の液体貯留を検索するための横隔膜の描出のしかたのみ紹介する.側胸部で下位肋骨に平行にプローブを当てて肝臓または脾臓などの実質臓器を探すと,臓器の頭側に高輝度の線状陰影を認める.これが横隔膜である(図17-2).この場所では,吸気に伴い肺が画面を覆ってカーテンがかかったように臓器がみえなくなったり,呼気により臓器が現れたりするcurtain sign(正常所見)が繰り返される.仰臥位だと,通常は胸腔の背側では脊椎を観察することはできないが,胸水があるとこれをウィンドウとして,その背側にある脊椎がみえるようになる(spine sign,図17-3).坐位の場合には,重力に従って液体は背面・下方に移動するので,背側を探すとよい.紙面の都合でFASTに関する詳細は成書を参考にされたい[2].

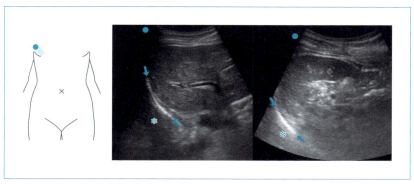

図17-2 ▶ 横隔膜の観察(画像は健常例)
肋骨の間にコンベックスプローブを当てて実質臓器を探すと,実質臓器の頭側に高輝度線状陰影がみられ,これが横隔膜(→)である.仰臥位では,横隔膜より頭側・背側部(＊)に胸腔内の液体貯留を認めやすいため,この部位をよく検索する.

I ▶ 整形内科に必要な知識と技能

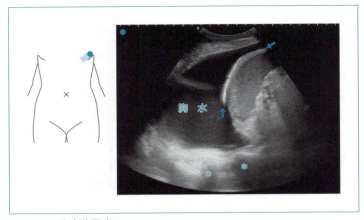

図17-3 ▶ 胸水貯留時のspine sign
横隔膜(→)の足側に脾臓，頭側に胸水の貯留を認める．胸水の存在により，通常は実質臓器の下方にしか観察できない脊椎とその音響陰影(＊)がみられるようになる．これをspine signと呼ぶ．

肺エコーも必ず実施しよう

　FASTは主に循環血液量減少性ショック，すなわち出血を検索するものである．一方，心臓周囲の液体貯留は，心タンポナーデつまり閉塞性ショックを呈する．外傷に伴う閉塞性ショックとしては，緊張性気胸があげられる．しかし，こちらはFASTで検索すべき疾患に含まれておらず，視診・聴診・触診などの身体所見とバイタルサインから診断すべきとされている．液体だけではなく，空気の貯留もエコーでみえないものだろうか？ 筆者の疑問を解決してくれたのが"肺エコー"であり，海外では気胸検索を含めたFASTのことをextended FASTと呼ぶ[3]．

肺エコーが正常なら"そこ"に気胸はない」といい切れる

　肺エコーで用いるプローブは観察深度に合わせて選択する．気胸では胸膜の観察が中心となるので，高周波リニアプローブがよい．一方，血胸など，深部の検索にはコンベックスプローブやセクタプローブが優れる．

ⓘ bat signがすべての基本

　まずは肋骨に直行させるようにプローブを当て，画面に2つの肋骨像とそれをつなぐ高輝度の胸膜を描出する．これはコウモリが羽を広げたようにみえることからbat signと呼ばれている（図17-4）．

17 胸腹の打撲を診たら肺エコーとFAST！

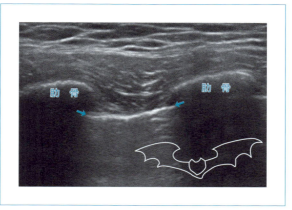

図17-4 ▶ bat signと胸膜の動き
肋骨を目印にすると，高輝度線状陰影の胸膜（➡）の高さが容易に判断できるため，まずはbat signの描出に慣れることが重要である．心拍動と同期する速くて小刻みな動きがlung pulse，呼吸に連動する大きくゆっくりとした動きがlung slidingである．いずれも臓側胸膜が観察部位直下にある（＝気胸がない）証拠となる．

ⅱ 胸膜が動いていれば気胸は除外できる

　胸膜には体幹側の壁側胸膜と，肺実質側の臓側胸膜とがあり，通常は密に接している．正常な患者ではbat signとして描出した胸膜を観察すると，水平方向に動いている．心拍動によって揺さぶられることで生じる小刻みな動きはlung pulseと呼び，脈を触れれば連動していることがわかる．また，呼吸に伴って肺が膨張・収縮するときには，呼吸リズムと同期して動き，水平方向へのスライドが大きくなる．これはlung slidingと呼ばれる．いずれかの動きを確認できれば，その部位での気胸は「ない」といい切れる．気胸の検索は，診察体位で最も高い部位（仰臥位なら前胸部）から始めるとよい．この除外診断ができる利点は大きい．

ⅲ 胸膜の動きがなければ気胸を疑い範囲を調べる

　気胸の場合，胸壁（壁側胸膜）と肺実質（臓側胸膜）の間に気体が貯留する．超音波は組織から気体へと通過できず，ほぼ100％反射してしまう．このため，気胸時には臓側胸膜を観察できなくなる．つまり，正常時には互いにこすれ合う壁側・臓側胸膜の両者がみえていたのに，気胸が起こると壁側胸膜しか観察できなくなるというわけである．結果としてlung pulseもlung slidingも認めず，胸膜が静止してみえる．

　したがって，胸膜が動いていなければ，気胸を強く疑う．ただし，肺嚢胞などによる胸壁の癒着がある場合にも同じような所見となるため，確定診断には範囲を検索していく必要がある．スキャン部位を変えて，どこかに胸膜が動く部位がないかを探す．もしも，呼吸性に胸膜がスクリーン内に現れたり消えたりする部位がみつかれば，そこはlung pointと呼ばれ，

I ▶ 整形内科に必要な知識と技能

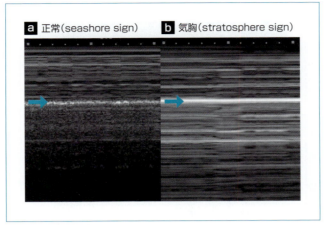

図17-5 ▶ Mモードの比較
正常な場合，軟部組織と肺実質部は胸膜（→）を境として波と砂浜のようにみえる（seashore sign）（ⓐ）．気胸では，多重反射によるアーチファクトによって，すべてが波のようなバーコード状になる（stratoshere sign：ⓑ）．

気胸と確定診断できる．気胸の範囲を調べ，検査の追加，ドレーン留置，専門科へのコンサルトなどを行うことになる．

ⅳ Mモードで1枚の絵として判断する

Mモード（motion mode）で胸膜にカーソルを合わせると，正常像と気胸像では顕著な違いが現れる（図17-5）．正常像では，動きのない軟部組織は水平の線状となり，胸膜以下の深部は動きを伴うアーチファクトによって砂粒をちりばめたようにみえる．これをseashore signと呼ぶ．一方，気胸像では画面が静止しているように観察され，すべてが横線となり，あたかもバーコードのようにみえる．この所見は成層圏を意味するstratosphere signといわれる．これも気胸を強く疑う所見の1つである．

いかがであろうか？ 肺エコーは細かい計測など何も必要なく，プローブを「当てて，見るだけ」で正常・異常を判断できるYES/NOエコーである．しかも必要に応じて何度でも繰り返せるため，被曝することなく経時的なフォローアップも可能となる．

少なくとも，「現時点で処置を要するような気胸がない」と除外診断できることは日常診療の大きな助けとなるだろう．また，外来で行う体幹の神経ブロック注射や中心静脈穿刺の前後に肺をスキャンすることで，自らの手技によって気胸が発生してないことをX線撮影なしで確信できる優れた手法なのである．知っているのと知らないのでは大きな違いがあり，もう少し詳しく学びたい方は，ぜひ，成書[4]に当たるなり，ワークショップ[5]に参加するなりしていただきたい．

参考文献

1) Griffith JF, Rainer TH, Ching AS, et al：Sonography compared with radiography in revealing acute rib fracture. AJR Am J Roentgenol, 173（6）：1603-1609, 1999.
2) 鈴木昭広：すべての基本！ 入門に最適！ FASTを必ずマスターしよう．あてて見るだけ！ 劇的救急エコー塾, 第2版, 鈴木昭広（編）, 羊土社, 東京, 14-22, 2014.
3) Kirkpatrick AW, Sirois M, Laupland KB, et al：Hand-held thoracic sonography for detecting post-traumatic pneumothoraces：the Extended Focused Assessment with Sonography for Trauma（EFAST）. J Trauma, 57（2）：288-295, 2004.
4) 鈴木昭広：こんなに役立つ肺エコー——救急ICUから一般外来・在宅まで——, 第3版, 鈴木昭広（編）, メジカルビュー社, 東京, 1-2, 2015.
5) ABCD sonography 肺エコーのワークショップ情報
http://abcd-sonography.org/

〈鈴木昭広〉

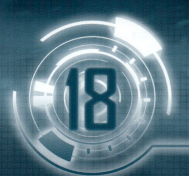

18 「治らない痛み」と向き合う心理療法

はじめに

　今世紀に入って，地球規模の大規模災害やテロ，戦闘行為など，日常の在り様に大きな影響を与える事象が頻繁に起こり，現代人は脅威にさらされ続けている．そうした背景からか，ますます変化をおそれ，変化の兆しに過敏に反応し，平穏を求めるようになった．この時代の人類は，歴史上最も変化を好まない心性を共通にもっているように思われる．だからこそ逆に「革新」という言葉がもてはやされる……．これは影の顕在化といえる．

　変化に対抗して，その周辺には「もとに戻す」動きが生じる．すなわち，実際には変化を容易に許さない[1]．だからこそ，変化(個人レベルの変容＝自己実現)への可能性を具体的な技法をもって守ること(変化の場を提供し続けること)が，本来の(河合隼雄が求めた心理臨床家養成過程を経験した)心理臨床家の存在意義であった(そのような存在として現場に貢献し続けることが心理臨床家の仕事であると，筆者も自覚している1人である)．

　しかしその後，わずか数年で，心理臨床家にも時代の流れのなかで変化に敏感に反応して時代とともにあろうとする人々が現れ，存在理由まで変化するに至り，フィールドの多様性のみならず，背景としての思想性・哲学まで分化しているのが現状である．具体的には，無意識を視点としつつ，"たましい"の癒しにかかわる職人技を訓練で獲得している心理臨床家と，意識に視点を置き，わかりやすく扱いやすい部分を知識として学んでマニュアル的に対応する認知行動療法家の，2つのタイプに分けられる．心理職として期待できる仕事の中味が，それ相応に異なるのは当然である．

　2015年9月に国家資格(公認心理師)が成立したことで，とくに医療現場では，将来的に心理職に期待されることは均一になるであろう．すなわち，誰が対応しても同じ結果が得られるという利点が生じる．というのも，民間資格(公的な身分資格ではある)の臨床心理士に対しては，職人技なので，どのような仕事を託せるか不明確極まりないという誹りも受けたからである．しかし心理臨床家とは，もともと「何ができるか」ではなく「どのように存在するか」に力点が置かれていた[2]．存在のしかたを訓練で獲得するには長い時間を要する．こうした背景からは，国家資格化を望まぬ者もいたのである．

　ともあれ，前述のとおり，将来的に国家資格によって約束される公認心理職者の仕事は明確かつ均一な部分に限られることになる．いまのところ，心理臨床家と認知行動療法家の両者が混在しているので，医師が心理職をどのように利用するかは，個々の出自・能力をみて

判断されたい．ちなみに，以下は職人としての訓練を受けた心理臨床家に期待できる内容である．参考になれば幸いである．

① 医師の求めと患者本人の同意があれば，心理療法によって医療に適切につなげることができる
② 患者の「心理的な課題」を明確に言語化し，周囲の援助者（医療者，家族）の対応について適切なアドバイスをすることができる
③ 今後，患者の周辺で起こり得る対人関係の問題を予測し，それに対する適切な対応を周囲の援助者（医療者，家族）にアドバイスをすることができる
④ 今後，患者の周辺で起こり得る対人関係の問題などに対して，心理療法により変化をもたらすことができる
⑤ 患者の周囲の関係者や家系的な課題はもちろん，場合によっては当該施設が内包する課題や地域の課題および時代が抱える課題を予測可能である
⑥ 必要に応じて投映法の心理検査・描画などを駆使して，患者の心理的な側面の理解を深め，周囲に情報を提供することができる
⑦ 患者の予後について，心理的な側面（身体とかかわる無意識的な部分）から予測することができる
⑧ 医療者側の患者対応に関する不安感やストレスに対し，心理療法や相談活動を通じて適切に対応することができる

なお，これらは独立開業の心理臨床家なら担保される項目が多いだろう．これから施設に心理職を導入されるのであれば，最初から複数の心理臨床家を採用するほうがよい．単独では質を担保できないからである．その理由は筆者自身が何度か述べてきた[3]．また同様に，身体を「露出した無意識」と表現して，心と身体の関係についてもたびたび述べてきたことである[4〜7]．それらは本項の背景になっているが，今回は言及しない．本項ではいくつかの事例をもとに，上述の内容を具体的に説明してみる．

A 心理臨床家の在り方

心理臨床家が勤務していた，とある一般病院における，「神の手」と称される外科医の話．ある日他院からの紹介で肝臓がんの患者が来院した．紹介理由は，「切除術が困難な部位に腫瘍があるが，切除以外に治療困難で，このままでは余命数ヵ月と考えられたために，当該の外科医の腕に最期の望みを託した」というわけであった．そうして，数ヵ月かけて「段階的な（手術を含む）治療」が計画的に行われ，周囲の者が彼の「腕」に惚れ惚れするほど見事な成果を得て，また医師自身が大変な満足感で見送るなか，ついに退院することになる．そして，

患者は自ら軽ワゴン車を運転して自宅へ帰る途中，センターラインを越えて暴走してきた車と正面衝突，患者はほぼ即死状態であった．かかわったすべての医療者が，報告を受けて凍りついた．当該の外科医は心理臨床家のもとへ来て，「オレはいったい何をしたのだろう」といって，自らの両の手を眺めながら頭を抱えたという．

　心理臨床家の多くに当てはまるスタンスや考え方がある．上述のエピソードを彩る背景と地続きであるが，それは，現状への態度である．すなわち，具体的には何もしないのだが，「現状が当人(自分自身も含めて)にとってどのような意味をもっているのか」について考えるというのが，われわれの仕事である．だからこそ，現状を簡単に変えようとはしない．

　端的にいうと，医療機関(には限らない)での心理職者(臨床心理士，心理療法家，カウンセラーなど)の態度はほかの医療関係者とは異なり，1人だけ「目の前の患者にとって，病気が(あるいは症状が)なくなるということがよいとは限らない」と，別の方向を向いていることになる．とくに「アクションを起こさない」という存在のしかたが，この態度であり続けることを守っているといえる．患者を含む皆が，「治ったほうがよいに決まっている」と考えているなかに，1人だけ「治ること」が本当によいのかと考える面倒くさいスタッフが存在するわけである．「治癒」という目標に向かってチームが邁進しているときに，別の方向を向いている者がいることに大きな意味があるからだ．一般的な考え方からは，「心理臨床家はアクションを起こさない人」という共通認識がなければ許しがたいほどの危険な存在にみえるだろう．

身体症状に向き合う

　筆者が学生相談室に勤務していたときの話．1階が医務室，2階が学生相談室というつくりで，1階は開放的で入りやすく，2階は間口も狭く少々入り難さがある．そんなところに，ある日，男子学生が腹痛を訴えてやってきた．医務室ではなく学生相談室へである．もちろん拒まない．「どうぞ」と招じ入れて話を聞く．たしかに腹痛と聞いたはずだったが，さまざまな話をする．授業の話，友人の話，家族の話．その背景にずっと「腹が痛い」がある．30分ほども経った頃，腹を押さえながら「こんなふうに痛い」と痛みの感覚を説明してくれる．こちらもついつられて「どんなふうに痛いのかな」と想像してみた．少し経って，筆者自身に腹痛が起こった．面接中であったからだろう，素直に「あぁ，こんなふうに痛いのだな」と思った．

　普通に考えれば，「腹痛」が主訴なら階下の医務室に行くべきだし，どんなふうに痛いのかなどと考えても意味がないし，不思議なスタンスであるに違いない．しかし，われわれ心理臨床家は「痛み」もほかの「身体症状」も，いわゆる「たましいの訴え」として話を聴いて心を動かしている．特別な「痛みへの心の備え」を助言するとか「痛みをなくす」方向には心があまり動かない．

　心理臨床家としての「心得」があるとすれば，それは訴えに向き合う(真っ直ぐに受けとめ

る）ことであろう．"向き合う"とは，「痛み」の訴えに対しても，それをなくすとか改善するとか，もとに戻すとか考えるのではなく，「痛いを生きている」目の前の人の生きざまに向き合うといえる．ただ真っ直ぐに向き合って，ともにその意味を考える――「いまある状態には意味がある」と考えてみるのである．「治らない痛み」があるとすれば，それはたとえば背景に「治らない心の傷」が隠れているのではないかと考えてみるのである．その際，解釈や方向性の指示などの言語化は必要ない．というより禁忌である．

　訓練を受けた心理臨床家の存在によって，クライエント自身の心の深いところでの「癒しの仕事」が，自然に始まることになる．「クライエントの心＝たましい」が癒しの方向に動くために，心理臨床家はあえて目にみえる働きかけをしない．現実的に痛みをとる（治療行為を行う）医療者の働きかけには，心理臨床家は（表向きには）参加しないのだ．何度もいうが，だからこそ表面的には，心理臨床家の向いている方向がほかの医療者と真逆にみえる可能性がある．

心の傷の表現として

　ある大学生Ｂ君の話．大学に入って合気道をやり始めた．すると1年生の夏の合宿で右の鎖骨を骨折した．完治して復帰すると，2年生の秋に左膝の十字靱帯，3年生の4月には同じく左膝の内側側副靱帯，直後に左膝の外側側副靱帯を痛めた．安静にして少し動けるようになると復帰し，今度は右膝の外側側副靱帯を損傷した．少し休み，テーピングで復帰．9月になって「傷だらけ」の状態で相談室に自発来談した．就職活動の時期になるが，このままでは十分に動けないと訴える．整形外科医にはもう手術しかないといわれている．しかし，彼自身は医師の勧めに従って根本的な（必要な）「治療」を受けようとしないのである．

　合気道部を「辞めるつもりはない」というＢ君は，同時に人間関係の難しさも抱えていた．彼は，自らの怪我のために「痛めている膝のことで相手にケアを求めており，そのせいで相手が十分に技をかけられないのが申し訳ない」という．そこから心理療法家である筆者のもとに週1回のペースで通うことになった．しばらくして中学生時代の夢を報告する．

　《砂漠を歩いていて，オアシスを探しているがみつからない．そのうち盗賊に襲われて捕まってしまう．後ろ手で縛られたまま，深い奈落に放り出されそうになる》という内容で，この夢を報告したあと，当時のＢ君自身の状況を語った．彼は中学時代，不登校状態だったそうで，理由は先輩・友人とのトラブルだったが，担任も両親もＢ君を信じていない（らしい）とのこと．その件がきっかけでＢ君には，担任はもちろん，とくに両親に対する根強い不信感が生じたようである．数ヵ月間にわたる心理療法の過程で，Ｂ君は，過去の母親とのことや，中学・高校時代のことを語る．時には母親への不信感や担任への怒りなどをあらわにし，涙もみせた．このように，心の癒しが粛々となされていったのである．

　7ヵ月後，Ｂ君は膝の手術に踏み切る決意をする．そして，手術とリハビリテーションの

ための約2ヵ月間の入院でますます内省を深め，年齢相応に成長していく．退院してきたB君は合気道部をあっさりと引退し，教員免許をとって県の採用試験を受けることになった．残念ながら，初年度の採用試験は不合格だったが，次年度には合格し，教員として高等学校へ赴任したそうだ．聞くところによると，B君はその後大きな怪我もなく，熱血教員としてがんばっているようである．

　彼の怪我をどう捉えるか？　感じた痛みとはなんだったのか？　何を求めていたのか？　彼が周りに要求していたのは彼自身への「ケアの心づかい」そのものだったのだから，それこそが彼の求めるものであったと考えるのが妥当である．

　心理臨床家の仕事は，クライエントの心の深層にある目にみえにくい心の傷が，クライエント自身（自我）に気づかれなくとも（意識化されなくとも），自然に癒されていく過程にじっくりと寄り添うことである．そうやって心の深層の傷が癒されると，それまでクライエントの身体があらわにしていた「痛み」は不必要なものになる．B君の場合は，その結果，手術に踏み切って怪我の完治に向けて動き出した．これは自然のなりゆきである．こうした在り方で，医療者に協力するのが心理臨床家である —— というのはいかがであろうか．

身体症状で表現する

　胃が痛いと訴えて，胃部を押さえて転げまわった女性アスリートがいた．検査をしても異常はみられず，医師は首をかしげた．数日後，「足がつる」といって他院を受診し，「疲れでしょう」といわれる．そのまま練習を続けていると，今度は多くの部員の目の前で階段から転げ落ちた．「捻挫」し，痛くて走れないという．しばらくして「捻挫が治り」，走れるようになった日，グラウンドで「目がみえない」と訴えた．それでも関係なく走らされていると，その次は意識を失ってしまった……．数ヵ月をまたず，監督からの勧告もあり，本人は退部していった．それでも仕事は続け，数年後に結婚して退社するまで，仕事中には何の身体症状も現れなかった．

　以上は，日本のトップレベルのある競技チームに所属する入社2ヵ月目のアスリートの退部までの顛末である．乖離的だからこそ，身体（症状）の意味を考えやすいかもしれないが，この場合の身体症状にどのような意味を付すべきかを考察していく．

　最初の「胃痛」だが，彼女には胃潰瘍の既往があったので，体が覚えている反応としての痛みとも考えられる．催眠下では，「身体は反応性の変化を生じさせる刺激に対して，過去に1度でも経験したことがある（身体に記憶されている）反応しか起こさない」のだという．すなわち，刺激部位（鉛筆で触れるなど）に火傷の反応である火ぶくれを起こすような身体的な変化（防衛反応）が生じる現象は，火傷経験がある人にしか起こらないというわけである．よって，このアスリートの場合は，個別の症状の意味というより，身体が表出しやすい反応（記憶にある反応）が生じた，と考えるほうが妥当である．それでも，胃痛に何らかの意味を見

出すならば，"周囲の状況を丸呑みしてはみたものの，消化するのは困難"という状況が彷彿とされる．実際，チームのなかでの彼女は，高校生時代は地域を代表する選手としてプレーしていたにもかかわらず，いざ社会人のトップチームに入ってみると，全く通用しない自分を見出してしまう．県の当該競技団体の協会からの推薦もあって入社したので，辞めるに辞められず，かといって厳しい練習には耐えられず，といった状況が，その後の身体的な症状形成に大きな影響を及ぼしていたように思われた．

第2の「足がつる」「捻挫」は，厳しい練習からの逃避と受け取れるとしても，足元の揺らぎ，しっかりと自分の足で立っていられない状況をあらわにしていると解釈できる．

第3の「目がみえない」にしても，もうすでに入社からここまでの2ヵ月間で惨めな自分自身を味わってきているわけで，そのような自分を「みたくない」という気持ちは十分に理解できる．ただし，チームが「理解できた」かどうかは別である．はたして「理解できた」としても，チームとして彼女にどれほどのサポートができただろう．優勝を目指して戦うチームには，すでに「必要ない選手」になってしまっている彼女は，チームに居場所がなかったのである．

しかし一方で，本人は毎回，熱意を込めて「明日からがんばります！」「自分は気持ちが弱いので，もうこんなことが起こらないように気をつけます．がんばります」と主将らに繰り返していたそうだ．その後，彼女は練習中に気を失ってしまうわけだが，チームとしても，これ以上の彼女への対応は限界という状況になってしまう．臨床心理士も認定スポーツカウンセラーも存在しなかった時代の話である[8]．

心理臨床家の存在のしかた

「自然に生じたことは自然に任せる」というのは，医療の姿勢に全く反することは重々承知している．しかし，心理臨床家のように，変化に対して鈍感な存在は，患者にとって圧倒的な力をもつ医療者の方向性と逆であるからこそ，その意味があるのではないだろうか．目の前で生じている現象に手を加えようとすることは，神に逆らう仕業であるかもしれない．それでも人間は，運命に逆らってもっと生きたいと願うし，痛みをなくしたいと思う．筆者自身も心理臨床家である前に1人の人間として，医学へ大きな期待を寄せている．さまざまな領域で，人類の期待に応えるべき知識や技術が近年飛躍的に向上したのは，革新的な科学技術の発展の恩恵であろう．

とくに医学領域に対する人々の期待がここまで大きく膨らんだ現状というのは，有史以来，人類が初めて経験している事態ではないだろうか．だからこそ，河合隼雄の育てた心理臨床家の存在意義がある．Carl Gustav Jungが，人々がUFOをみる意味について述べたことと等価の状況が世界に生じているのかもしれない．最新医療に寄り添って，影の部分を引き受けることが，医療機関での心理臨床家の仕事であるとするならば，そうした仕事をやり遂げ得る力をもつ心理臨床家を，われわれは本気で育てる必要がある．医療の発展は天井知らず

であり，この動きに応じた影もますます大きくなっていく．おそれを感じながらもついて行くしかないと，今は考えているのである．

参考文献
1) 中島登代子：揺れるこころと心理臨床—揺れる大地と自然のちから．揺れるたましいの深層—こころとからだの臨床学—，山中康裕（監），創元社，大阪，277-288，2012．
2) 河合隼雄：心理療法序説，岩波書店，東京，1992．
3) 中島登代子：心理臨床家の支援—「学校」現場での支援，常葉大学臨床心理事例研究，6 (1)：3-7, 2015．
4) 中島登代子：競技者と風景構成法—絵に表現された『無意識』と『身体』—．風景構成法—その後の発展，山中康裕（編），岩崎学術出版社，東京，183-218, 1996．
5) 中島登代子：心の病とスポーツ．身体教育のアスペクト，身体運動文化学会（編），道和書院，東京，112-113, 1998．
6) 中島登代子：スポーツカウンセリングの専門性．臨床心理学，4 (3)：353-359, 2004．
7) 中島登代子：表現療法としてのスポーツ・身体運動の可能性—身体および体験の意味から—．精神療法，34 (5)：562-568, 2008．
8) 中島登代子：スポーツと心身の癒し．スポーツ学の視点，江田昌佑（監），昭和堂，京都，129-145, 1996．
9) 山中康裕：少年期の心—精神療法を通してみた影，中央公論新社，東京，1978．
10) 長岡由紀子，近藤春香，中島登代子：医療現場における心理職の可能性．健康プロデュース雑誌，3 (1)：39-45, 2009．
11) 山中康裕（編）：心理臨床の広がりと深まり，遠見書房，東京，2012．
12) 中島登代子：心理療法家の養成と訓練，精神療法，36 (3)：317-323, 2010．

（中島登代子）

II
よくある運動器疾患, 疾患ごとの診断と治療

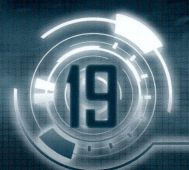

頚診療の基本とよくある頚部痛

はじめに

本書では，新しい知見である「筋膜性疼痛症候群（myofascial pain syndorome：MPS）」などの筋および軟部組織疼痛が大々的に取り上げられている．筋膜性疼痛症候群（MPS）に関連した頚部痛に関してはII-20（p.180）をご参照いただきたい．一方，当然であるが，すべての症状が筋膜性疼痛症候群（MPS）ではない．しかし，多職種で筋および軟部組織疼痛を扱う時代だからこそ，可能ならば局所治療を行う治療家全員が，（最低限"医師"は）基本的な神経学的所見とその解釈を身につけ，筋および軟部組織疼痛に適切に対処できるようになる必要がある．

本項では，急性頚部痛に対する基本的な診療方法と解釈について述べる．

A 頚椎捻挫（むち打ち損傷）

交通事故による頚椎捻挫（むち打ち損傷）は外来ではきわめて多い．イギリスでは，交通事故傷害保険の76％を占める[1]．事故現場で鎖骨より上の外傷をみたら頚椎損傷の可能性を考え，ただちに装具により頚椎を固定し，X線で頚椎損傷のないことを確認してから装具をはずす．頚椎捻挫（むち打ち損傷）は頚椎骨折以外のあらゆる頚部損傷を含み，MRI所見は陰性である．90％は受傷後24時間以内に疼痛が出現する．高齢，低学歴，パートタイム職，頚部痛既往，頚椎捻挫（むち打ち損傷）既往は予後悪化因子となる[1]．初期からの疼痛，強い痛み，頚部圧痛，神経学的欠落所見，上肢放散痛の存在も予後悪化因子である．

治療には，頚椎カラーが広く処方されているが，カラーをつけると，つけない場合よりも症状が悪化したり，遷延化したりするといわれている[1]．受傷後3ヵ月以上，症状が続くケースでは永続的に続くことが多く，受傷者の4.5％は永続的に症状が残る．非ステロイド性抗炎症薬（non-steroidal anti-inflammatory drugs：NSAIDs）は有効だが，慢性期のリハビリテーションにはエビデンスがない[1]．

B 神経分布の覚え方

上肢の神経所見を知覚，反射，筋力の3点から確認する．

- まず横隔膜神経支配はC3（正確にはC3〜5）である．これは漢字の"三"で覚えておく．三

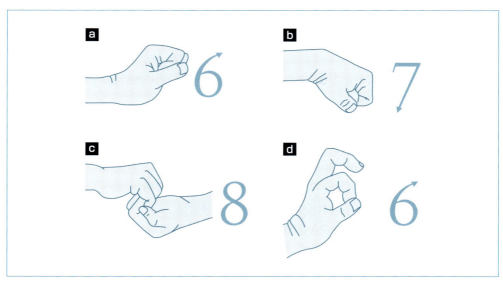

図19-1 ▶ 上肢神経支配

の真ん中の横線が横隔膜，すなわち上と下を分ける横隔膜はC三イコールC3である．
- C4単独支配はない．
- C5神経支配は肩外転と肘屈曲である．両肩をあげてVをつくってみる．Vはローマ数字の5であるから，肩外転（V）はC5と覚えられる．次に手指を大きく広げて5をつくり，思い切って自分の頬を叩いてみる．そうすることで肘を曲げるのはC5だと連想できる．痛さゆえにきっと忘れることはない．
- C6は手首の背屈である．図19-1 **a** のような数字を書くしぐさで覚えておく．
- C7は手首の掌屈と肘伸展である．手首を図19-1 **b** のように掌屈しながら「にゃにゃ（7）」といってみる．肘伸展については肘をシチッ（7）と伸ばすと覚える．
- C8支配は手指の屈曲であり，両手を図19-1 **c** のように組み合わせると8にみえることから連想する．
- T1支配は手指の開閉であり，指の間に1ドル札（T1）を挟むことで覚えられる．
- 知覚神経については，図19-1 **d** のようにOKと指でサインを出したとき（"6"の形になる）にみえるのがC6の知覚範囲である[2]．ただし中指はC7である．母指がC6，中指がC7，小指がC8と一定しており，診断の指標として重要となる．思い出すきっかけはC6のOKサインである．

なお，デルマトームでは上胸部においてC4とT2が接することに注意する！
反射に関しては，上腕二頭筋反射（肘屈曲）がC5，腕橈骨筋反射（肘屈曲＋手関節軽度回内）がC6，上腕三頭筋反射（肘伸展）がC7である．肘前方→手首→肘後方は5→6→7と覚える．

C 症状は頸椎由来か，末梢神経由来か

　正中神経障害や尺骨神経障害は手首より遠位の知覚神経障害であるのに対し，神経根障害では前腕にも感覚障害が起こる．また，前者では環指の真ん中で感覚消失の境界が分かれるが，これは頸椎由来の神経障害ではあり得ない．

　突然の錐体路障害で，一過性に弛緩性麻痺と腱反射減弱を呈することがあるが，この状態でも，病的反射であるBabinski（バビンスキー（ババンスキー））反射は現れる．重要なのは，腱反射の亢進がなくてもBabinski反射が陽性なら錐体路が障害されていると考えることである[3]．

　上肢の腱反射の反射弓はC5〜T1にある．よって両上肢の腱反射がすべて亢進していたらC4よりも高位で錐体路が障害されており，かつ下顎反射が正常なら皮質橋路は障害されておらず，病変は橋より下位と判断できる（下顎反射は両側の皮質橋路が障害されると亢進する）．なお，下顎反射は亢進（＋＋）だけが病的状態で（−），（＋）は正常である[3]．

D 神経根症の診かた

　頸椎は7個，頸神経は8本あるため，頸椎では神経根は同一頸椎の上から出るが，胸椎および腰椎では同一椎体の下から出る．これを「上は上，下は下」と覚える．

　たとえば，C5神経根はC5の上から，L5神経根はL5の下から出る．そのため，C4/5椎間板ヘルニアはC5神経根を圧迫する．

　なお，神経根障害の有無を調べるテストとしてはSpurling（スパーリング）テストがあげられ，頸椎椎間板ヘルニアで椎間孔が狭窄している場合，頸椎を伸展かつ患側へ側屈すると患側上肢への放散痛が出現する．

　神経根症（radiculopathy）の痛みについて，僧帽筋上縁付近の痛みはC5かC6，肩甲骨部あるいは肩甲骨間部の痛みがC7かC8の障害だといわれる[4]．これを覚えるには，肩の上をこぶしで叩いて「5，6」，こぶしを後ろへ回して肩甲骨を叩きながら「7，8」といってみる．さらに，上腕から前腕にかけての外側（母指側）の痛みはC6，内側（小指側）の痛みはC8，後ろ側の痛みはC7の障害とされている．

　神経根症のほとんどは片側頸部痛で発症する．頸部痛が前駆せず，上肢痛やしびれから発症することはまずない．一方，脊髄症（myelopathy）の多くは指のしびれで発症し，頸部痛は伴わない．したがって，指のしびれが主訴で頸部痛の先行がなければ，脊髄症か絞扼性末梢神経障害を疑い，神経根症は除外してよい[4]．

　筋肉のピクピクしたけいれん（筋線維束攣縮）は，神経根あるいは，脊髄前角細胞に病変があることを示し，前角細胞が障害される筋萎縮性側索硬化症（amyotrophic lateral sclerosis：ALS）でもみられる．患者がけいれんを自覚していることも多い．

脊髄症の特徴

脊髄症では，指を閉じても小指が離れてつかない現象がみられることがあり，これを指離れ徴候（finger escape sign）と呼ぶ．ひどくなると環指，中指も離れる．

手掌を下にして，10秒間できるだけ速くグー，パーを繰り返すテストを10秒テスト（grip and release test）という．正常者では25〜30回が平均である（実際にやってみるとよい）が，20回未満のときには脊髄症を疑う．10秒テストは定量的かつ簡単に評価できるので便利である[5]．

脊髄症による手のしびれの範囲は，神経根の圧迫の場合とは異なる．というのも図19-2のとおり，神経根は同一頚椎の上から出るので，たとえばC5神経根はC4/5の変性によって圧迫される．しかし，脊髄レベルでは1椎間上に対応することから，C4/5の変形によって障害されるのはC6脊髄となる．具体的な範囲としては，C3/4間で脊髄が圧迫されると2/3の症例で全指尖がしびれ，C4/5では半分の症例で母指〜中指がしびれ，C5/6だと半分の症例で中指〜小指がしびれる．C6/7では指のしびれは起こらない[6]．C6/7脊髄症では上肢の症状がなく，下肢のみの症状になるので要注意である．

また，機序ははっきりしないものの，脊髄症で多発神経炎と似た両手足のしびれを起こすことがある．よって，両手足のしびれをみたら，脊髄症の可能性を考えることが重要である．Babinski反射の有無に注意しよう．

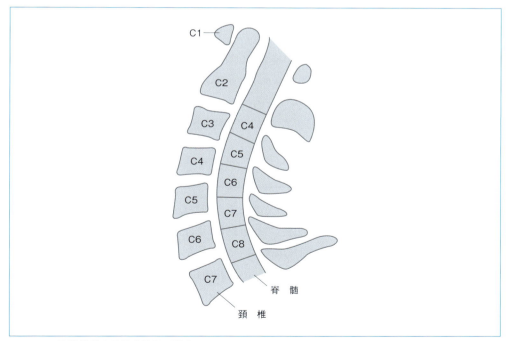

図19-2 ▶ 頚椎椎体と骨髄内神経の関連
覚え方は簡単で，2/3→4，3/4→5，4/5→6と覚える．

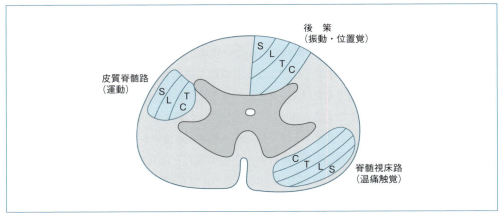

図19-3 ▶ 脊髄視床路，後索と皮質脊髄路
C：頚神経，T：胸神経，L：腰神経，S：仙骨神経．

 ## 脊髄の知覚，運動路

　転倒などによって頚椎が後屈すると，椎体後方の骨棘と椎弓との間で頚髄が挟まれ（pincer mechanism），脊髄中心部が損傷を受けることで両上肢麻痺が起こるが，両下肢は免れる（中心性脊髄損傷）．これは知覚（脊髄視床路，後索）も運動（皮質脊髄路）も，上肢への神経は中心近くに，下肢への神経は辺縁にあるからである（図19-3）．極端な例では，両手は使えないもののサッカーはできたりする．

　Brown-Séquard（ブラウン・セカール）症候群は脊髄の一側全体の障害なので，脊髄の障害側と対側では温痛覚低下，同側では運動麻痺などが起こる．知人の内科医師が脊髄炎によるBrown-Séquard症候群を患った際は，左手で内視鏡を支えられなくなり（運動麻痺），右手では缶ビールの冷たさや風呂の温度がわからなくなった（温痛覚低下）のが初発症状だったという．

 ## 強い頚部痛の鑑別

　髄膜炎の際の項部硬直は，前屈では抵抗があるが，回旋などは制限されない．また，頚椎の突然の激痛の原因として，石灰性頚長筋腱炎は外来では比較的よくみる．これは，C1前面に付着する頚長筋腱の石灰沈着による偽痛風発作である．一方，C2歯突起後方の横靱帯の石灰沈着で起こる偽痛風発作はcrowned dens syndrome（CDS）という．CTで歯突起がちょうど王冠をかぶったようにみえることからこの名がついている．CTにて，環椎前方（石灰性頚長筋腱炎）と軸椎後方（crowned dens syndrome：CDS）を確認する．非ステロイド性抗炎症薬（NSAIDs）により数日で治癒するが，これらをリウマチ性多発筋痛症（polymyalgia rheumatica：PMR）などと誤診すると長期間のステロイド投与につながりかねないので，急

性頸部痛発作ではCTの確認が必要である．

なお，リウマチ性多発筋痛症（PMR）はプレドニゾロン（プレドニン®）10〜20mgで十分有効なはずであり，1週間投与して効かない場合はリウマチ性多発筋痛症（PMR）ではないと思え．プレドニゾロン（プレドニン®）20mg以下で劇的に改善することはリウマチ性多発筋痛症（PMR）の診断基準にも入っている．

また，外来で時折遭遇する小児の炎症性斜頸は従来，環軸椎回旋性亜脱臼とされていたが，最近になって鉤椎関節（uncovertebral joint）[注1]またはLuschka関節の片側の滑膜組織絞扼であることがわかった．MRI冠状断にて，C2/3またはC3/4椎間板片側外側にT_2強調画像で高輝度領域がみられ，その出現側は痛みのある側に一致する．

急性の頸部痛でとくに注意すべき所見を以下にまとめる．

- 項部正中の圧痛 ➡ 頸椎損傷
- ホルネル徴候（眼瞼下垂，縮瞳，顔発汗低下：すべて小さくなると覚える）➡ 頸動脈解離，椎骨動脈解離
- 扁桃腺腫大 ➡ 扁桃周囲膿瘍
- 下顎腫脹，舌挙上 ➡ Ludwig's angina（ルードビッヒアンギーナ）[注2]
- 前頸部正中圧痛 ➡ 急性喉頭蓋炎
- 甲状腺結節，圧痛 ➡ 亜急性甲状腺炎
- めまい，顔面しびれ，失調 ➡ 椎骨動脈解離
- 嚥下痛 ➡ 咽頭膿瘍，喉頭蓋炎，甲状腺炎，石灰性頸長筋腱炎）

頸椎X線のチェックポイント

外傷では，最近はX線でなく最初から頸椎CTを撮ることも多い．多断面再構成（multi-planar reconstruction：MPR）によって矢状断もみることができるからである．

頸椎X線は，外傷では3方向（正面，側面，開口位正面）から撮るのが基本である．頸椎側面写真が重要となるが，頸椎損傷で側面像を撮る場合は，両手を後方へ引っ張り，極力第7頸椎まで写るようにする．椎間板変性などでは，必要に応じて斜位X線像を撮影し，椎間孔を調べる．正面像では必ず肺尖も確認し，パンコースト腫瘍を否定する．すなわちapical cap[注3]

注1 鉤椎関節：1858年にHubert von Luschkaにより発見されたため，別名Luschka Joint（ルシュカ関節）ともいう．鉤状突起（第3〜7頸椎の上方に突き出している外側縁）と上位椎体の外側下面で形成される．

注2 Ludwig's angina：下顎骨，舌骨，顎舌骨筋に囲まれた口底に起こる蜂窩織炎．高熱，疼痛を伴う下顎の腫脹．炎症が顎舌骨筋の上に広がると二枚舌，下に広がると二重顎のようにみえることがある．

注3 apical cap：肺尖帽の意味．肺尖部の胸膜が肥厚している状態．「apical cap」自体には，基本的に病的な異常は乏しいというニュアンスがある一方，「apical capの増大」はPancoast腫瘍などの肺がん，結核，大動脈損傷などを疑う異常所見として使用される．

Ⅱ ▶ よくある運動器疾患，疾患ごとの診断と治療

増大の有無，上位肋骨破壊の有無を確認する．

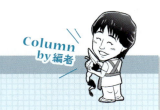

多断面再構成像（MPR）

多断面再構成像（MPR）とは，ボリュームデータをある平面で切り出して再構成した画像のことを指し，任意断面表示ともいわれます．

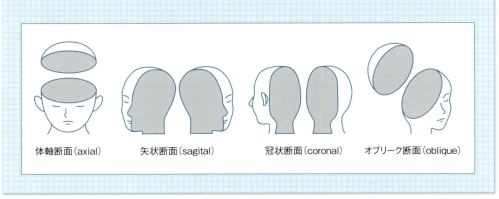

頚椎X線のチェックポイントを以下にまとめる．

ⓘ 4つのラインのアライメントが滑らかであることを確認する（図19-4）

- 4つのラインはすべて前方に凸である
- 4つのアライメントのうち，棘突起を結ぶ線ではC1は含めない
- 頚椎が前方亜脱臼しているとき，それが生理的なものか，病的なものかを見分けるコツ：病的なときはアライメントの変化が急なうえ損傷のある場所に限られるのに比し，生理的な場合は頚椎全長にわたって予測可能な範囲でのずれとなる[7]

ⓘⓘ 1つずつ，骨の輪郭（前から後ろまで）と椎間板の厚さを追う

椎間板の厚さは頚椎ではどれも大体等しい．

ⓘⓘⓘ 計　測

a. 環椎歯突起間距離（atlanto-dental distance：ADD）（図19-4）

- 成人 ≦ 3mm
- 小児 ≦ 5mm

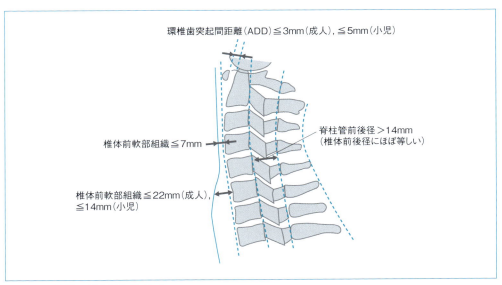

図19-4 ▶ 頸椎X線暗記のポイント

これ以上に開大している際は，環軸椎亜脱臼である．

b. 棘突起間の距離

第2～3棘突起間はほかよりも幅が広いが，第3棘突起以下はほぼ等しくなる[7]．椎体骨折などでは棘突起間が広がる．

c. 椎体前縁の軟部組織および脊柱管前後径（図19-4）

7の倍数で覚える．

- C2～4レベルで成人・小児≦7mm（石灰性頸長筋腱炎や咽頭後壁膿瘍でこの幅が拡大する）
- C4レベルで椎体前軟部組織距離はC4椎体前後径の2/5を越えない[8]．
- C6レベルで成人≦22mm（C2～4レベルの約3倍＋1），小児≦14mm（C2～4レベルの約2倍）
- 縦隔気腫で椎体前軟部組織にエアーがみられることがある
- 脊柱管前後径＞14mm以上

THE リハ

　神経学的所見を伴う頸部痛で，保存療法の適応となるのが頸椎症性神経根症（cervical spondylotic radiculopathy：CSR）と，絞扼性神経障害である．
　頸椎症性神経根症（CSR）は，頸部痛が唯一の症状になる時期があり，その後，上肢痛，手指のしびれ，筋力低下，知覚障害，腱反射低下など，さまざまな症状

が混在するようになる．習慣的な不良姿勢は頸椎の力学的負荷を増大させるため，可及的早期に頸部における良肢位を獲得することが重要である．理学療法と並行して正しい頸部の肢位を維持できるように，セルフケアや生活指導を行う必要がある．

絞扼性神経障害は，絞扼の原因となる神経周囲の軟部組織の緊張緩和などを目的として，理学療法だけでなく鍼灸療法の適応にもなり得る．絞扼性神経障害の評価法としては，C1〜7横突起周囲の触診，頸部の回旋や前屈・後屈の関節可動域（range of motion：ROM）検査（自動・他動ともに），Jackson（ジャクソン）テスト，Spurlingテスト，Eden（エデン）テストなどがあげられる．ほかに，C5〜T1横突起後結節周囲での圧痛や，前斜角筋および中斜角筋・胸鎖乳突筋の鎖骨および胸骨付着部・胸鎖関節の運動時痛の有無を確認しながら臨床症状の鑑別を行う．触診で疼痛部位の深さを確認し，鍼治療にて疼痛除去と筋緊張の緩和を図る．理学療法としては，ホットパックなどの温熱療法も併用しながら，頸部から肩甲骨周囲筋の過緊張を調整するとともに，肩甲骨アライメントを改善し，腕神経叢への牽引刺激を軽減する．セルフケアや生活指導として，肩甲骨挙上運動や，入浴後のマッサージ（頸部に対する快刺激となる範囲）について指導するとよい．

（銭田良博・林　典雄）

Column by 編者

Jacksonテスト

Jacksonテストは神経根刺激症状をみる検査です．頸椎をやや後屈位にし，頭部を下方に圧迫すると患側の上肢に放散痛が生じます．

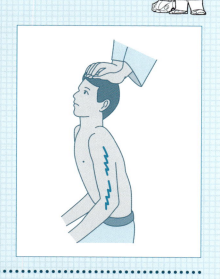

Spurlingテスト

　Spurlingテストも，Jacksonテスト同様，神経根刺激症状を調べる検査です．頸椎を患側へ後側屈させて軸圧を加えると，椎間孔が狭窄されて疼痛が症状側の上肢に放散します．

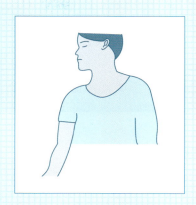

Edenテスト

　患側の腕を後下方向に牽引すると，橈骨動脈を触知できなくなります．陽性ならば，胸郭出口症候群を疑います．

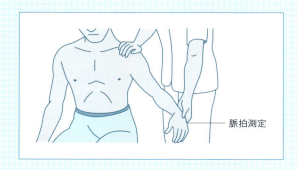

脈拍測定

参考文献

1) Bannister G, Amirfeyz R, Kelley S, et al：Whiplash injury. J Bone Joint Sug Br, 91（7）：845-850, 2009.
2) Hoppenfeld S：Physical examination of the spine and extremities. Prentice Hall, 1st Ed, Conneticut, 1976.
3) 黒田康夫：神経内科ケース・スタディー──病変部位決定の仕方. 新興医学出版, 東京, 2000.
4) 田中靖久：中下位頸椎の症候──神経根症, 脊髄症の臨床的特徴と高位診断の指標. 脊椎脊髄ジャーナル, 18（5）：408-415, 2005.
5) 和田英路, 米延策雄：Myelopathy hand. 脊椎脊髄ジャーナル, 18（5）：573-577, 2005.
6) 平林　洌, 里見和彦, 若野紘一：単一椎間固定例からみた頸部脊椎症の神経症状──とくに頸髄症の高位診断について. 臨床整形外科, 19（4）：409-415, 1984.
7) Harris JH：The radiology of acute cervical spine trauma. Lippincott Williams & Wilkins, 1978.
8) Gerlock AJ, Jr., Kirchner SG, Heller RH, et al：The advanced exercises in diagnostic radiology. The cervical spine in trauma, W. B. Saunders, 1978.

〈仲田和正〉

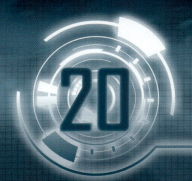

肩こり症の診断と治療
― 局所治療からセルフケアまで ―

はじめに

「肩が凝る」という言葉は，夏目漱石の小説『門』で初めて使用されたという説がある．それ以前の江戸時代は，肩こりに該当する言葉として，けんぺき（痃癖／肩癖）が用いられていた．時代としては，「五十肩」の名称が使われていたのと同じ頃である．現代において，「五十肩」という表現は，その病態ではなく，「肩が痛い」という患者の「症状」を示す（Ⅱ-21：p.190参照）．同様に，「肩こり」も病態ではなく症状である．そのため，腰痛症と同じように正確には肩こり症と呼ぶべきといえる．日本では，肩こり症は腰痛症についで不快な痛みの第2位であり，日常生活に支障をきたす状態の方も少なくない．民間療法含め，各自でさまざまな対応がなされている．

肩こり症は日本人特有の問題との意見もあるが，一般人の「肩」と認識している位置と，医学的な「肩」の認識にはずれがある（Ⅱ-21：p.190参照）．また，英語ではneck stiffness（頚部の張り），shoulder discomfort（肩部の不快感）などと表現されている．

本項では，肩こりの系統的な診断と各種治療方法の代表例を紹介する．

肩こり症の症候診断学

肩こり症の鑑別疾患として，いわゆる筋肉の凝りである筋性肩こり症以外にも，クモ膜下出血による頚部痛，虚血性心疾患による肩痛，リウマチ性多発筋痛症などの内科疾患がある．しかし，"寝違え" "肩こり"などと患者が解釈して整形外科や治療院（Ⅰ-2：p.9参照）などを受診する場合もまれではない．また，内臓疾患の関連痛でも，局所注射，物理療法，指圧などで少し症状が緩和することも多いため注意が必要である．

> **症例1　65歳，女性**
> **現病歴**：農作業中に，左頚部〜肩部にかけて急に違和感を自覚した糖尿病治療中の患者．普段は右の肩こり症を自覚していたが，左側は初めて．肩や首をストレッチしても症状の寛解・増悪はない．腰かけて休憩すると，10分程度で症状が緩和される．肩を揉んでもらうと少し楽になる感じがする
> **診　断**：労作性狭心症

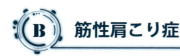

筋性肩こり症

　神経学的異常所見のない筋性肩こり症の直接的な原因は主に頸部筋群にある．その病態は，過負荷やoveruseなどによる各骨格（頭蓋骨，頸椎，肋骨，肩甲骨，鎖骨）をつなぐ筋などの軟部組織の異常（筋膜性疼痛症候群（myofascial pain syndrome：MPS）など）[1]や，各部位に生じた異常血管が関係すると考えられている[2,3]．両者の関係は不明だが，治療方法や治療点が高頻度に重複しており，密接な関係性があると考察している．また，逆流性食道炎などの内臓疾患から内臓体性反射により骨格筋の筋緊張が増悪している肩こり症もあり，胃薬で肩こりが軽快する場合もある．

症例2　32歳，女性

現病歴：肩こり症に悩む事務職で近眼が強い．パソコン仕事の量に比例して肩こり感を自覚．医療機関での肩への局所注射は数日間効果がある程度

診　断：日常姿勢や動作の影響が強そうな筋性肩こり症

介　入：生理食塩水によるエコーガイド下筋膜リリース注射（僧帽筋と肩甲挙筋の間，図20-1）で1週間効果が持続するようになったが，症状が反復するため姿勢指導も追加．「①職場のパソコンモニタが右側にあり，頸部がいつも右回旋状態→モニターを正面に移動」「②キーボードを打つときに手首や肘を机につけていない→姿勢指導」「③電話を頸部と肩に挟みながらの作業→イヤホンで会話」「④眼鏡の鼻パットが下にずれやすい→ずれ防止の鼻パット」というように介入し，症状が安定するようになった

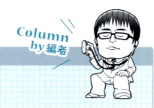

自律神経反射

　自律神経反射は以下の3つに分けられます．

①内臓内臓反射

　求心路と遠心路がともに自律神経で構成される反射機構であり，たとえば頸動脈洞反射（圧受容体による心機能へのフィードバック）などがあげられます．

②体性内臓反射

　求心路が体性感覚神経，遠心路が自律神経で構成される反射機構です．たとえば，身体への侵害刺激（皮膚への痛み刺激など）による交感神経系の機能亢進（発汗，心拍数増加，痛み閾値の低下など）があります．また，鍼や物理治療のメカニズムの1つとされています．

Ⅱ ▶ よくある運動器疾患，疾患ごとの診断と治療

❶ 頚椎と頭蓋骨をつなぐ筋
　代表的な筋：頭板状筋，頭半棘筋，後頭下筋群，**僧帽筋**
　体操：眼球運動（外眼筋運動と後頭下筋群運動は連動している，
　　　　　肩こりと眼精疲労・めまいが関連する理由の1つ）
　注射：胸鎖乳突筋と頭板状筋の間（●），頭半棘筋と頭板状筋（●）
　　　　にエコーガイド下で注射

❷ 頚椎と肩甲骨をつなぐ筋
　代表的な筋：肩甲挙筋，**僧帽筋**
　体操：肩回し（肩甲骨を十分に動かす動作）
　注射：僧帽筋と肩甲挙筋の間（●）にエコーガイド下で注射（**a**）

❸ 頚椎と肋骨をつなぐ筋
　代表的な筋：**斜角筋**
　体操：深呼吸などの呼吸法（肋骨を十分に動かす動作）
　注射：斜角筋の筋外膜間（●）にエコーガイド下で注射（**b**）

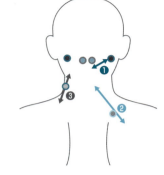

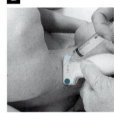 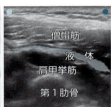 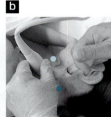 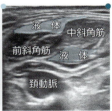

僧帽筋と肩甲挙筋の間の注射　　　　　　　　斜角筋の筋外膜間注射

図 20-1 ▶ 筋性肩こり症の原因筋群および代表的な治療部位
太字は代表的な治療部位．
筋性肩こり症に関する筋はさまざまだが，70％程度は上記❶〜❸の体操と注射で対応可能である．生理食塩水を使用すれば，安全かつ簡単に治療できる．使用している針は，太さ：27ゲージ，長さ：19mmあるいは38mm（安全のためにできるだけ短針を使用する）．

> ③内臓体性反射
> 　求心路が自律神経，遠心路が体性神経で構成される反射機構を指します．たとえば，腹膜の障害（炎症，機械的な変化）による腹腔臓器からの求心路を介した腹筋群の収縮などが当てはまります．また，逆流性食道炎による食道内pHの低下による背部筋群の緊張増加も，このメカニズムであることが示唆されています．

筋性肩こり症の治療学

　治療のゴールは，患者が自分で症状をマネジメントできるようになった結果，医療機関や治療院への通院が必要なくなることである．筋性肩こり症の治療方法はさまざまだが，今回は図20-2のように整理した．筋性肩こり症は日常の姿勢や動作に起因していることがほとんどであり，局所治療だけでなく生活動作指導が重要となる．症状を緩和するための局所注

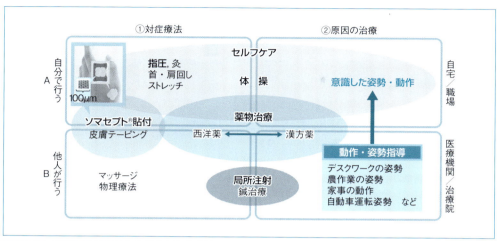

図20-2 ▶ 筋性肩こり症のさまざまな治療方法
筋緊張が強い部位の適切な治療(①対症療法)も大切だが,なぜその部位の筋緊張が強いのかを考察する(②原因の治療)ことも長期的な視点ではきわめて重要である."不安・緊張が強いとうつむく"などの心理要因による動作も含め,その人の生活動作のなかに答えはある.また,自分で行える方法を増やすことが不可欠で,他人任せの治療は個人としても社会全体としても経済的損失につながる.

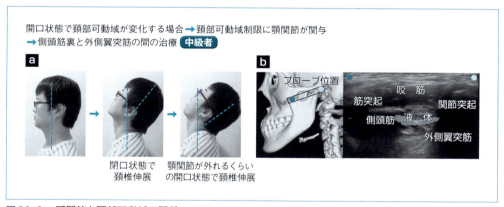

図20-3 ▶ 顎関節と頚部可動域の関係
方針:歯科に紹介.見た目の歯並びではなく,顎関節関連筋群の緊張状態が少ないポジションでマウスピースを作成.
セルフケア:噛み癖,歯ぎしり,いびきの治療とケア.

射の部位を図20-3〜6に示す.また,上級者ならば,1回の皮膚穿刺で,図20-1 a →図20-4 b +図20-5 b をまとめて注射する(エコー画面をみながら針先を皮下で移動させて,各治療部位を打ち分ける)ことも多い.図20-2にて注射・鍼などの局所治療を,「①対症療法」にも「②原因の治療」にも分類している理由は,全身の筋緊張はつながっているため,局所治療により一時的にでも症状が軽快した結果,動作や全身の姿勢が自然と適切に戻る場合がときどきあるからである.

Ⅱ ▶ よくある運動器疾患，疾患ごとの診断と治療

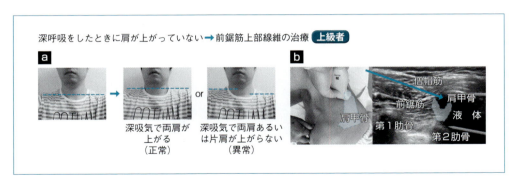

図20-4 ▶ 呼吸運動の左右差と治療部位の関係
方針：気管支喘息など，呼吸器疾患が基礎にあれば要治療．
セルフケア：吸気に合わせて両肩を挙上しながら大きな胸式呼吸で頚部呼吸筋のストレッチ．腹式呼吸は従来「胸腹式呼吸」であるが，間違った腹式呼吸のために胸郭運動が低下している患者も多い．ヨガの呼吸方法（胸腹式呼吸）を参考にするとよい．また，スーツやネクタイの締めつけが強い患者はゆるめるように介入する．

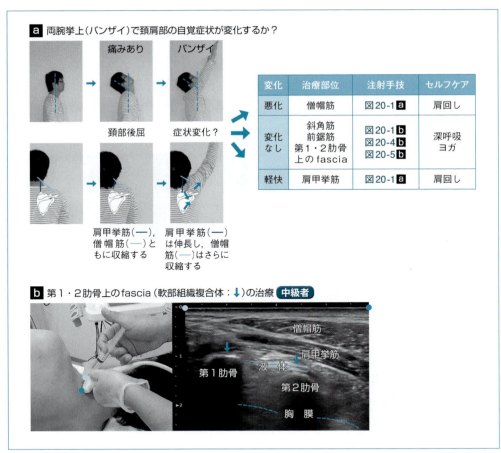

図20-5 ▶ 両上肢挙上による症状変化と治療部位の関係
b 本患者では1，2肋骨上軟部組織複合体は頚腸肋筋，胸腸肋筋，前鋸筋，後斜角筋などの線維成分だったが，解剖亜型も多い．

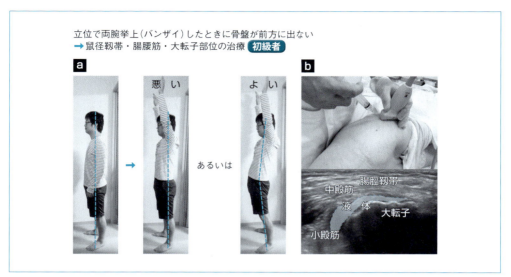

図20-6 ▶ 筋性肩こり症と骨盤の関係
セルフケア：大転子の直上に，ソマセプト・ミオ®を貼付し，大転子に両手を当てながら骨盤回し体操．骨盤が前に出るイメージでバンザイ体操．

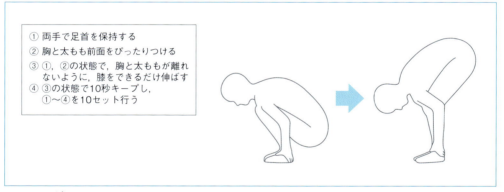

図20-7 ▶ ジャックナイフストレッチ

　しかし，治療の基本はあくまでも動作・姿勢指導であり，理学療法士などのリハビリテーションスタッフが得意としている分野である．職場環境における仕事姿勢や，包丁のもち方といった家事動作などの生活動作指導は，患者と地域を支える核となる．

　体操としては，動画をみながらの正確なラジオ体操をまずはお勧めする．一方で，筋の起始部と停止部を単純に引っ張るだけのストレッチは，筋や筋付着部を損傷するためお勧めしない．たとえば，大腿部のジャックナイフストレッチ（図20-7）のように，拮抗筋の収縮を伴い，目的筋への相反抑制反射を利用した方法が望ましい．

　また，従来の固定テーピングともキネシオテーピングとも異なる新しい方法である皮膚

テーピング（皮膚・皮下組織を特定方向へ誘導することで筋・軟部組織の動きを改善させる方法）や，プラスチック製のマイクロコーンによる接触刺激で末梢神経などを刺激して疼痛緩和に寄与できるソマセプト®（押す刺激：Aδ線維），ソマレゾン®（擦る刺激：C繊維），ソマセプト・ミオ®（押しずらす刺激），ソマセプト・ヘム®（柔らかく撫でる刺激）などもある．とくにソマセプト・ミオ®は創部（手術創など）や軟部組織付着部（後述の症例3，4参照）への貼付で表層fasciaへの直接的な効果も期待されており，鍼が使用できない日本の理学療法士にとっての「刺さない鍼」としても利用されつつある[4]．

さらに，接触＋熱刺激による結合組織治療の1つである灸なども，適切な治療部位（局所の温熱刺激効果や灸痕による皮膚運動能の変化などを考慮した部位）へ実施されれば非常に有用である．そのほかにも，低周波電気刺激，温熱療法，近赤外線治療（スーパーライザーなど）といった物理療法も，fasciaのポリモーダル受容器（コラム：p.39参照）への多様な刺激という観点でみれば，その有効性は説明可能と考えている．

薬物療法としては，一般的に西洋薬の筋弛緩薬の副作用に筋緊張亢進があることを強調しておく．薬物療法は本来応急処置的な要素であるが，生活スタイルを理想的にすることが困難なときには，継続的な処方が必要になることも少なくない．その場合は，漢方薬や依存性の少ない薬物を推奨する．漢方薬には全身の結合組織などのバランスを調整する作用がある．筋性肩こり症の基本薬は，後頸部の筋膜性疼痛症候群（MPS）の治療薬である葛根湯①（Ⅰ-6：p.50参照）である．

> **症例3　40歳，女性**
> **現病歴**：10代より生理痛と腰痛症があり，20代から肩こりを自覚して以降，局所治療や頸部の体操を熱心に実施するも，長期的な改善効果が乏しい
> **診　断**：腰痛への代償動作としての肩こり症
> **介　入**：肩こり症への局所治療＋局所のセルフケアで十分に改善しきれないとき，合併している心理的要因から脳に原因を求めがちである．しかし，以前から腰痛症があり，腰痛への代償動作としての肩こり症を疑い，姿勢観察した結果，患者は立位での両上肢挙上動作時に骨盤が前方に出なかった（図20-6 ）．腰を回すと左前方への可動域制限と左大転子部に強い圧痛を認めた．左大転子部の筋膜リリース注射により両上肢挙上動作時の骨盤運動が改善し，肩こり症状も緩和したしたため，腰回しの体操を指導した

筋性肩こり症の全身評価の方法

肩こり症への局所治療＋局所のセルフケアで十分に改善しきれない場合は，頸肩部以外のさまざまな部位（外眼筋，顎関節，舌，呼吸筋，肩甲骨，肩，腰部，骨盤，殿筋，膝，足な

ど)の代償動作・姿勢の結果として，二次的に頚肩部の筋に負担がかかり，肩こり症の症状を呈している可能性が高い．全身のつながりという視点では，古くは「経絡，経筋」，最近では「アナトミー・トレイン，筋連結，皮膚運動学」としてマクロ解剖の視点から再評価が進んでいる．その評価は複雑であるが，本項ではそのうちの簡単かつ高頻度で有効な手法の一部を紹介する．「①開口状態で頚部可動域改善→顎関節を治療（図20-3）」，「②深呼吸で肩が上がらない→前鋸筋を治療（図20-4）」，「③両腕を挙上（バンザイ）したときの頚部症状の変化：軽快→肩甲挙筋を治療，変化なし→斜角筋や第1・第2肋骨角上を治療，悪化→僧帽筋を治療（図20-5）」「④立位のバンザイ動作で骨盤が前に出ない→骨盤と大転子部の治療（図20-6）」の4つである．これで70％程度の症例はカバーできる．なお，顎関節，呼吸筋，骨盤・大転子が原因になっているケースは女性に多く，肩甲骨は男性に多い傾向がある．

症例4　78歳，女性

現病歴：幼少時より乗り物酔いしやすく，肩こりにも悩む．旅行の移動中も酔い止めの副作用で眠ってしまい，到着後も楽しめないことに不満がある．局所治療や全身の体操により，乗り物での移動中以外の症状は安定したが，乗り物移動後に続発する肩こり症がストレスとなっている

診　断：乗り物酔いは，①首の筋疲労（胸鎖乳突筋）による頚性めまい，②視野（外眼筋）と体の位置感覚（胸鎖乳突筋）のずれによる半規管疲労，が原因となって生じることが多く，本症例でもそう判断した

介　入：胸鎖乳突筋の治療としては，図20-1 **a** の注射，胸鎖乳突筋の皮膚テーピングや，乳様突起へのソマセプト・ミオ®の貼付などが有効である．また，外眼筋の拮抗筋である後頭下筋（経穴の1つである風池に母指を当てて眼球運動すると後頭下筋が動くのがわかる）の治療は，図20-1 ❶ の注射と，視線固定で頚部を左右にリズミカルに回旋させる「めまい体操」がお勧めである．本症例では，これらに加え，「両足で地面に重心をかけてすわり，頚部に余計な力を入れない」という乗り物内での姿勢指導を行い，内服薬なしでも移動時の乗り物酔いと肩こりは改善・安定した．この方法は，小学生のバス遠足，スポーツ選手の長距離移動，長時間の飛行機・フェリーの移動などの際にも応用可能である

おわりに

　肩こり症と腰痛症は全身疾患である．頚部筋群を治療しても数日で治療効果が切れてしまう際の次の一手は，"その結合組織に負担がかかっている理由"を探すことである．千差万別の要素もあるが，実際は"よくあるパターン"で半数程度は対応可能であり，症例2，3のように，日常動作や他部位の代償動作によって頚部の負担が増大している例は多い．症例4のように，生活動作改善まで踏み込んで初めて症状が安定することもまれではない．また，心

Ⅱ ▶ よくある運動器疾患，疾患ごとの診断と治療

理・情動面の評価を踏まえたセルフケア・セルフマネジメントの指導（Ⅰ-16：p.148）も有効利用することで，より高い治療効果が期待できるだろう．多くの総合診療医にとって動作分析・指導は簡単ではない．パターンを知ること，そして理学療法士などのリハビリテーションスタッフやケアマネジャーらとの協力体制が重要となる．

THEリハ

　筋性肩こり症は，持続的筋収縮による筋内の毛細血管の圧排が引き起こす筋の虚血状態が疼痛誘発物質を産出することで生じる，頚肩部の不快症状である[1]．多くの肩こり症では，僧帽筋と肩甲挙筋に持続的な筋収縮が生じている．そのような姿勢をとらざるを得ない状況の代表例に"猫背"がある（図20-8）．"猫背"では，頭頚部が肩甲骨に対して大きく前方に位置するために，頭頚部と肩甲骨をつないでいる僧帽筋と肩甲挙筋に持続的な収縮を強いている．

　このようなケースにおける理学療法のポイントは，頭頚部の位置を肩甲骨直上に近づけ，同筋が過剰収縮しなくてもよい状況をつくることである．猫背の改善のためには，後頭下筋群，大胸筋，小胸筋，斜角筋群の拘縮の改善が必要となる．拘

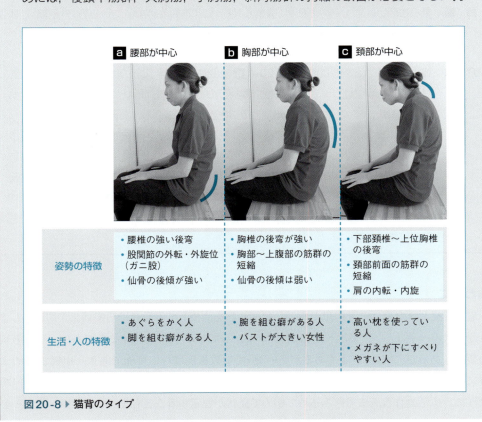

図20-8 ▶ 猫背のタイプ

縮の改善方法としては，ストレッチ，徒手による筋膜リリース，テーピングがあげられる．また難治症例に対しては，医師や鍼灸師と連携をとり，生理食塩水や鍼を用いた筋膜リリースによる拘縮改善を依頼する．

　局所の拘縮改善後は，上半身の良肢位を保つために必要な頸前面筋群，頸部伸筋群，僧帽筋中部および下部線維，広背筋の柔軟性と筋力の改善トレーニングを行う．また，"猫背"のさらなる改善には，小殿筋や大腿筋膜張筋などの股関節周囲や，腰椎・仙腸関節も含めた下半身の局所治療や，姿勢のアライメントの調整も時に必要となる．そして，セルフケアや生活動作指導（パソコン操作時の姿勢[2]など）によって，良肢位を保持するための患者教育および学習が何より重要である．

参考文献

1) 菅谷啓之（編）：実践 肩のこり・痛みの診かた治しかた，全日本病院出版会，東京，2008.
2) Ahn H, Teeters A, Wang A, et al：Stoop to Conquer：Posture and affect interact to influence computer users' persistence. Affective Computing and Intelligent Interaction, 582-593, 2007.

（小山　稔・銭田良博）

参考文献

1) MPS研究会：MPS研究会治療指針 第1版　2013年11月16日，2013.
http://www.jmps.jp/doc/JMPS_shishin_public_1.pdf
2) 奥野祐次：長引く痛みの原因は，血管が9割．ワニブックス，東京，2015.
3) Okuno Y, Matsumura N, Oguro S：Transcatheter arterial embolization using imipenem/cilastatin sodium for tendinopathy and enthesopathy refractory to nonsurgical management. J Vasc Interv Radiol, 24（6）：787-792, 2013.
4) Fukasawa S, Eda H, Ide S：A study on instability of pain perception threshold（Poster）. Neuroscience 2013 conference, San Diego, 2013.

（小林　只・木村裕明）

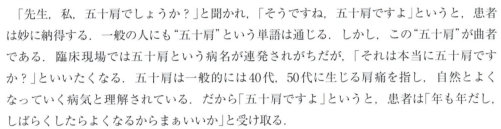

これさえ読めば肩痛はこわくない！
― 肩専門医が教える簡単で大事なポイント ―

A 本当に五十肩？

「先生，私，五十肩でしょうか？」と聞かれ，「そうですね，五十肩ですよ」というと，患者は妙に納得する．一般の人にも"五十肩"という単語は通じる．しかし，この"五十肩"が曲者である．臨床現場では五十肩という病名が連発されがちだが，「それは本当に五十肩ですか？」といいたくなる．五十肩は一般的には40代，50代に生じる肩痛を指し，自然とよくなっていく病気と理解されている．だから「五十肩ですよ」というと，患者は「年も年だし，しばらくしたらよくなるからまぁいいか」と受け取る．

しかし，注意しなければいけないのは，五十肩と症状がそっくりで，検査をしないと区別がつかない肩疾患がいくつかあることである．しかも五十肩と同じくらい頻度が高い．それらの疾患をちゃんと診断できないと，五十肩と診断することはできない．というのも，実は五十肩に特異的な症状や検査所見はなく，ほかの肩疾患を鑑別して初めて五十肩と診断できるのだ．症状やX線だけで五十肩と診断することは不可能なのである．

本項では，鑑別を要するその他の肩疾患のうち，最も頻度の高い腱板断裂と石灰性腱炎も含めた肩痛の診断・治療について解説する．「五十肩」「腱板断裂」「石灰性腱炎」の3大肩痛疾患を診断できれば，外来で診る肩痛の70％は対応できる．

なお，「五十肩」という単語は一般の人が用いる単語で，医学的な診断名とは異なる．近年，専門医は「いわゆる五十肩」や肩関節周囲炎を「凍結肩（frozen shoulder）」と呼ぶようにしている．したがって，本項でも五十肩ではなく凍結肩という用語を用いる．

B 本当に肩の痛み？

「先生，肩さ，いで注射してけれ」と僧帽筋部を指さして注射を希望する患者にときどき遭遇する．「肩がこる」「肩が張る」「肩で担ぐ」など，世間では僧帽筋部のあたりを「肩」という．しかし，肩痛がその部位に出ることは少ない．肩痛は肩関節周囲もしくは上腕外側部に生じる．

以前，筆者は外来に来た30人の肩痛患者にアンケート調査を行ったことがある．「肩はどこを指しますか？」と聞くと，38％の人は僧帽筋部を指し，われわれ医療者の認識と同じ肩

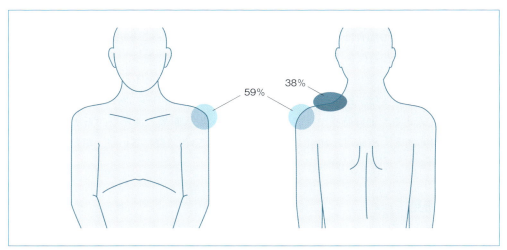

図21-1 ▶ 患者の「肩」
患者の38％は僧帽筋部を肩と呼び，59％はわれわれ医師と同じ肩関節部を肩と呼んでいた．患者の「肩」は必ずしも医師の「肩」を指すわけではない．

関節部を指した人は59％であった（**図21-1**）[1]．このことからも，患者のいう「肩」とわれわれの表現する「肩」の部位は違う可能性があることがわかる．つまり患者が「肩が痛い」といってきても，「それは本当に肩なのか？」とまず疑う必要があるわけだ．

患者には，「痛い場所はどこですか？」と指さしてもらうとよい．僧帽筋部を指したらそれは肩関節痛ではない．多くは頚部由来である．頚椎を動かしてもらって痛みが誘発されれば，その可能性はかなり高い．

また，意外に知られていないのが上腕外側部の痛みである．肩の疾患で上腕外側部に痛みが出ることは少なくない．患者によっては「腕が痛い」といって受診することもある．上腕外側部に痛みがある場合は，腱板断裂や石灰性腱炎を考える．肩峰下滑液包に炎症や機械的刺激があると上腕外側部に痛みを生じるのである．

凍結肩と診断するために

凍結肩は整形外科外来でもよく診る疾患であるが，実は意外にも病態は解明されていない．なぜなら自然とよくなるからである．整形外科医は手術が必要な疾患には熱心だが，自然軽快する疾患や，あるいは保存的治療が有効で手術の必要のない疾患にはあまり興味を示さない傾向がある．このような理由から，凍結肩の病態はあまり解明が進んでいない．凍結肩を示す関節所見は一部エコーで報告されているものの，一般的にはいまだに，「この症状やこの画像所見があると凍結肩と診断できる」という特異的所見はない．そのため，診断にはほかの肩関節疾患を除外する必要がある．以下にその診断手順を述べる．

ⓘ 問　診

　凍結肩や腱板断裂の場合は，軽微な外傷をきっかけに発症することがある．棚に物を移動したときや，車中で後ろのシートの物をとろうとしたときなどである．一方，石灰性腱炎はとくに誘因なく急性に発症することが多い．50〜60代の女性がある日突然痛みを感じ，痛くて夜も寝られなかった，というのが典型的である．運動時痛のみであれば腱板断裂や石灰性腱炎などを考える．安静時痛や夜間痛がある際は，腱板断裂，凍結肩，石灰性腱炎のいずれの可能性もある．凍結肩は40代以降，腱板断裂は50代以降に多いが，年齢，性別などで両者を区別することはできない．

ⓘⓘ 身体所見

　まず可動域をみる．肩を全く挙上できないとき（図21-2）は主に2つのケースを考える．自分の力であげることができず，もう片方の手で他動的にもちあげると上まで挙上できるなら，拘縮はなく，肩をあげる腱や筋の働きの問題なので腱板断裂を考える．一方，他動的にも上まであがらないのであれば，拘縮による挙上困難ということになるため凍結肩の可能性が高い．この場合には動かせる最大可動域で痛みを生じる．これをterminal pain（最終可動域痛）という．腱板断裂ならば最終可動域ではなく，その途中の90度付近で痛みが起こる．

　また，重要な触診が1つある．実は腱板断裂は指で触ることができる．肩を軽度伸展し，大結節部を触知しながらゆっくり肩を内外旋すると，三角筋下に断裂部を陥凹として触れる（図21-3）．完全断裂なら90％以上の診断精度がある．もし，診察技術に自信がないようであれば，ぜひエコーで断裂部を確認したうえでの触診をお勧めする．エコー画像のフィードバックにより触診技術も向上するだろう．

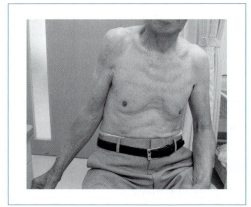

図21-2 ▶ 肩挙上困難
この患者は右肩が全くあげられない．反対の手を使ってもちあげれば上まであげられるので，拘縮のために挙上ができないのではなく，腱板断裂か筋の麻痺があると推測される．

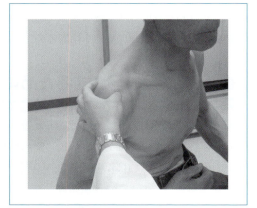

図21-3 ▶ 腱板断裂の触れ方
肩を軽度伸展し，大結節部を触知しながらゆっくり他動的に内外旋すると，三角筋下に断裂部を陥凹として触れる．

D エコー

3大肩痛疾患（凍結肩，腱板断裂，石灰性腱炎）はエコーで診断できる．腱板断裂は断裂そのものを，石灰性腱炎は石灰をみつければ診断がつく．しかし，凍結肩の場合は特有の所見がないため，ほかの疾患がないことで診断することになる．

i 腱板断裂

エコー画像上で腱板断裂と診断するのはけっして難しいことではない．断裂した腱の断端がみえるので，むしろ容易である（図21-4）．

しかし，断裂があっても一見すると断裂がないようにみえることがある．不全断裂（とくに関節面側断裂）に関しては診断ポイントがある．1つ目のポイントは境界エコーである．正常時では腱板の表層は上方に凸の曲線を描くが，不全断裂では平坦化している．ただし，完全断裂であれば陥凹しているのでわかりやすいが，平坦化は見落としやすいので注意深く観察する必要がある．2つ目のポイントは大結節の不整像である．断裂があると大結節表面が不整を示す．これも間接的に断裂を示唆する所見である．最終的に断裂をはっきりさせたい場合には，肩峰下滑液包に局所麻酔薬などを注射する．滑液包に液体を入れると断裂部が鮮明にみえてくる（図21-5）．

ii 石灰性腱炎

エコーでは，腱板のなかに高エコーに写っている塊とその下方に後方陰影があれば診断できる（図21-6）．時折，後方陰影を伴わないものもある．また，後方陰影があっても必ずし

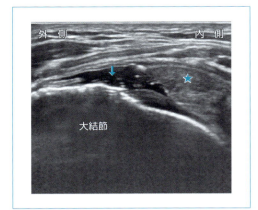

図21-4 ▶ 腱板断裂のエコー画像
棘上筋腱断裂の長軸像．★が棘上筋腱で，→が断裂部にたまった水である．完全断裂の場合，断裂部に水がたまるため，比較的わかりやすい．

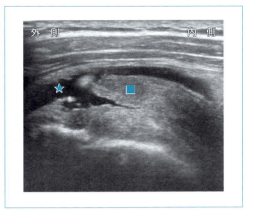

図21-5 ▶ 注射後の腱板断裂エコー画像
肩峰下滑液包注射後のエコー画像．注射液（★）が肩峰下滑液包に入ることによって，小さくわかりにくい滑液包側断裂も断裂部位が鮮明に捉えられるようになる．滑液包側で断裂し，めくれた腱板の断端（■）がみえている．

II ▶ よくある運動器疾患，疾患ごとの診断と治療

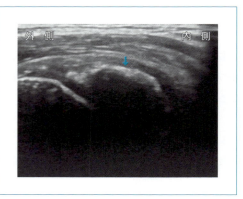

図21-6 ▶ 石灰性腱炎のエコー画像
石灰は高エコーとして描出される（→）．その下方に後方陰影（低エコー）があることが多い．これはエコービームは固い組織を通らないからである．

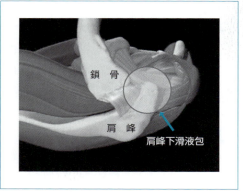

図21-7 ▶ 肩峰下滑液包の存在場所
肩峰下滑液包は肩峰の前半分に存在する．したがって肩峰下滑液包注射をする際は前方から注射するのがよい．

も固い石灰とは限らないということも知っておかなければいけない．さらに，後方陰影のある硬そうな石灰でも，針を刺すと簡単に石灰が抜けるものもあれば，石のように硬くて針すら通しにくいものもある．

iii ─ 凍結肩

肩甲上腕関節に水腫を認める場合が多い．肩甲上腕関節に水腫が存在すると，結節間溝にも水腫がみられる．結節間溝周囲や腱板疎部の血流が増加しているという報告もある．ただし，いずれも凍結肩に特異的な画像所見はないので，除外診断が主となる．

E 肩の注射

凍結肩，腱板断裂，石灰性腱炎の診断がついたら治療を始める．抗炎症薬や外用薬の投与と並行して，肩の注射を行う．注射ができると治療の効果は断然高まる．ここでは3つの疾患に使える肩峰下滑液包注射のやり方を紹介する．とくに腱板断裂や石灰性腱炎には有効である．肩への注射に不慣れな方は，可能な限り，エコーガイド下で注射することをお勧めする．

i ─ 注射の準備

夜間痛があったり，痛みが強くて肩関節の挙上が困難であったりする場合には，薬液としてステロイドを使用する．筆者はトリアムシノロンアセトニド（ケナコルト-A®）40mg/1mLを0.5mLにリドカイン（キシロカイン®）1%を4mL加えたものを好んで使っている．痛みがそれほどひどくないときには，ヒアルロン酸製剤1アンプル＋リドカイン（キシロカイン®）1% 2mLを注射する．針は23ゲージの太さのものを用いる．

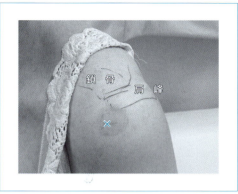

図21-8 ▶ 肩峰下滑液包の注射①
鎖骨と肩峰がマークされている．×が針を刺す位置を示す．肩峰の前外側角から1〜2cm先に注射を刺す部位がくることが多い．

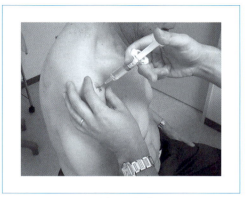

図21-9 ▶ 肩峰下滑液包の注射②
利き手で注射器の内筒を押しながら逆の手で滑液包のふくらみを確認する．こうすることによって確実に肩峰下滑液包に薬液が入っていることを確かめることができる．

ⅱ 注射する部位に爪で印をつける（マーキング）

肩峰下滑液包は肩峰の前半分に存在する（図21-7）ので，前外側から注射するのがよい．腱板断裂の場合は，図21-3の手技を使って断裂の位置を確かめ，指先に断裂の陥凹が触れたら，その部位に爪で印をつけ，あとで針を刺す位置がわかるようにマーキングする（図21-8）．肩峰の前外側角から1〜2cm先に注射を刺す部位がくることが多い．

ⅲ 肩を下垂位にする

肩を下垂位にすることによって上肢の重さで肩峰下腔が広がり，針先が入れやすくなる．

ⅳ 滑液包のふくらみを確認

利き手で注射器の内筒を押しながら逆の手で滑液包のふくらみを確認する（図21-9）．こうすることによって確実に肩峰下滑液包に薬液が入っていることを確かめることができる．

F エコーガイド下肩峰下滑液包注射

肩峰下滑液包は，腱板の上に存在している高エコーの構造物として描出される．厚さはせいぜい1〜2mmしかない．エコー画像をみながらこの滑液包のなかに針先を進める（図21-10）．

肩峰下滑液包がわかりにくいときは，1度針先を腱板に刺して，それから内筒を押しながらゆっくり針を抜いていく．針先が滑液包内に入ると抵抗が一気になくなり，滑液包内に薬液が広がる様子がエコー画像上で捉えられる．

平行法もしくは交叉法で行う（図21-11）．基本的には平行法のほうが針の位置を確認しやすいが，注射する部位によっては交叉法がやりやすい場合もある．

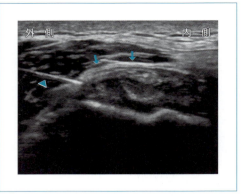

図21-10 ▶ エコーガイド下の肩峰下滑液包注射の
エコー画像

→が肩峰下滑液包で，▶が針である．ちょうど針先が肩峰下滑液包内に入っている．

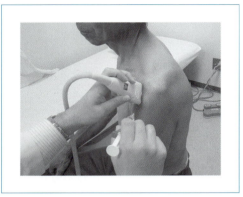

図21-11 ▶ エコーガイド下の肩峰下滑液包注射（平行法）

平行法で肩峰下滑液包注射を行っている．

知っておいてほしい注射時の注意点

ⅰ 注射の回数と間隔

回数と間隔は医師によって異なるが，筆者の場合，痛みが比較的強い初期は1〜2週間に1回，痛みが落ち着いてきたら2〜4週間に1回に減らす．痛みが持続するようなら3〜4ヵ月間は注射を続ける．注射の間隔は，最低1週間は空けるようにする．症状が軽減すれば，むやみに注射を継続する必要はない．

ⅱ 感染のリスク

注射には感染のリスクが一定の頻度で伴うことを忘れてはいけない．しっかりイソジン®で消毒することは必須であり，アルコールのみの消毒では不十分である．「注射後痛みが悪化した」「肩が腫れてきた」「熱が出てた」などの訴えがあった場合は感染を疑い，血液検査やMRI検査を行うか，すぐに専門医に相談したほうがよい．

ⅲ ステロイド

夜間痛がある，痛みが強く肩があまり動かせないなど，症状が強い際はステロイドを使用する．ただし，多くともせいぜい2〜3回にとどめる．とくに若年者に対しては慎重に投与すべきである．ステロイドを頻回に使用すると，感染や腱・軟骨損傷を引き起こすリスクが高まることを理解しておく必要がある．

21 これさえ読めば肩痛はこわくない！

THEリハ

　五十肩とは俗称である．医師による注射の効果や身体所見などから，疼痛の原因を総合的に考慮しつつ運動療法を行うと症状を軽減できる．その際，肩甲上腕関節の可動域評価，結髪・結帯動作，肩甲骨のmobility[注1]評価，触診による肩甲骨周囲筋の筋緊張と圧痛部位，夜間痛の有無などを確認する．

　腱板断裂に対しては，その損傷程度により手術療法を実施する場合と，保存療法で対応する場合がある．CTやMRIによる画像所見情報を医師から収集した後に，エコーにて静止画および動画所見，ドプラ反応，腱板と三角筋，滑液包の滑走性を確認する．この評価が医師との共通言語となり，医師とリハビリテーション担当者の共同治療の促進を可能にする．

　腱板断裂に限らず，有痛性肩疾患の運動療法の基本は，骨頭求心性[注2]の維持・改善に尽きる．そのために確実に押さえておきたいポイントは，後方腱板の柔軟性改善，下方関節包ならびに腱板疎部の癒着改善である．烏口突起・小結節・大結節周囲の圧痛所見，ダウバーン徴候（Dawbarn's sign）[注3]，ペインフルアーク徴候（painful arc sign）[注4]，肩甲上腕関節の自動運動による疼痛部位などを適宜確認しながら運動療法を継続する．鍼治療は，軟部組織の疼痛部位と四辺形間隙（quadrilateral space[注5]：図21-12）に行うと効果的である．夜間痛が強い症例には，就寝時にクッションや座布団などを利用して軽度外転位を保持するポジショニングを指導することも有効である．セルフケアおよび

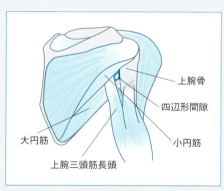

図21-12 ▶ 四辺形間隙

注1　肩甲骨のmobility：関節の主要な役割に，可動性（mobility）と安定性（stability）がある．筋の主な作用は可動性の確保であり，靱帯や深部筋群の主な作用は関節の安定性である．肩甲骨のmobilityとは，動作に伴う肩甲骨の可動性を意味する．

注2　骨頭求心性：肩関節は，骨頭（ボール）と関節窩（ソケット）で形成される．骨頭の位置が，適切に関節窩の中心方向に引き寄せられているのが正常である．骨頭の求心性とは，肩関節動作中に，骨頭が常に関節窩の中心方向に向かっていることを示す．

注3　ダウバーン徴候：検査側の上肢を内旋位のまま下垂し，大結節と肩峰の間を触診して，肩峰下滑液包の圧痛部位を確認する．触診したまま，患者の肩関節を90度外転させていく．そして，同部位の疼痛が消失するとダウバーン徴候陽性となる．

注4　ペインフルアーク徴候：検査側の上肢を内外旋0度から外転する．この際，60度から運動痛が出現し，120度で消失するとペインフルアーク徴候陽性となり，棘上筋の損傷および断裂が疑われる．

注5　四辺形間隙：小円筋下縁・大円筋上縁・上腕三頭筋長頭外縁・上腕骨内縁で囲まれた四角形の隙間で，腋窩神経と後上腕回旋動静脈が通過する．

Ⅱ ▶ よくある運動器疾患，疾患ごとの診断と治療

> 生活指導として，冷えると肩痛が増強することが多いので，冷やさないために眠るときに肩にタオルをかけたりする，といった工夫をするようアドバイスする（時に，附子末などの身体を温める薬剤投与も医師と相談：Ⅰ-10（p.87）参照）．
>
> 〈銭田良博・林　典雄〉

参考文献
1) 佐志隆士, 井樋栄二, 秋田恵一（編）：肩関節のMRI―読影ポイントのすべて, 改訂第2版, メジカルビュー社, 東京, 51, 2011.

〈山本宣幸〉

22 中高年・小児の肘痛

はじめに

　二足歩行を行うヒトにとって，肘関節は荷重関節ではないため，膝関節のように加齢に伴う軟骨摩耗や変形が起こる可能性はけっして高くはない．しかし，二足歩行となったからこそ，あらゆる場面で上肢を使うようになり，結果として職種や生活環境によっては，何らかの理由で肘痛を訴える患者が少なくないのも事実である．

　本項では中高年および小児期に多い肘痛について解説する．

A 中高年に多くみられる肘痛

　まず初めに，肘外側部の痛みが肩や頸部からの放散痛・関連痛ではないこと（頸部と肩の動作による肘痛の症状変化がないこと）を確認する必要がある．なお，頸椎疾患の診察方法はⅡ-19（p.170）を，肩についてはⅡ-20（p.180），Ⅱ-21（p.190）を参照されたい．

1 上腕骨外側上顆炎

a. 症 状

　テニスのバックハンドの繰り返しで発生することが多いといわれており，テニス肘とも呼ばれる．しかしながら手作業の多い職業や，家事などでも生じるため，おそらく実際の臨床現場では，主婦が肘痛を訴えて受診するケースが多いのではないかと考える．

　主な訴えは，「フライパンや鍋をもつと肘が痛い」「痛くてタオルが絞りにくい」「片手で物をもちあげようとすると痛む」などである．なかには「掌が突っ張る」「腕全体がだるい」といった，肘に限局しないこともある．

b. 病 態

　短橈側手根伸筋（extensor carpi radialis brevis：ECRB）の腱付着部症である．短橈側手根伸筋（ECRB）は上腕骨外側上顆に起始があり，第3中手骨基部に停止する筋で，手関節を背屈させる働きがある．したがって，この動作の繰り返しで起始部に炎症，変性，微細断裂が生じていると考えられる．また関節内の滑膜炎を合併していることが多い[1, 2]．

199

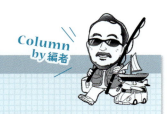

短橈側手根伸筋（ECRB）

起始が上腕骨外側上顆，停止が第3中手骨底背側です．俗に"テニス肘"と呼ばれる上腕骨外側上顆炎は，overuseによる短橈側手根伸筋腱の変性断裂が主病態である場合が多いとされています．

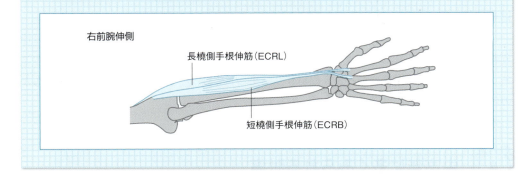

c. 診 断

2006年に日本整形外科学会によって策定されたガイドライン[3]では，以下の診断基準が明示されている．

- 抵抗性手関節背屈運動で肘外側に疼痛が生じる
- 外上顆の伸筋群起始部に最も強い圧痛がある
- 腕橈関節の障害など伸筋群起始以外の障害によるものは除外する

臨床現場ではThomsen（トムセン）テスト，chairテスト，中指伸展テストなどが用いられており（図22-1），診断そのものは比較的容易と考える．

一方，短橈側手根伸筋（ECRB）に負荷がかかっている背景として，外側側副靱帯や回外筋の硬さに起因していることもまれではない．以下の治療でなかなか軽快しない場合は，それらへのアプローチも考慮していただきたい（後述の「THEリハ」（p.211）参照）．

d. 画像所見

単純X線写真では，外側上顆の頂上に骨棘を認めることが多い．またエコーでも同様に骨棘を確認できるほか，短橈側手根伸筋（ECRB）の不整や断裂像，カラードプラで同部位の血流増加などが観察される[4]（図22-2）．MRIでは，T_2強調像やSTIR像にて短橈側手根伸筋（ECRB）起始部の高輝度変化がみられる．

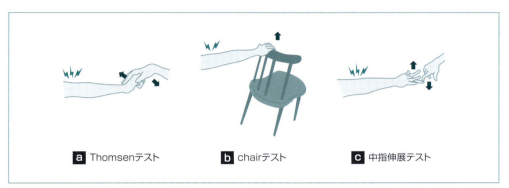

図22-1 ▶ 上腕骨外側上顆炎の疼痛誘発テスト

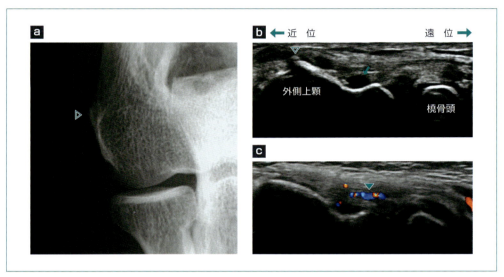

図22-2 ▶ 上腕骨外側上顆炎の画像所見
a 単純X線写真：外側上顆に骨棘の形成（▷）がみられる．
b エコーBモード（長軸像）：外側上顆の骨棘（▷）と短橈側手根伸筋（ECRB）の断裂像（→）を認める．
c エコーカラードプラ（長軸像）：短橈側手根伸筋（ECRB）の走行に沿って血流増加（▶）がみられる．

e. 治 療

① 初学者

- エコーガイド下筋膜リリース注射：短橈側手根伸筋（ECRB）起始部へエコーガイド下に注射する．注入時抵抗がやや強い部位の筋膜をバラバラにするような気持ちで実施すると効果が出やすい．
- 強いグリップ動作の制限：いわゆる「使い傷み」であるため，短橈側手根伸筋（ECRB）起始部に負荷がかかるグリップ動作はなるべく避けるよう指導する．
- テニス用エルボーバンド：前腕近位部に装着して，短橈側手根伸筋（ECRB）の起始部にか

201

Ⅱ ▶ よくある運動器疾患，疾患ごとの診断と治療

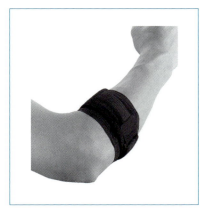

図22-3 ▶ 市販のサポーター

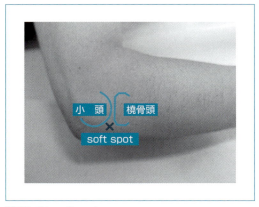

図22-4 ▶ soft spot

かる負担を軽減させる．医療用もあるが，スポーツ店などでも購入できるため簡便である（図22-3）．
- 薬物療法：非ステロイド性抗炎症薬（non-steroidal anti-inflammatory drugs：NSAIDs）の内服や外用薬も有効である．
- リハビリテーション指導：詳細については「THE リハ」（p.211）を参照されたい．

② 中級者
- ステロイド注射：短橈側手根伸筋（ECRB）起始部への注射が有効であることが多い．とくにエコーガイド下に，短橈側手根伸筋（ECRB）の不整がみられる部位や血流増加部位にピンポイントで注入することで，少量の薬液でも効果が期待できる．ただし多用による腱損傷には注意が必要である．

③ 上級者
- 関節内注射：実際には関節内の滑膜炎などを併発していることが多いため，関節腔内へのヒアルロン酸注射（保険適用外）やステロイド注射も効果が得やすい．上腕骨小頭，橈骨頭，尺骨に囲まれたsoft spot（図22-4）から穿刺するが，ほかの関節内注射と同様，感染には十分注意する．
- 多血小板血漿（platelet-rich plasma：PRP）療法（Ⅰ-11：p.95参照），体外衝撃波：限られた施設でしか施行できず，成績についても現時点でははっきりしない．
- 手術療法：整形外科専門医は，関節鏡視下に短橈側手根伸筋（ECRB）起始部を切離したり，炎症を起こした滑膜の切除を行ったりしている．

ⅱ 変形性肘関節症

a. 症　状

前述のように，肘関節は荷重関節ではないため，膝などの荷重関節に比べると，変形性関

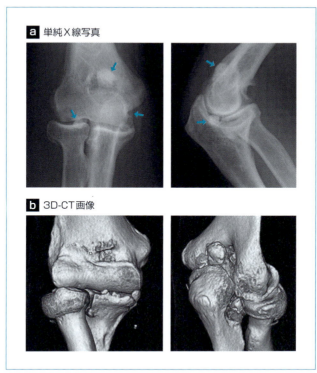

図22-5 ▶ 変形性肘関節症の画像所見
関節内に多数の遊離体（➡）や骨棘がみられる．

節症に至ることはけっして多くはないが，山間部での労働や，土木作業といった肉体労働者など，肘関節への負荷がかかりやすい職業では比較的よくみられる．また，野球などの過去のスポーツ歴や幼少期の骨折が原因となることもある．

主な症状は肘の痛み，腫脹，変形，可動域制限である．伸展，屈曲とも障害されることが多いが，とくに屈曲の制限が強くなると洗顔などの日常生活にも支障をきたすようになる．

b. 病　態

関節軟骨の摩耗，骨棘形成，滑膜炎など，他関節の変形性関節症と同様であるが，可動域制限には骨棘などによる物理的な制限だけでなく，周囲の関節包，筋腱などの肥厚，拘縮などもかかわっている．また変形によって尺骨神経が圧迫されると，環指，小指のしびれや筋萎縮がみられることもある．

c. 画像所見

単純X線写真では関節裂隙の狭小化，骨棘の形成がみられる．とくに肘頭や肘頭窩，鈎状突起，鈎突窩の変形が強いことが多く，骨棘の一部が骨折したり，あるいは剥がれた骨軟骨片が大きくなったりして，遊離体を形成することがある．細かな遊離体に対してはCTが有効である（図22-5）．

Ⅱ ▶ よくある運動器疾患，疾患ごとの診断と治療

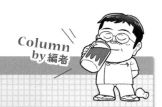

肘関節と上腕骨にある3つのくぼみ

肘関節は3つの関節，すなわち腕橈関節（上腕骨と橈骨），腕尺関節（上腕骨と尺骨），そして近位橈尺関節（橈骨と尺骨）からなります．肘関節の屈伸運動には腕尺関節，前腕の回内外運動には腕橈関節と近位橈尺関節がかかわっています．

また，肘関節の屈曲・伸展可動域には，上腕骨にある3つのくぼみが大切な役割を果たしています．肘屈曲で橈骨頭が入り込むくぼみを橈骨窩，尺骨鉤状突起が入り込むくぼみを鉤状窩，肘伸展で尺骨の肘頭が入り込むくぼみを肘頭窩と呼びます．変形性肘関節症では，くぼみに生じた骨棘が関節可動域制限の原因となります．

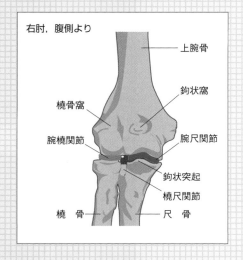

d. 治 療

① 初学者
- 安　静．
- 薬物療法：非ステロイド性抗炎症薬（NSAIDs）の内服，外用薬を用いる．
- リハビリテーション指導：詳細については「THE リハ」（p.211）を参照．

② 中級者　上級者
- 関節内注射：関節腔内へのヒアルロン酸注射（保険適用外）やステロイド注射によって効果が得られることが多い．soft spotからの刺入が推奨されるが，変形が強い場合は，うまく針先が入らないこともあるので注意が必要である．
- 手術療法：整形外科専門医は，保存療法で効果が得られない場合，関節鏡視下デブリドマンや人工関節置換術を行う．

B 小児にみられる肘痛

肘内障

a. 病 態

2〜6歳に多い．前腕回内時に牽引され，輪状靱帯や回外筋の一部が腕橈関節内に引き込

まれた状態となる．よくあるのは，親と手をつないでいる子どもが転倒しかけ，親が子どもの手を引っ張った際に発生するケースである．

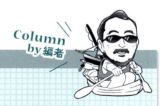

輪状靱帯

橈骨頭を輪状に取り囲む靱帯で，尺骨にある橈骨切痕の前縁と後縁に付着します．近位橈尺関節における橈骨の回旋運動を支える働きを担っています．関節包と連続しており，表層には外側側副靱帯や回外筋腱などの線維成分が入り込みます．

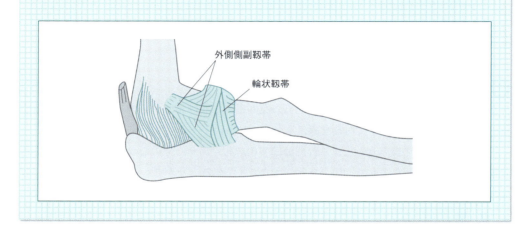

b. 症　状

上肢全体を動かせなくなり，「子どもの肩が抜けた」と親が訴えて受診することが多い．腫脹や変形はほとんどない．

c. 画　像

診断は比較的容易であること，小児では骨化が不十分であることから，単純X線写真を撮る機会は多くない．両側を比較すると腕橈関節の開大を認めることがある．

X線よりもエコーが有用であり，輪状靱帯と回外筋が嵌頓したJサインがみられる[5]（図22-6）．

d. 治　療

ほとんどの場合，容易に徒手整復できる．肘関節を90度屈曲位とし，母指で橈骨頭を押さえながら前腕を回外すると，コクッという感触とともに整復される．あるいは回内を強制しても整復可能である．ただし，数回試みても整復できない場合は無理をせず，整形外科専

II ▶ よくある運動器疾患，疾患ごとの診断と治療

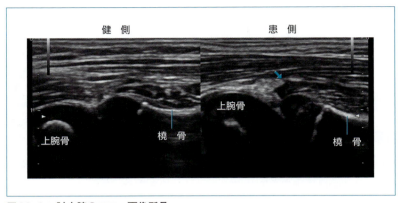

図22-6 ▶ 肘内障のエコー画像所見
輪状靱帯と回外筋が嵌頓したJサインがみられる（➡）.

門医に紹介すべきである.

ii 野球肘①（上腕骨内側上顆障害）

小児が肘痛を訴えて受診した場合，明らかな外傷歴がなければ，必ずスポーツ歴を聴取する．とくに少年野球の選手で肘痛を訴えるケースは多い.

「野球肘」は投球の繰り返しによる肘関節障害の総称であり，そのなかには内側に障害をきたすもの，外側にきたすもの，後方など，さまざまである．なかでも上腕骨内側上顆障害は90％近くを占める.

a. 病態

投球動作の加速期に，肘関節内側には牽引ストレスが加わる．一般的にスポーツ障害においては，繰り返される慢性的なストレスによって，力学的に脆弱な部位が傷んでくる．発育期の肘内側では，尺側側副靱帯よりも上腕骨内側上顆の骨端軟骨のほうが弱いため，同部位に骨化障害をきたし，炎症を起こして痛みが生じる.

b. 症状

上腕骨内側上顆および上腕骨内側上顆遠位の圧痛，外反ストレス痛が高率にみられる（**図22-7**）．症状が強くなると，可動域制限や，屈曲・伸展時の最終可動域での痛みを伴う．腫脹がみられることはほとんどない.

c. 画像所見

単純X線写真を撮影する際は，正面像ではなく肘関節45度屈曲位で前腕にカセッテを沿えたtangential viewが有用である[6]．多くの場合，上腕骨内側上顆下端に不整像や骨片を認める.

エコーでは，X線と同様に上腕骨内側上顆遠位の不整像，骨片などが確認できるほか，健側と比較して，尺側側副靱帯の肥厚，fibrillar patternの消失がみられる（**図22-8**）.

22 中高年・小児の肘痛

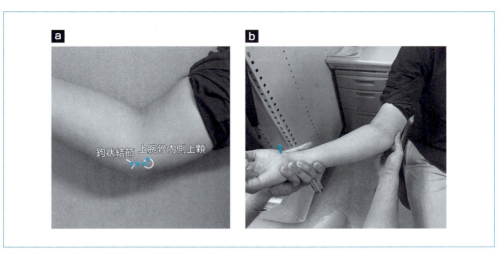

図22-7 ▶ 野球肘（上腕骨内側上顆障害）の診察
ⓐ 圧痛のとり方：内側上顆と鉤状結節の間を順に押さえていく．
ⓑ 外反ストレステスト：軽度屈曲位で肘関節を固定し，前腕を外側に動かすことで肘関節に外反ストレスをかける．痛みが出れば陽性となる．

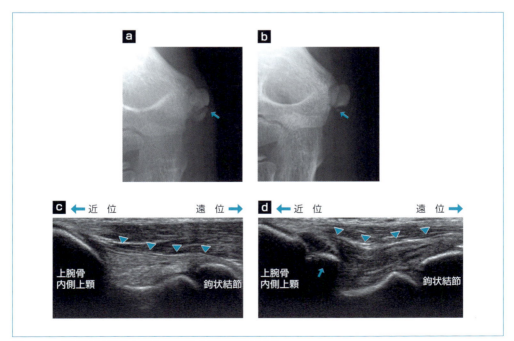

図22-8 ▶ 野球肘（上腕骨内側上顆障害）の画像所見（右肘）
ⓐⓑ 単純X線写真（45度屈曲位正面像）：上腕骨内側上顆下端に骨片（→）がみられる．
ⓒ エコーBモード（長軸像，健側）：上腕骨内側上顆と鉤状結節の間に尺側側副靱帯（▶）がfibrillar patternとして観察できる．
ⓓ エコーBモード（長軸像，患側）：上腕骨内側上顆遠位の骨片（→）と尺側側副靱帯（▶）の肥厚およびfibrillar patternの消失がみられる．

207

> Ⅱ ▶ よくある運動器疾患，疾患ごとの診断と治療

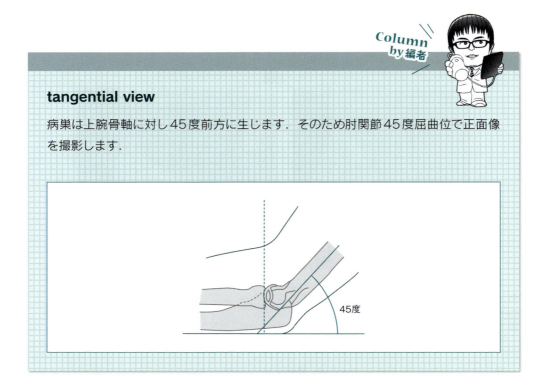

Column by 編者

tangential view
病巣は上腕骨軸に対し45度前方に生じます．そのため肘関節45度屈曲位で正面像を撮影します．

d. 治療
① 初学者

後述する離断性骨軟骨炎と違って，将来的に問題となることが少ないため，治療の目的は骨片を癒合させることではなく，除痛である．基本的には，炎症が治まって痛みがとれるまで，2～3週間の投球中止でよい．また，ランニングやバッティング，キャッチングは，痛みがなければとくに制限する必要はない．

② 中級者 上級者

投球中止で改善しない場合は，スポーツ医に紹介すべきである．また肘関節だけでなく，全身の硬さや姿勢不良なども影響している可能性もあるため，スポーツトレーナーの指導を受けたほうがよい場合もある．

ⅲ 野球肘②（離断性骨軟骨炎）
主に上腕骨小頭にみられる，野球肘のなかで最も重症度の高い疾患である．もし発見したら，すみやかにスポーツ医に紹介したい．

a. 病態
過去において，外傷説や炎症反応説，栄養障害説，内分泌異常説など，さまざまな原因が考えられてきた．現在でもすべてが解明されたわけではないが，血行動態などの内的要因に，投球時の繰り返される力学的ストレスといった外的要因が加わって発生するという説が

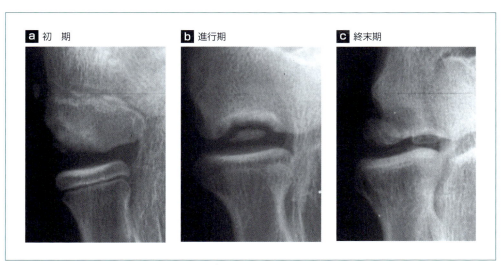

図22-9 ▶ 野球肘(離断性骨軟骨炎)のステージ

有力である[7]．

発育のスピードにもよるが，一般的には10〜11歳頃に，上記の要因で上腕骨小頭軟骨下骨が虚血性変化をきたし，さらに進行すると，壊死した骨と表面の関節軟骨が離れて遊離体を形成し，肘関節の変形に至る．

b. 症　状

初期では症状を訴えることはまれである．初期に発見されるとすれば，前述の上腕骨内側上顆障害で受診した際にたまたま画像に写っていたとか，現在全国各地で行われている野球肘の現場検診などで発見される場合が多い．

進行すると腕橈関節周囲に痛みを認めたり，可動域制限をきたしたりする．終末期となって遊離体が嵌頓すると，著しい可動域制限や激痛を伴うこともある．

c. 画像所見

単純X線写真を撮影する際は，上腕骨内側上顆障害と同様，肘関節45度屈曲位でのtangential viewや，軽度外旋位での斜位像が有用である．なお，伸展位での正面像では写らないことも多いので注意したい．初期には上腕骨小頭の外側よりに透亮像がみられる．進行期になると，やや中央に広がりながら分離・分節像をきたし，終末期には遊離体を形成する[8]（図22-9）．

エコーは，ごく初期から病変を捉えることができ，非常に有用なツールである．肘関節伸展位での前方走査，最大屈曲位での後方走査を用いることで，上腕骨小頭軟骨下骨の不整像を描出できる[4]（図22-10）．

また，撮影可能であればCTやMRIも有用である．

Ⅱ ▶ よくある運動器疾患，疾患ごとの診断と治療

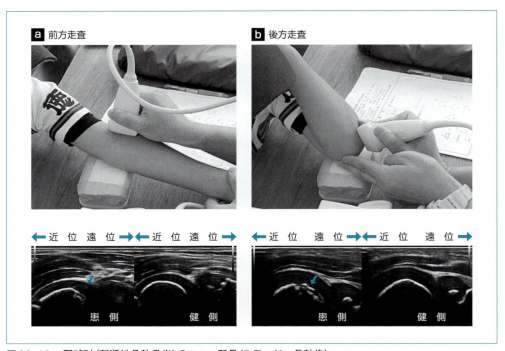

図22-10 ▶ 野球肘（離断性骨軟骨炎）のエコー所見（Bモード，長軸像）
肘関節伸展位で前方からアプローチする（ⓐ）よりも，最大屈曲位で後方からアプローチする（ⓑ）ほうが病変（→）を捉えやすい．

d. 治　療

　原則はスポーツ医に任せたい．

　治療方針として，初期～進行期では肘関節を徹底的に使わないようにする保存療法が，終末期には手術が選択される．実際には，保存療法も1年以上かかることが多く，スポーツ医は患者の置かれている状況や将来などを総合的に判断し，患者と相談しながら治療方針を決定していく．

上腕骨外側上顆炎は前腕伸筋群による付着部障害と考えられており，短橈側手根伸筋（extensor carpi radialis brevis：ECRB），総指伸筋（extensor digitorum communis：EDC）[注1]のストレッチングは必須である．その際には，起始部に牽引力が作用しないような技術操作が求められる．ストレステストは，肘屈曲位と伸展位，回外位と回内位を組み合わせて実施する．伸展・回内位で疼痛が強い場合は，短橈側手根伸筋（ECRB）腱，橈骨頭，橈骨輪状靱帯との間で生じる圧縮力が疼痛の誘因となっていることが多く，外側側副靱帯複合体（外側側副靱帯と輪状靱帯からなる複合体）へのストレッチが疼痛緩和に有効である．エコーでは，起始部での剥離像や，外側側副靱帯複合体の肥厚，輝度変化に注目して運動療法を選択する．回外筋や外側側副靱帯へのエコーガイド下筋膜リリース注射も有効である．

　内側型野球肘では，前腕屈筋群，とくに円回内筋，橈側手根屈筋（flexor carpi radialis：FCR），長掌筋（palmaris longus：PL），浅指屈筋（flexor digitorum superficialis：FDS）の圧痛に注意し，適宜，選択的ストレッチングを行う．内側側副靱帯へのストレステストは，筋肉の圧痛を十分に排除したうえで実施し，疼痛の要因を鑑別する．また，野球肘では，烏口腕筋での筋皮神経障害やStruthers腱弓（上腕遠位内側にある上腕筋筋膜と上腕三頭筋筋膜とで形成される神経通過部位）での尺骨神経障害に注意する．前者では肘外側部，後者は内側部に疼痛が出現するが，筋，靱帯では局所圧痛を認めないこともある．

　慢性の野球肘で，遠投する際のボールが指から離れる瞬間に肘の痛みが出現する症例では，起始部周辺の筋腱，橈骨輪状靱帯や前腕骨間膜などに対する鍼治療が有効である場合も多い．肘は自分でセルフケアがしやすい部位なので，疼痛部位や動作時痛について十分に本人に理解していただいたうえで，日常生活内でoveruseとならないように生活指導をすることが大切である．

（銭田良博・林　典雄）

注1　総指伸筋（EDC）：起始が上腕骨外上顆，停止が第2〜5指の中節骨・末節骨基部であり，第2〜5指を伸展する．短橈側手根伸筋（ECRB）の尺側を走行し，しばしば上腕骨外側上顆炎の原因になる．

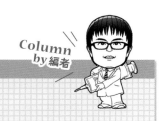

前腕屈筋群

①円回内筋
起始が上腕骨内上顆（浅層）と尺骨鉤状突起（深層），停止が橈骨の近位1/3にある回内筋粗面であり，前腕の回内，弱い肘屈曲を担っています．しばしば上腕骨内側上顆炎の原因になります．

②橈側手根屈筋（FCR）
起始が上腕骨外側上顆，停止が第2，3中手骨底掌面であり，手関節を橈掌屈，前腕を回内させる働きがあります．

③長掌筋（PL）
起始が上腕骨内側上顆，停止が手掌腱膜で，手関節を掌屈させます．野球選手の肘靱帯再建術には，採取した長掌筋腱がよく用いられます．先天欠損が20％あり，機能的には重要視されていません．

④浅指屈筋（FDS）
起始が上腕骨内側上顆と尺骨粗面（上腕尺骨頭）と橈骨の近位前方（橈骨頭），停止が第2〜5指中節骨底で，手関節を掌屈させる働きを担い，第2〜5指のPIP関節（近位指節間関節）を屈曲させます．深指屈筋とともに，ばね指や手根管症候群の発症に深く関与します．

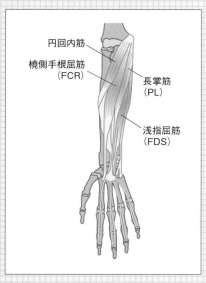

Struthers靱帯とStruthers腱弓

1854年にJohn Struthers（イギリス，1823〜1899年）が正中神経の走行について調べ，解剖学的破格として上腕骨の遠位内側に生じた骨棘から内上顆に張った線維組織の下を正中神経が通過する例があることを報告しました．後に，この線維組織はStruthers靱帯（Struthers ligament）と呼ばれることになります．一方，1973年にKaneらが尺骨神経を横切る線維組織について報告し，Struthers腱弓（arcade of Struthers）と名づけました．これは尺骨神経高位麻痺の発生部位として広く知られることになりますが，Struthersの報告とは関連のない命名であったため，学術上

さまざまな混乱を招く原因となりました．Struthers靱帯は正中神経，Struthers腱弓は尺骨神経の絞扼性神経障害を引き起こす可能性がある構造物で，両者を混同しないよう注意してください．

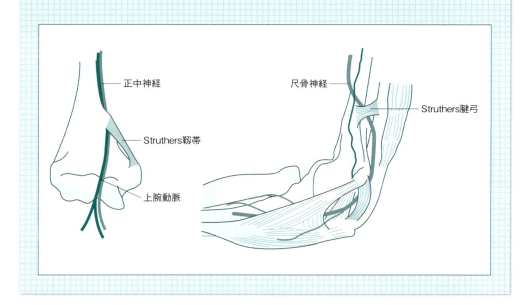

参考文献

1) 西浦康正, 落合直之：上腕骨外上顆炎の治療. 関節外科, 25（1）：60-64, 2006.
2) 島村安則, 井上円加, 小澤正嗣, 他：上腕骨外側上顆炎の診療ガイドライン. 岡山医学会雑誌, 123（2）：141-144, 2011.
3) 日本整形外科学会診療ガイドライン委員会, 上腕骨外側上顆炎ガイドライン策定委員会（編）：上腕骨外側上顆炎診療ガイドライン, 南光堂, 東京, 2006.
4) 鈴江直人, 松浦哲也：スポーツ損傷に対する超音波画像診断―肘関節. 臨床スポーツ医学, 27（2）：145-155, 2010.
5) 皆川洋至：整形外科超音波画像の基礎と臨床応用―見えるから分かる, 分かるからできる―. 日本整形外科学会雑誌, 86（11）：1057-1064, 2012.
6) 松浦哲也：リトルリーグ肘の病態, 診断と治療. 臨床スポーツ医学, 26（5）：541-545, 2009.
7) 松浦哲也, 鈴江直人：超音波画像診療の実際―野球肘. 臨床スポーツ医学, 28（9）：949-953, 2011.
8) 鈴江直人, 岩瀬毅信：成長期のX線画像診断. Mon Book Med Rehabil, 149：1-16, 2012.

（鈴江直人）

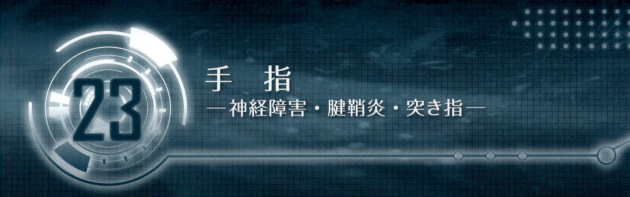

23 手指
—神経障害・腱鞘炎・突き指—

はじめに

手指のしびれや痛みは総合診療医が相談を受ける機会の多い症状である．本項では，そのなかでも頻度の高い，絞扼性神経障害の「手根管症候群」と「肘部管症候群」，狭窄性腱鞘炎の「ばね指」と「de Quervain（ドケルバン）病」，そして外傷であっても軽視されがちな「突き指」を取り上げ，症状，病態と診断，治療，整形外科医に紹介するタイミングについて述べる．画像診断としては，当科で通常行っているエコー診断を中心に解説する．

 絞扼性神経障害

「手のしびれ」が主訴となる疾患のうち，頻度が高いのは糖尿病性末梢神経障害や頚椎・頚髄由来の疾患（Ⅱ-19：p.170参照），正中神経や尺骨神経の絞扼性神経障害である．絞扼性神経障害とは，神経がその走行の一部でなんらかの原因により物理的・慢性的に締めつけられて起こる障害のことである．神経には絞扼を受けやすい場所があり，感覚障害の範囲から，どの神経の障害なのか，おおよその検討がつく（図23-1）．「神経障害」症状に合致しない場合（分布など）は，より中枢での障害を疑う．

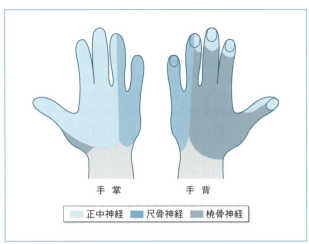

図23-1 ▶ 手の感覚支配領域

ⓘ 手根管症候群[1~3]

a. 症状
　正中神経支配領域である母指から環指橈側（母指側）のしびれや感覚障害があり，特徴的なのは夜間就寝時や早朝に出現する疼痛で，痛みによって覚醒させられることもあり，「起きたら手を振りたくなる」と表現されることが多い．進行すると母指球筋の萎縮がみられ，日常生活では箸の使用，小さいものをつまむ，ボタンかけなどの細かい動作が難しくなる．

b. 病態
　手根管内には正中神経と9本の屈筋腱が走行している．手根管内圧が上昇すると正中神経が圧迫され，神経障害性の症状（しびれ感，筋力低下など）を生じる（**図23-2**）[3]．中高年女性に多く，原因としてはoveruseや妊娠，閉経などの特発性が多く，その他，関節リウマチ（rheumatoid arthritis：RA）による屈筋腱滑膜炎や透析，ガングリオン，骨折などがある．

c. 診断
　手根管近位でのTinel（ティネル）様徴候（陽性：叩くと末梢にしびれや痛みが放散する），Phalen（ファレン）テスト（陽性：手関節屈曲位を保つと1分以内に症状が悪化する），手根

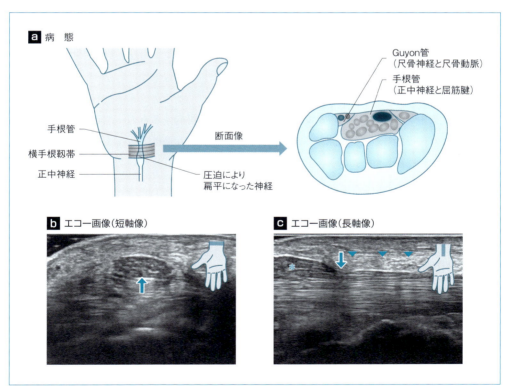

図23-2 ▶ 手根管症候群
ⓑ 正中神経は腫大し，低エコーを呈している（→）
ⓒ 横手根靱帯（▶）で神経が圧迫され（→），その中枢の腫大（＊：偽神経腫）を認める． 　　　　　（文献3）より一部改変）

管圧迫テスト(陽性:手根管入口部を圧迫すると30秒以内に症状が再現・増悪する)などの所見は診断に役立つが,必ずしも陽性になるとは限らない(感度:約70〜90%).よって,同部位での正中神経障害に特徴的な感覚障害の範囲や筋力低下などを適切に診察し,「正中神経障害」症状に矛盾しないことを十分に確認する.

エコーでは,手根管中枢(手首皮線)に短軸でプローブを当てると,正中神経の腫大(偽神経腫)を認め,低エコーに描出される(図23-2 b)[3]).ドプラ法を用いると正中神経深層の屈筋腱周囲に血流信号を認めることがあり,屈筋腱滑膜炎を示唆する.神経の長軸では圧迫部位が明らかになることもある(図23-2 c)[3]).

d. 治療

① 初学者

保存療法として消炎鎮痛薬やビタミンB_{12}の内服,運動や仕事の軽減を指導する.また,手関節の掌屈を制限する外固定や装具も有効なことがある.

② 中級者

エコーガイド下に手首皮線レベルの短軸で正中神経を確認し,神経を損傷しないように神経周囲,屈筋腱周囲に1%メピバカイン(カルボカイン®)1mL+デキサメタゾン(デカドロン®)0.5mLを注入する.

③ 上級者

エコーガイド下で,同部位へ1%メピバカイン(カルボカイン®)1mL+トリアムシノロン(ケナコルト-A®)5mgを注入する.

④ 注意点

保存療法が無効なもの,注射後短期間(2ヵ月以内)に再発するもの,3回以上の注射を必要とするもの,母指球筋の萎縮がみられるもの,手根管内に腫瘤がみられるものは手術適応となるため,専門医に相談する.

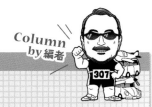

Column by 編者

Tinel徴候

① Tinel徴候って何?

傷ついた神経は,最初に軸索が再生し,次に軸索を包む髄鞘(ミエリン鞘)ができていきます.再生途中の軸索先端は髄鞘に覆われていないため,軽く叩いただけで指先に「びりっ」と軽い電気が走ったような感じが生じます.これをTinel徴候と呼びます.この現象は損傷後6週間頃から現れ,軸索の再生に伴って徐々に末梢へ移動していきます.臨床的には軸索再生の評価に用いられ,「①Tinel徴候の末梢への移動が1日

2〜3mmでは予後良好，1日1〜2mm以下では予後不良」「②損傷部（神経縫合部）の叩打痛に比べ末梢側のTinel徴候の反応が強ければ予後良好」と判断されます．1915年，フランス人のJules Tinel（1879〜1952年）が報告したことからTinel徴候と名づけられましたが，実はその数ヵ月前に同じ内容をドイツ人のPaul Hoffmann（1884〜1962年）が報告しており，ドイツ語圏ではHoffmann徴候と呼ばれています．1915年は第1次世界大戦（1914〜1918年）の真只中で，フランスとドイツは敵国同士の関係にありました．

②Tinel徴候とTinel様徴候

　Tinel徴候とは本来損傷を受けた末梢神経の再生過程で生じる徴候です．手根管症候群などの絞扼性末梢神経障害では，叩打で放散痛が生じる部位が末梢へ移動していかないため，Tinel徴候と区別してTinel様徴候と呼ぶ場合があります．

③正しいTinel（様）徴候のみかた

　検索する神経が緩む肢位をとり，神経走行の末梢から中枢に向かって叩打していくのが基本です．中枢から叩打すると，再生中の末梢端に達する前に放散痛が生じてしまうからです．強く叩くのではなく，伸ばした指で軽く叩きます．

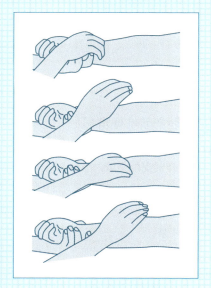

Phalenテスト

　手外科医のGeorge S. Phalen（アメリカ，1911〜1998年）によって提唱された手根管症候群に対する最も古い症状誘発テストです．1分ほど，図のように手首を自然屈曲させて，指の痺れが増強するものを陽性と判断します．手根管症候群に対する感度は70％ですが，特異度はあまり高くありません．

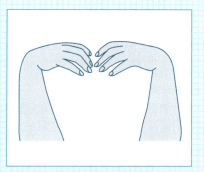

（Phalen GS：The carpal-tunnel syndrome. Seventeen years' experience in diagnosis and treatment of six hundred fifty-four hands.J Bone Joint Surg Am,48（2）:211-228,1966）

手根管圧迫テスト

1991年にJohn A. Durkanによって提唱された手根管症候群に対する症状誘発テストであり，Durkan's testとも呼ばれています．手関節掌側のしわのやや末梢側にある手根管を母指で約30秒間圧迫し，しびれが誘発されれば陽性と判断します．Tinel（様）徴候やPhalenテストより診断精度が高いことが特徴です（感度87〜91％，特異度90〜95％）．

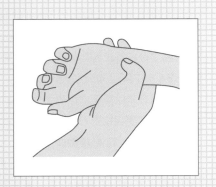

ⅱ 肘部管症候群[2〜4]

a. 症　状
尺骨神経支配領域の小指と環指の尺側（小指側）のしびれや感覚障害を認める．進行すると小指球筋や背側骨間筋の萎縮が出現し，環指や小指のかぎ爪指変形が出現する（図23-3 a ）．手指の巧緻運動が障害され，書字や箸の使用に不自由さを訴える．

b. 病　態
尺側手根屈筋の上腕頭と尺骨頭の間を連結する強固な筋膜であるオズボーンバンドによる圧迫のほか，ガングリオンなどの腫瘤や変形性肘関節症に伴う骨棘による圧迫や，小児期の骨折による肘外反・内反変形が原因となる．また，屈曲時の尺骨神経の反復する前方脱臼が症状の原因となることもある．

c. 診　断
肘内側（オズボーンバンド部分やその中枢）のTinel様徴候，肘屈曲テスト（陽性：肘を屈曲位に保つと環・小指のしびれや痛みが出現）などがある．鑑別診断として，手背の感覚が正常であれば手関節尺側のGuyon（ギヨン）管症候群を疑い，前腕尺側の感覚異常を伴うなら頚椎症性神経根症を疑う．

肘の変形の画像診断には単純X線が役立つが，神経自体の診断にはエコーが有用で，肘内側での神経の腫大（偽神経腫）を認め，オズボーンバンド，腫瘤，骨棘による圧迫所見がみられることもある（図23-3 b c ）．また，エコーでは屈曲時の神経の動きも確認でき，偽神経腫がない症例でも，脱臼が明らかであれば，それが症状の原因になっている可能性がある．

d. 治　療
① 初学者
肘屈曲位で症状が出る場合には，肘を屈曲しないよう指導し，ビタミンB_{12}を処方する．

23 手指

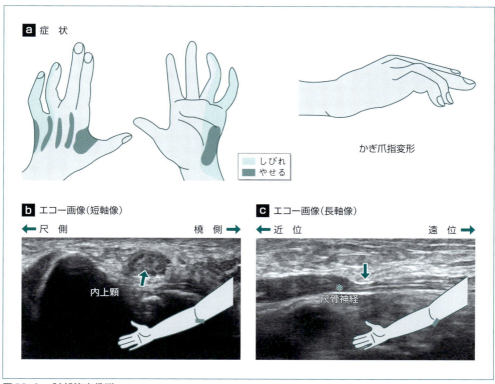

図 23-3 ▶ 肘部管症候群
b 尺骨神経は腫大し，低エコーを呈している（→）．
c オズボーンバンドで神経が圧迫され（→），その中枢の腫大（＊：偽神経腫）を認める．

② **中級者**
　エコーガイド下で肘部管内へ1％メピバカイン（カルボカイン®）1 mL ＋デキサメタゾン（デカドロン®）0.5 mLを注入する．

③ **上級者**
　ガングリオンのある症例では，エコーガイド下でガングリオン穿刺を試みるのもよい．

④ **注意点**
　変形性肘関節症，内・外反変形，腫瘤を伴うものは進行性であり，手術適応となることが多いため，運動麻痺（とくに小指の内転障害）や筋萎縮を認めたら専門医に相談する．

Ⅱ ▶ よくある運動器疾患，疾患ごとの診断と治療

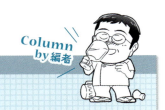

オズボーンバンド

　尺骨神経は，上腕骨・尺骨・オズボーンバンドに囲まれた肘部管(cubital tunnel)と呼ばれる狭いトンネルを通過します．オズボーンバンドとは，尺側手根屈筋の上腕頭と尺骨頭との間に張った靱帯様組織で，骨同士を連結する狭義の靱帯とは異なります．肘部管症候群の大部分は，変形性肘関節症で生じた上腕骨・尺骨の骨棘によって，肘部管が狭くなり神経が圧迫されて発症します．手術では，狭くなった通路を広げるためにオズボーンバンドを切離します．

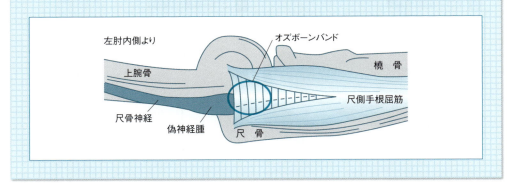

B　狭窄性腱鞘炎

　効果的な手指の運動が生じるように，手関節以遠で腱はいくつかの靱帯性腱鞘と呼ばれるトンネルを通過し，骨から浮き上がらないような構造をしている．腱鞘炎は腱自体の肥大や腱鞘の肥厚が原因となって，腱の滑走が障害され，疼痛や運動障害が出現する状態である．一般に更年期や周産期の女性，手指作業者にみられることが多い．

 ばね指[1, 3, 5, 6]

a. 症　状
　初期には指のつけ根に疼痛，腫脹，熱感を生じ，運動時痛を訴える．朝方に症状が強く，進行するとばね現象（屈伸運動での引っかかりと弾発現象）を生じ，さらに悪化すると運動困難となる．PIP関節（近位指節間関節）周囲の疼痛を訴えることもある．

b. 病　態
　MP関節（中手指節間関節）掌側にある靱帯性腱鞘（A1プーリー）を中心とする炎症で，屈筋腱自体の腫大や腱鞘の肥厚のために同部位での腱の滑走性が低下し，ばね現象が起こる

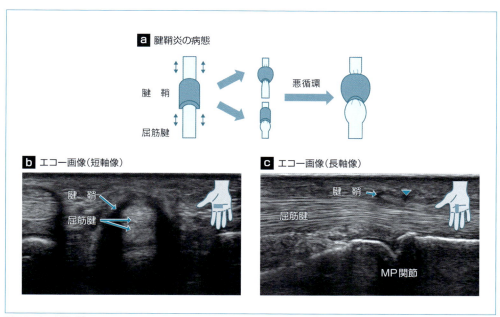

図23-4 ▶ ばね指
ⓐ 屈筋腱が腱鞘をスムーズに通過できなくなる.
ⓑ A1プーリーの肥厚を認める.
ⓒ 腱鞘が屈筋腱に食い込んでいる(▶).

(図23-4ⓐ). 母指・中指に多く, 糖尿病, 関節リウマチ(RA), 透析患者では多発しやすい.

c. 診 断

A1プーリー上に腫脹や圧痛があり, 指の屈伸でばね現象がみられれば診断は容易である. エコーでは, 短軸でMP関節掌側に屈筋腱とそれを包む低エコーの腱鞘が確認できるが, 腱鞘炎では肥厚した腱鞘と腫大した屈筋腱を認め(図23-4ⓑ), 時にドプラ法で腱鞘に血流信号がみられる. 長軸でも同様に腱鞘の肥厚と腱の腫大を認め(図23-4ⓒ), 動的観察では腱鞘部分での通過障害や弾発する腱をリアルタイムで観察することができる.

d. 治 療

① 初学者

局所の安静や前腕屈筋群のストレッチングを指導し, かつ患部を温める.

② 中級者

ばね現象を確認した屈筋腱鞘内にエコーガイド下で1%メピバカイン(カルボカイン®) 0.5mL＋デキサメタゾン(デカドロン®) 0.5mLを注入する.

③ 上級者

エコーガイド下で, 同部位に1%メピバカイン(カルボカイン®) 0.4mL＋トリアムシノロン(ケナコルト-A®) 5mgを注入する.

④注意点

トリアムシノロン（ケナコルト-A®）は有効なことが多いが，頻回（3回以上）の注射や高濃度の薬液は腱断裂を惹起する[7]ため，短期間（2ヵ月以内）で再発するものは手術適応であり，専門医に相談する．

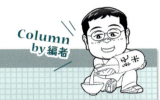

> **Column by 編者**
>
> **腱　鞘**
>
> 　名前のごとく腱を包む鞘が腱鞘です．腱との接触面にある滑膜から滑液を産生し，腱との滑りをよくする働きがあることから滑膜性腱鞘とも呼びます．一方，指を屈曲したときに腱が浮き上がらないよう滑膜性腱鞘の周りをところどころ支えているのが靱帯性腱鞘です．臨床的にはプーリー（pulley：滑車の意味）と呼ぶことが多いですね．ばね指の手術では，罹患指MP関節レベルにある靱帯性腱鞘（A1プーリー）を切離します．

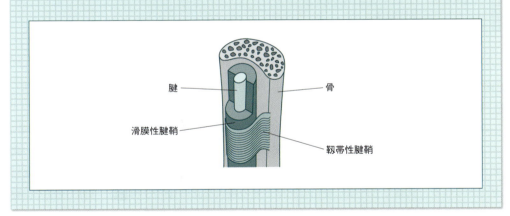

ⅱ─ de Quervain（ドケルバン）病[1,6]

a. 症　状

　手関節橈側の腫脹と疼痛がみられる．とくに手関節の尺屈や母指の運動に伴う強い疼痛があり，痛くて物が持てないと訴えることが多い．

b. 病　態

　手関節橈側の第1背側区画の腱鞘炎である．腱鞘内で長母指外転筋腱[注1]と短母指伸筋腱[注2]の間に隔壁が存在することがあり，その場合は腱鞘内の断面積が小さくなるためより炎症を起こしやすい（図23-5 a ）．

23 手 指

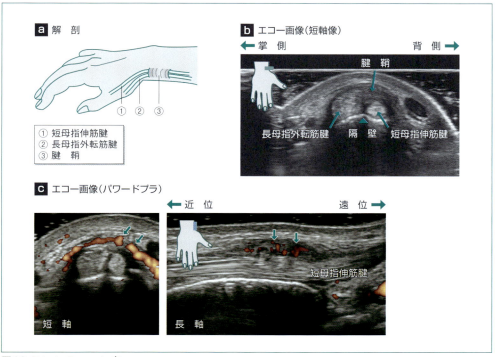

図23-5 ▶ de Quervain病
b 腱鞘の肥厚と腱の肥大，隔壁(▶)を認める．
c 腱鞘に血流信号を認める(→)．

c. 診 断

　手関節橈側の腫脹，圧痛があり，Finkelstein（フィンケルシュタイン）テスト（陽性：検者が患者の母指を尺側に牽引したときに疼痛が誘発される）やEichhoff（アイヒホッフ）テスト（陽性：ほかの4指で母指を握り，手関節を尺屈させたときに疼痛が誘発される）によって診断する．エコーでは，短軸で腱鞘の肥厚と腱の肥大を認め，隔壁の存在を明確にすることができる（図23-5 b）．疼痛が強い症例ではドプラ法にて血流信号を確認できることが多い（図23-5 c）．CM関節（手根中手関節）症との鑑別が重要である．

d. 治 療

① 初学者

　局所の安静を指導し，装具による外固定を行う．

② 中級者

　エコーガイド下で，第1背側区画末梢から腱鞘内へ1％メピバカイン（カルボカイン®）1mL

注1 長母指外転筋：尺骨外側面，橈骨外側面，前腕骨間膜から起始し，第1中手骨底外側に停止する．母指を外転・伸展し，手関節を橈屈する．
注2 短母指伸筋：前腕骨間膜，橈骨背面から起始し，母指基節骨底背側で停止する．母指MP関節を伸展する．

＋デキサメタゾン（デカドロン®）0.5mLを注入する．多くの症例では腱鞘の背側近くに橈骨神経の知覚枝が存在するため，そのことは念頭に置く必要がある（エコーで確認できることが多い）．

③ 上級者

エコーガイド下で，同部位に1％メピバカイン（カルボカイン®）1mL＋トリアムシノロン（ケナコルト-A®）5mgを注入する．

④ 注意点

ばね指同様，頻回（3回以上）の注射や高濃度の薬液は腱断裂を惹起する[8]ため，短期間（2ヵ月以内）で再発する場合は手術適応であり，専門医に相談する．

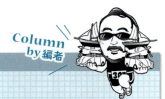

FinkelsteinテストとEichhoffテスト

両者ともde Quervain病の疼痛誘発テストです．Finkelsteinテストとは検者が患者の母指を握り素早く尺屈させる手技であるのに対し，Eichhoffテストは患者が母指を握り尺屈する手技です．どちらも手関節橈側に疼痛が生じれば陽性と判断します．しばしば手技を間違って覚えている人がいますので注意しましょう．

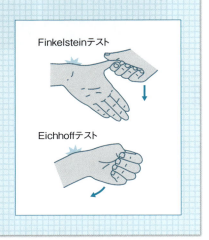

C 突き指[1, 5, 9]

「突き指」は病名ではなく，指先に大きな外力が加わって起こるさまざまな種類，程度の外傷の総称であり，このなかには，側副靱帯損傷，マレット指，掌側板損傷，ジャージーフィンガー，骨折や脱臼などが含まれる．しかし，受傷後も日常生活やスポーツ活動が継続可能であるため軽視され，医療機関を受診しない例も多い．背側脱臼の一部を除き，"引っ張ると治る"は迷信であり，骨折や靱帯損傷に対してはかえって危険である．陳旧性の脱臼骨折を含めた関節内の骨折の治療は非常に難しい．また，たとえ医療機関を受診したとしても単

純X線で骨傷がないと放置され，早期に適切な加療が行われずに陳旧例となって治療に難渋する例も少なくない．診断には正確な手指の評価が必要である．

ⅰ 症　状

手指の関節の腫脹，変形，疼痛，運動制限を認める．スポーツ中に指先にボールなどが当たって受傷することが多いが，壁にぶつけた，転んで手をついたといった受傷機転のこともある．

ⅱ 病態と診断

前述のように，その病態はさまざまであり，明らかな骨傷では単純X線やCTが有用だが，それ以外の靱帯，腱，掌側板単独の損傷，もしくは裂離骨折などの小骨片を伴う症例にはエコーによる軟部組織の評価が有用である．

a. 側副靱帯損傷

MCP関節やIP関節（指節間関節：PIP関節およびDIP関節（遠位指節間関節）含む）には，橈側と尺側にそれぞれ側副靱帯が存在し，関節を安定させている．この靱帯が損傷すると関節の腫脹，疼痛，不安定性が生じ，指の運動は疼痛のため制限される．受傷はPIP関節，とくに小指橈側と示指尺側に多い．

エコーでPIP関節の側副靱帯を捉える場合，その解剖から，指側面で基節骨背側から中節骨側へ少し掌側に向けてプローブを当てると，骨のくぼみを確認できる．損傷があると，骨のくぼみからはみ出るほどに靱帯が腫脹している（図23-6 a）[5]．さらに不安定性がある症例では，ストレスをかけると関節裂隙が開くのを確認でき，靱帯のどのあたりが損傷されているのかがはっきりすることもある．

また，母指MCP関節尺側側副靱帯損傷は，Stener（ステナー）損傷と呼ばれ，断裂した靱帯が反転して内転筋腱膜にひっかかり，徒手整復不可能となることがある（図23-6 b）[5]．エコーでは末梢側が反転した側副靱帯が確認できる（図23-6 c）[5]．

b. マレット指

槌指とも呼ばれ，伸筋腱の末節骨停止部の小骨片を伴う骨折（骨性マレット指）もしくは腱損傷（腱性マレット指）に分けられる（図23-7 a）[9]．DIP関節の自動伸展運動が不可能あるいは制限され，DIP関節が屈曲したままとなる．

伸筋腱をエコーで観察する際は，皮膚のうえにゲルパッドを置き，焦点距離を保って観察すると，皮膚直下に存在する薄い伸筋腱が比較的きれいに描出できる．損傷があれば，腫脹や連続性の途絶を確認でき（図23-7 b）[9]，他動運動でも中枢は滑走を認めない．腱の部分損傷では伸展制限が30度未満であることが多い．

c. 掌側板損傷

PIP関節掌側の掌側板に起こることが多く，中節骨掌側基部の小骨片を伴うことがある．

Ⅱ ▶ よくある運動器疾患，疾患ごとの診断と治療

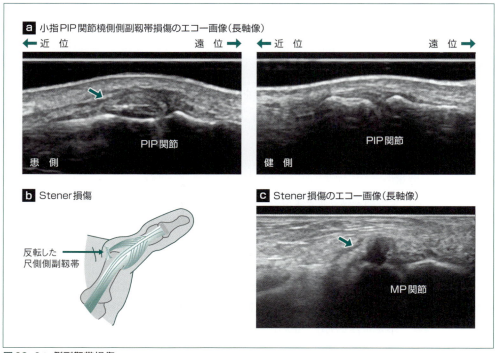

図23-6 ▶ 側副靱帯損傷
ⓐ 患側（左）では靱帯の腫脹を認める（→）．
ⓒ 反転した母指MP関節尺側側副靱帯を認める（→）． （文献5）より一部改変）

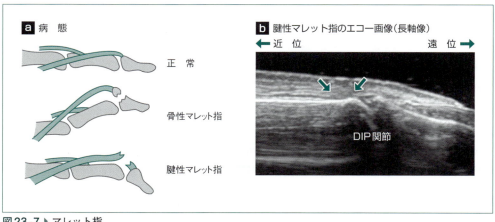

図23-7 ▶ マレット指
ⓑ 途絶した伸筋腱を認める（→） （文献9）より一部改変）

同部位の圧痛，腫脹，疼痛のため運動は制限される．

　エコーでは，骨片があれば骨片から連続する掌側板が確認できる．指の屈伸に伴う不安定性をチェックする．骨片がなく，指の掌側に内出血があるときは，関節内血腫のみを認める

23 手指

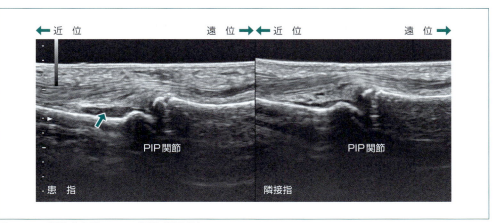

図23-8 ▶ 関節内血腫のエコー画像（長軸像）
患指（左）ではPIP関節内血腫を認める（→）．

ことがある（図23-8）．

d. ジャージーフィンガー

ラグビーなどの接触の多いスポーツで，指が相手のユニフォーム（ジャージー）に引っかかったまま強く引っ張られると，指の深指屈筋腱末節骨停止部の断裂が生じる．環指に多く，DIP関節の自動屈曲運動が不能となる．エコーでは，末節骨の停止部から引き抜かれて中枢に退縮した屈筋腱断端が確認できる．小骨片を伴っていることもある．

e. 骨折・脱臼

強い外力を受けると，「突き指」といえども指節骨の骨折や脱臼をきたし，激しい疼痛と変形，運動障害を生じる．エコーでも骨皮質の連続性の途絶などは確認できるが，単純X線，CTが有用である．

ⅲ─ 治 療

a. 初学者

症状が軽く，側副靱帯に腫脹がない症例では，PIP関節内の血腫しか認めないことが多い．この場合は経過観察でも構わないが，PIP関節のみの伸展位固定（入浴時の取り外し可）をまず1週間実施してみるのもよい．PIP関節を伸展位固定するのは，屈曲拘縮を起こさないためである．屈曲位固定が続くと，掌側板やそれに続く手綱靱帯が短縮し，屈曲拘縮の原因となる．

b. 中級者

PIP関節側副靱帯損傷は，基本的には保存療法の適応となる．当科では側副靱帯が明らかに腫脹している症例は，PIP関節のみを伸展位で3週間固定する．ほかの関節運動を妨げないよう，背側にシーネを置くことが多い（図23-9 a ）．その後，3週間はテーピング固定とす

Ⅱ ▶ よくある運動器疾患，疾患ごとの診断と治療

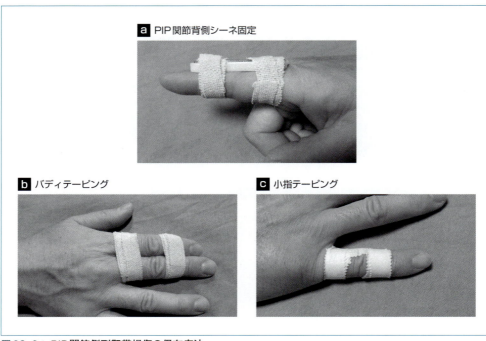

図23-9 ▶ PIP関節側副靱帯損傷の保存療法

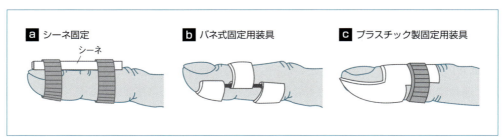

図23-10 ▶ マレット指の保存療法

る．患指が示指〜環指いずれかであるときには隣接指とのバディテーピング（図23-9 b）としているが，小指の場合は環指との指長の違いがあることから単独でのテーピング固定としている（図23-9 c）．テーピング固定後も明らかな不安定性を認めるケースは専門医に相談する．

c. 上級者

腱性マレット指は保存療法の対象であり，DIP関節過伸展位で6〜8週間固定する（図23-10）．この間，1度でも固定を外して強い屈曲位をとると，治療が振り出しに戻ってしまうため，固定の継続が重要となる．装具が困難な場合は，鋼線刺入による伸展位保持も考慮される．

d. 注意点

骨折があればすべて手術適応となるわけではないが，骨片を伴うものは専門医に紹介す

るべきである．骨性マレット指や骨片を伴う掌側板損傷のうち骨片が関節面の1/3以上のもの，関節の脱臼・亜脱臼を合併するものは手術適応である．骨折がなくても，Stener損傷，ジャージーフィンガーは手術適応となるため，これらを疑ったら専門医に相談する．

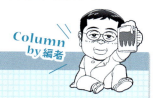

マレット指（槌指）

指先のDIP関節が木槌（mallet）のように曲がり，自動伸展できなくなった状態をマレット指または槌指と呼びます．伸筋腱が末節骨付着部で断裂する場合（腱性マレット）と，裂離骨折する場合（骨性マレット）があります．

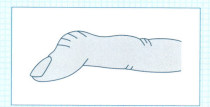

掌側板損傷

手指関節包の掌面・指屈筋腱の底面にある線維軟骨を掌側板と呼びます．関節の接触面積を増やして応力を分散する働きと関節の過伸展を防ぐ働きがあります．遠位部は厚く硬い板状の線維軟骨，近位部は薄く柔らかい膜状になっており，指を屈曲すると近位部がたわみます．掌側板損傷では，遠位付着部での裂離骨折や側副靱帯損傷を伴いやすいという特徴があります．

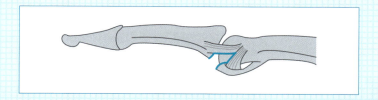

ジャージーフィンガー

深指屈筋腱が末節骨付着部で断裂し，DIP関節を自動屈曲できなくなった状態をジャージーフィンガーと呼びます．指が引っ張られた後に，グーをつくっても第1関節が曲がりきらないようであればこの怪我を考えます．スポーツで相手を捕まえようとユニフォーム（ジャージー）を強く掴んだとき，相手が振り切って逃げようとした瞬間に生じやすいことからこの名がつけられています．

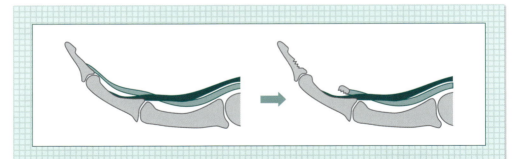

Stener損傷

　母指MP関節の尺側側副靱帯が断裂し，基節骨付着部と遠位断端の間に内転筋腱膜が介在したものをStener損傷と呼びます．介在物の影響で自然治癒せず，母指と示指で強くものをつまめなくなるため，手術適応になります．gamekeeper's thumb, skier's thumbとも呼ばれますが，ゲームキーパーとは狩猟が盛んだった頃の職業で，貴族が所有する土地でgame（獲物）の数を管理していた人のことを意味します．獲物の首を折るときに受傷することが多かったことから名づけられたようです．サッカーのゴールキーパーとは関係ありません．

おわりに

　手指のしびれや痛みを訴えて来院する患者に対して，エコーと高周波リニアプローブがあれば，診断能力は格段に向上する．臨床所見とエコーを総合すれば，本項で述べた疾患の診断・保存療法は可能となることが多い．専門医に紹介するタイミングについては常に頭に置いておく必要があるが，本項が少しでも読者の諸先生方の参考となれば幸いである．

THE リハ

　手根管症候群は，手根管内圧と症状とがリンクするため，運動療法も手根管内圧を低下させる手段を選択する必要がある．筆者らが正常横手根靱帯をエコー観察した結果，手指の運動で横手根靱帯の正中から尺側部が挙動することを認め，この動きが内圧調整に関与していると考えている．したがって，手根横アーチの開大・縮小を利用した横手根靱帯へのストレッチング，深指屈筋腱，浅指屈筋腱や正中神経の手根管内滑走の改善により症状の軽減が得られる例も多い．

　Guyon管症候群に対しては，同部への持続圧迫因子を排除したうえで，尺骨神経の滑走訓練を実施する．また，屈筋支帯への鍼治療後に徒手的運動療法を行う

と効果的である場合もある．
　de Quervain病は，第1区画の隔壁との関係が指摘されているが，リハビリテーションでの対応は不可能である．エコーで腱の腫脹を確認しながら，セルフケアや生活指導を行いつつ，舟状骨の橈側移動を制限する装具やテーピング，長母指外転筋と短母指伸筋の筋腹への選択的ストレッチング，エコーガイド下筋膜リリースを実施する．de Quervain病やばね指は，安静時の明確な圧痛点（＋），動作時痛（＋），エコー所見でのドプラ反応（－）である場合，疼痛部位にエコーを当て，正確に深さを確認したうえで鍼治療を行うと効果的である．
　突き指は，スポーツや転倒時に受傷することが多いが，マレット指への進展には注意したい．終末腱の治癒過程に留意しながら，指伸筋と虫様筋，骨間筋のそれぞれの機能的なかかわりを理解し，運動療法を行うことがポイントである．

（銭田良博・林　典雄）

参考文献

1) 金谷文則：手関節と手. 標準整形外科, 第12版, 松野丈夫, 中村利孝（総編集）, 馬場久敏, 井樋栄二, 吉川秀樹, 他（編）, 医学書院, 東京, 474-510, 2014.
2) 牧　裕：絞扼性神経障害. 手外科診療ハンドブック, 改訂第2版, 斎藤英彦, 吉津孝衛, 他（編）, 南江堂, 東京, 301-318, 2014.
3) 中島祐子, 砂川　融, 越智光夫：手の超音波診断. 超音波医学, 40（6）：567-575, 2013.
4) 金谷文則：肘関節. 標準整形外科, 第12版, 松野丈夫, 中村利孝（総編集）, 馬場久敏, 井樋栄二, 吉川秀樹, 他（編）, 医学書院, 東京, 459-473, 2014.
5) 中島祐子：エコーで手指の痛みを診る. 映像情報Medical, 46（11）：957-960, 2014.
6) 中島祐子, 砂川　融, 越智光夫：手の腱鞘炎と腱断裂. J Clin Rehabil, 23（4）：387-392, 2014.
7) 住浦誠治, 山本　学, 長広行雄, 他：ばね指に対するトリアムシノロン腱鞘内注射後深指屈筋腱皮下断裂をきたした1例. 整形外科と災害外科, 61（14）：828-831, 2012.
8) 海透修子, 荒田　順, 石坂知華, 他：de Quervain病に対するトリアムシノロン腱鞘内注射後に長母指外転筋腱の皮下断裂をきたした1例. 日本形成外科学会, 35（3）：166-170, 2015.
9) 中島祐子, 砂川　融, 四宮陸雄, 他：「突き指」に対する超音波検査の小経験. 日本手外科学会雑誌, 30（4）：583-586, 2014.

（中島祐子・砂川　融）

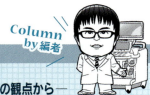

手指のしびれのもう1つの鑑別診断 ─ 筋膜性疼痛症候群（MPS）の観点から ─

手指の症状（しびれ感など）から脊髄，神経根，末梢神経レベルの障害を疑うも，その症状分布が神経支配に一致しない場合は，以下の3つの可能性を考えていただきたい．

①偽性末梢神経障害（脳梗塞などの中枢性疾患による末梢領域の症状）

頻度は低いが大事な鑑別．症状は70％が尺骨神経領域，20％が正中神経領域であり，病変は視床や皮質下が多い．判断のポイントは以下である．

- 外的要因によらない「何時何分何秒」とわかるくらいの「突然発症」と，症状に全く変動がない「持続的な症状」という病歴．
- 末梢神経障害の分布に合わないが，頸部から前腕にかけて動作による症状増減がない．
- 神経ブロックや筋軟部組織の治療に全く反応しない．

②肩部の病態（筋膜性疼痛症候群（MPS）の関連痛）

以下に示す対象筋群を動かしてみて（伸長・収縮など），症状の変化がある場合は，筋膜性疼痛症候群（myofascial pain syndrome：MPS）として局所治療（生理食塩水によるエコーガイド下筋膜リリースなど）による診断的治療を行う．

- 手指尺側の症状：棘上筋，棘下筋，肩甲挙筋，後斜角筋などの頸肩部後面の筋群．
- 手指橈側の症状：前中斜角筋・小胸筋などの頸肩部前面の筋群や，上腕筋・回外筋などの上肢外側の筋群．

③神経障害ではない末梢の病態（筋膜性疼痛症候群（MPS）の関連痛）

症状に応じて，局所治療による診断的治療を行う．この際，一般的にはステロイド＋局所麻酔薬が使用されるが，生理食塩水によるエコーガイド下筋膜リリースが有効なことも多い．

- 手根管症候群などの正中神経障害様症状：正中神経近傍の軟部組織（深指屈筋，浅指屈筋，横手根靱帯，方形回内筋，骨間膜，正中神経近傍のfascia：図）．
- 肘部管症候群などの尺骨神経障害様症状：尺骨神経近傍の軟部組織（オズボーンバンド，Struthers靱帯，上腕骨内上顆に付着する筋軟部組織，尺骨神経周囲のfascia）．

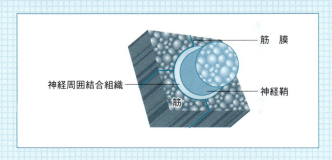

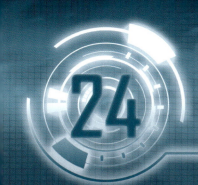

腰痛・腰下肢痛

はじめに

　腰痛はその患者数の多さと，痛みによる就労困難がしばしば発生することなどを考慮すると，社会に与える影響がきわめて大きい疾患といえよう．したがって腰痛を適切にマネジメントすることは，社会活動の面からも医療経済の面からもわれわれ医療者に与えられた大切な課題である．

　腰痛は，主に発症後3ヵ月の急性腰痛と，それ以降の慢性腰痛に分類されることが多い．また最近では画像検査などで特段原因の見当たらない腰痛，いわゆる非特異的腰痛が社会的にも注目されており，精神面，中枢神経（脳）の関与がしばしば取り沙汰されている．

　非特異的腰痛は（慢性）腰痛全体の約85％を占めるとする論文もあるが，その実態は明らかではない[1]．また，たとえば仙腸関節や椎間関節に由来する腰痛のうち，画像検査では異常のないものも多く存在し，将来，診断技術の進歩により非特異的腰痛の何％かはその原因が特定されることもあろうかと考える．非特異的腰痛について興味のある方は成書を参考にしていただきたい．また，筋膜性疼痛症候群（myofascial pain syndrome：MPS）としての腰痛については，I-5（p.37）をご参照いただければ幸いである．

　本項では，まず必ず見逃してはいけない疾患およびそれを疑わせる身体所見や症状について述べ，次に外来診療で比較的よくみかける急性の腰下肢痛を引き起こす疾患に関して記載する．

見逃してはいけない代表的な疾患

　表24-1に『腰痛診療ガイドライン』[2]に掲載されている重篤な脊椎疾患を疑うべきred flag（危険信号）を示す．

　高齢者でしばしばみられるものの，見逃してはいけない腰痛として，悪性腫瘍の椎体転移と化膿性脊椎炎である．どちらも非常に強い腰痛（とくに安静時腰痛）を呈するのが特徴である．適切な治療がなされなければ，腫瘍の浸潤や感染により椎体破壊が起こり，脊髄損傷や馬尾障害などを発症する危険性がある．強い安静時腰痛があり，かつ以下に示すような特徴があるとき（とくに血液検査にてわずかでもCRPが上昇しているケース）には，腰椎MRI（可能であれば造影）を躊躇せず施行するか，もしくは整形外科医（脊椎専門医）にただちに紹介する．しかしながら，初期にはいずれの疾患もほかの腰痛と判別がつかないと思われる．大

II ▶ よくある運動器疾患，疾患ごとの診断と治療

表24-1 ▶ 重篤な脊椎疾患を疑うべき red flag

- 発症年齢 ＜20歳 または ＞55歳
- 時間や活動性に関係のない腰痛
- 胸部痛
- がん，ステロイド治療，HIV感染の既往
- 栄養不良
- 体重減少
- 広範囲に及ぶ神経症状
- 構築性脊柱変形
- 発　熱

（「日本整形外科学会，日本腰痛学会：腰痛診療ガイドライン，p27，南江堂」より許諾を得て転載）

切なのは病歴（がんやステロイド投与の有無など）と身体所見の推移である．各種治療を行っても腰痛の増悪を認める場合には，これらの疾患の可能性も念頭に置いて診療に臨むべきといえる．

ⅰ ─ 悪性腫瘍の椎体転移

がんの既往がある場合には必ず念頭に置くべき疾患である．とくに腎がん，肺がん，前立腺がん，乳がんは骨転移が多いことで知られている．

安静時痛と体動時痛が時間経過とともに急激に悪化するケースが多く，罹患椎体近傍に圧痛や叩打痛を認める．椎体破壊による脊髄圧迫や脊髄浸潤などのために下肢麻痺や下肢痛発症のリスクがある．

血液検査では，CRP軽度上昇やALP上昇がみられるが，正常であることも少なくない．X線写真で圧迫骨折に加え，骨吸収像や椎弓根像不鮮明化などを認める．確定診断には造影MRIが最も有効である．

ⅱ ─ 化膿性脊椎炎

悪性腫瘍や糖尿病，ステロイド投与などで免疫能の低下がある場合に発症しやすいとされている．さまざまな感染症が原因となるが，腰椎レベルでは尿路感染症や婦人科系感染症を契機に引き起こされるケースもある．

急激に発症した腰痛で，発熱があり，血液検査でCRP，白血球とも高値であれば疑わしい．確定診断には，やはり造影MRIが有用である．治療としては，血液培養や生検による起因菌同定後に抗菌薬投与を行うのが原則である．

ⅲ ─ 腰椎分離症

ほかに見逃してはいけない疾患としては，腰椎分離症があげられる．腰椎分離症は椎弓の疲労骨折であり，学童期～青年期に発症しやすい．安静と適切な初期固定を行えば完全に治癒するが，放置すると骨癒合が得られず，腰痛を繰り返したり，すべり症に進展する可能性がある．初期の疲労骨折かどうか（≒骨癒合が得られるかどうか）はX線やCTで診断するのは困難だが，MRIで椎弓根部を撮影すれば診断可能である[3]（Ⅱ-31：p.312参照）．

急性腰下肢痛を呈する代表的な疾患

① 腰椎椎間板ヘルニア

　腰椎椎間板ヘルニアは，椎間板の内容物である髄核が椎間板外殻の線維輪を穿破し，後方に突出する疾患である．重いものを持ったり，屈んだりした拍子に発症するケースが多い．正中タイプのヘルニアでは腰痛のみの症状であり，傍正中〜外側ヘルニアでは腰痛だけでなく片側の坐骨神経痛を伴う．

a. 診　断

　身体所見としては，まず比較的局在のはっきりしない腰痛で，前屈により疼痛が増悪する．また起床時の腰痛が強く，靴下や下着の着脱が困難なケースを多く認める．坐骨神経痛（下肢後面や外側の痛み）を伴うときには，下肢伸展挙上テスト（straight leg raising test：SLR）を行い，仰臥位から患側下肢を挙上させることで疼痛が誘発されるかどうかを調べる．また，大腿神経伸展テスト（femoral nerve stretch test：FNS）は大腿前面の痛みのある際に検査する．さらに，下肢筋力，知覚，腱反射を確認することで，障害神経根をおおむね推測することが可能である．

　画像所見としては，腰椎X線で椎間板ヘルニアの有無を診断することは不可能である．「椎間板高の減少があるから，すなわちヘルニアがある」とはいえない．実際に役立つのはMRIである．腰椎MRIなら椎間板変性の有無，ヘルニアの有無などをたちどころに評価できる．また造影MRIを行えば，ヘルニア塊が吸収されやすいかどうかも知ることができる（リング状に造影されれば吸収されやすい）．

b. 治　療

　主に保存的治療について述べる．

①投　薬 初学者

　まずは非ステロイド性抗炎症薬（non-steroidal anti-inflammatory drugs：NSAIDs）や筋弛緩薬，筋弛緩作用のある抗不安薬などを処方をする．無効であれば，トラマドール（トラマール®）のような弱オピオイドや，プレガバリン（リリカ®）といった神経障害性疼痛を緩和する薬剤も追加する．

②硬膜外ブロック 中級者

　仙骨部硬膜外ブロック，腰部硬膜外ブロックなどを行うことにより，硬膜外腔の洗浄作用，神経根の消炎作用を期待できる．

③神経根ブロック 上級者

　上記が無効なケースに対しては，責任神経根を同定した後，同神経根に神経根ブロックを行う．

④注意点

腰椎椎間板ヘルニアの絶対的手術適応は，膀胱直腸障害もしくは下肢筋力低下が高度な場合である．逆にいえば，それ以外の「痛みが強い」などの訴えは，すべて相対的手術適応に過ぎない．ある程度，患者に時間的余裕があるようであれば，保存的治療をまず一定期間試したうえで，無効な症例に対して手術を行うのが一般的な考え方である．

ⅱ 腰部脊柱管狭窄症

加齢に伴う椎体骨の変性性変化，黄色靱帯の肥厚などにより，脊髄ならびに馬尾神経の走行する腰部脊柱管および椎間孔が狭小化するものである．典型的な症状としては，歩行時の下肢のしびれと痛みがある．間欠性跛行と呼ばれ，歩行により増悪するものの，座り込むことによって症状が軽減し，再び歩行可能となるのが特徴である．腰痛もしばしば伴う．馬尾神経の障害による両側下肢のしびれが主症状の馬尾型と，神経根障害による片側下肢の痛みが主症状の神経根型，両者の混在する混合型に分類される．

a. 診　断

問診で間欠性跛行の有無を確認する．

身体所見としては，Kempテスト（立位で側屈させると患側下肢に放散痛を生じる）が陽性になることが多い．また，責任神経根を知る目的で下肢筋力，知覚，腱反射をチェックする．

画像所見としては，単純X線で椎間板高の減少や椎体骨の骨棘形成などを確認できる．ただし，脊柱管狭窄の正確な評価にはMRI検査を行う必要がある．

b. 治　療

①投　薬 初学者

血流改善薬であるプロスタグランジンE_1（PGE_1）製剤，非ステロイド性抗炎症薬（NSAIDs），神経障害性疼痛に対するプレガバリン（リリカ®）などを処方する．

②硬膜外ブロック 中級者

腰椎椎間板ヘルニアと同様，仙骨部硬膜外ブロック，腰部硬膜外ブロックなどを，硬膜外腔の洗浄作用，神経根の消炎作用を期待して行う．

③神経根ブロック 上級者

上記が無効なケースに対しては，責任神経根を同定した後，同神経根に神経根ブロックを行う．

ⅲ 腰椎圧迫骨折

骨粗鬆症を背景に，転倒などをしなくても，高齢者では日常動作が原因となって発症するケースがしばしばある．症状は体動時の腰痛で，疼痛により，とくに寝返りや起き上がる動作が困難となる．

a. 診　断

単純X線で診断できるが，急性期では椎体高の減弱が認められないことがあるため，初診時には診断できなくても，後日再度撮影することで診断できることがある．留意すべき点として，下部胸椎の骨折でも，腰部下部の痛みしか訴えないケースも少なくないので，見逃さないためには腰椎だけでなく下部胸椎も撮影することが大切である．腰椎MRIを撮影すれば，比較的新しい骨折（骨髄浮腫を認める）なのか，陳旧性の骨折なのかも含めて，早期から正確な診断が可能である．

b. 治　療

骨折なので固定が治療の基本となる．

①固定と投薬 初学者 中級者

可能であれば硬性コルセット（療法士や義肢装具士とも相談，Ⅰ-14：p.121参照）を，装着困難なら軟性コルセットを2ヵ月間装着する．同時に骨粗鬆症の治療を行う．活性化ビタミンD₃製剤，カルシウム製剤，ビスホスホネート製剤などを投与する．

②注意点

骨癒合が得られず偽関節が形成され，腰痛が遷延するケースでは，経皮的椎体形成術（percutaneous vertebroplasty：PVP），バルーン椎体形成術（balloon kyphoplasty：BKP）も治療の選択肢となる．

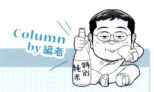

経皮的椎体形成術（PVP）

椎体内へX線透視下に骨セメントを注入し，圧迫骨折を整復固定する治療法です．経皮的に行うため，低侵襲で除痛効果が高いという特徴があります．主に骨粗鬆症や転移性脊椎腫瘍に伴う圧迫骨折に対して行われます．

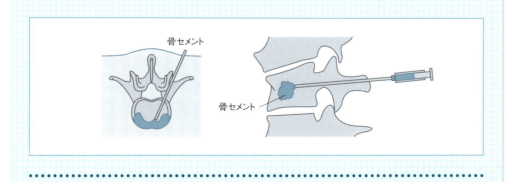

> **バルーン椎体形成術（BKP）**
>
> X線透視下で経皮的に椎体内へバルーンを挿入したうえで膨らませ，変形矯正した後に骨セメントを注入する方法を指します．経皮的椎体形成術（PVP）の1つです．
>
>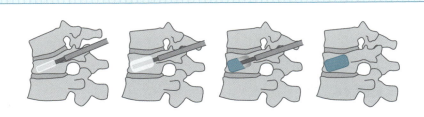

C 代表的な神経ブロック

ⅰ 仙骨部硬膜外ブロック

仙骨裂孔より仙尾靱帯を穿刺し，仙骨部硬膜外腔に薬液を投与する方法である．

薬剤はリドカイン（キシロカイン®）やメピバカイン（カルボカイン®）10〜15mL（＋デキサメタゾン（デカドロン®，レナデックス®）0.2mg）を投与する．

高濃度で行うと，下肢筋力低下や尿失禁などが起こり得る．そのため薬剤濃度は0.5％以下（高齢者では0.3％程度）とする．通常は左右の仙骨角を触知し，その間にある仙骨裂孔を穿刺する．肥満患者などで仙骨角の触知が困難な場合にはエコーが有効となる．エコーでは左右の仙骨角と仙尾靱帯を画像上で視認することができる（図24-1）．

ⅱ 腰部硬膜外ブロック

椎体の椎弓間隙より腰部硬膜外腔を穿刺し，薬液を投与する方法である．仙骨部硬膜外ブロックに比べ難易度が高く，硬膜穿刺のリスクを伴う．硬膜外腔に到達したかどうかは，生理食塩水を用いた抵抗消失法で判断する（詳細は成書を参照）．

通常は，椎体の棘突起を触知し，それをランドマークにして行うが，透視装置があれば，より簡単に施行することができる．

ⅲ 腰椎椎間関節ブロック

椎体間で構成される椎間関節をブロックする方法で，適応は腰椎椎間関節症である．X線

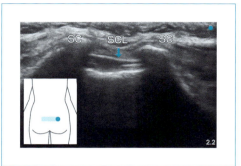

図24-1 ▶ 仙骨裂孔の短軸像
SCL：仙尾靱帯，SC：仙骨角．
仙尾靱帯の下の部分が仙骨部硬膜外腔である．

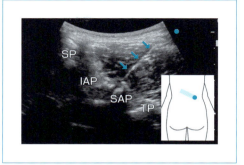

図24-2 ▶ 腰椎椎間関節ブロック
SP：棘突起，IAP：下関節突起，SAP：上関節突起，TP：横突起．
穿刺針先端(➡)が椎間関節内にある．

透視下，エコーガイド下，どちらでも施行可能である(図24-2)．

　上位椎体の下関節突起と下位椎体の上関節突起からなる椎間関節を穿刺し，薬液を注入する．椎間関節の上端と下端は囊状になっており，穿刺しやすいので，通常は上端もしくは下端どちらかを狙って穿刺する．1関節につき，ステロイドを混合した濃度1％のリドカイン(キシロカイン®)やメピバカイン(カルボカイン®)を1.5mLずつ注入する．

THE リハ

　どのようなタイプの腰痛であれ，運動療法としてhip-spine syndrome[注1]への対応は必須であり，股関節の拘縮は確実に改善させたい．加えて，関節構成組織の癒着剥離や柔軟性向上に寄与する徒手的運動療法は，関節内圧の是正や付着部障害の緩和に有効であり，以下に述べる腰椎後弯可動性の確認と併行して実施するとよい．

　腰椎後弯可動性を簡単にみるテストとしては腰椎後弯可動性テスト(posterior lumbar flexibility test：PLF)がある．これは，側臥位で股関節を45度の屈曲位とし，上方脚を矢状面上で屈曲し，大腿が胸部に接触するか否かをみるものである(図24-3)．股関節固有の屈曲域は90度程度であるため，十分な腰椎後弯の可動性がない症例では絶対に大腿が胸部に接触することはない．椎間関節障害，仙腸関節障害，筋筋膜性腰痛などでは，このテストの陰性化と症状とがリンクする症例も少なくなく，セルフケアとしても指導している．

注1 hip-spine syndrome：股関節疾患が腰椎疾患の，逆に腰椎疾患が股関節疾患の原因となり，相互に影響しながら症状が増悪していく疾患群を指す．変形性股関節症で脚長差が生じると，姿勢をまっすぐに保とうとして腰椎は変性側弯になりやすい．また腰椎の後弯変形では，骨頭に対する臼蓋の被覆面積が減少し，急速破壊型股関節症を引き起こすことがある．

腰椎椎間板ヘルニアに伴う下肢痛については，坐骨神経症状の程度に留意しながら，椎間板内圧を低下させる必要がある．腰椎前弯の維持，マッケンジー法などの伸展療法に加え，股関節・膝関節の角度を適宜組み合わせた坐骨神経の滑走訓練が，神経根の癒着予防ならびに極端なハムストリング短縮予防に重要となる．

筋筋膜性腰痛あるいは筋緊張が強く関与する症例では，胸腰筋膜と腸骨稜周囲に存在する広背筋，腹斜筋群，腰方形筋，胸最長筋，多裂筋，腸腰筋の走行と周囲の筋膜の圧痛点を確認しながら，胸腰筋膜と腸骨稜の境界や，多裂筋（L5～S2），深層外旋六筋に対して鍼治療を行うと有効なこともある．もちろん予防のための生活指導や姿勢指導も重要で，患者との信頼関係の構築が腰痛治療においては欠かせない．

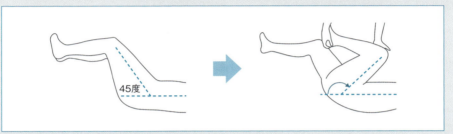

図24-3 ▶ 腰椎後弯可動性テスト（PLFテスト）

（銭田良博・林　典雄）

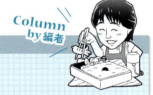

深層外旋六筋

殿部深層にある6つの股関節外旋筋群（梨状筋，上・下双子筋，内・外閉鎖筋，大腿方形筋）のことを指します．

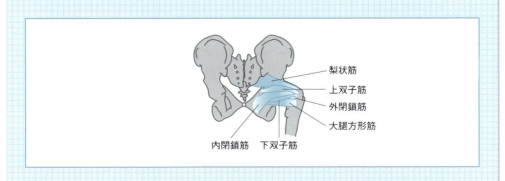

参考文献

1) Deyo RA, Rainville J, Kent DL：What can the history and physical examination tell us about low back pain? JAMA, 268(6)：760-765, 1992.
2) 日本整形外科学会, 日本腰痛学会：CQ6 腰痛患者が初診した場合に必要とされる診断の手順は. 腰痛診療ガイドライン 2012, 南江堂, 東京, 26-29, 2012.
3) Sairyo K, Katoh S, Takata Y, et al：MRI signal changes of the pedicle as an indicator for early diagnosis of spondylolysis in children and adolescents：a clinical and biomechanical study. Spine (Phila Pa 1976), 31(2)：206-211, 2006.

（朴　基彦）

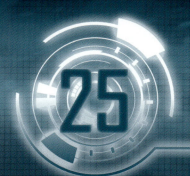

25 膝の診察の基本，診断，治療

はじめに

膝疾患のエコー利用の意義や方法はⅠ-7（p.60），Ⅱ-29（p.291）を，筋膜性疼痛や結合組織評価を含む保存療法のさらなる詳細はⅠ-15（p.134）を，それぞれ参考にされたい．本項では，一般的な膝の診察方法に関して述べる．

A 診察

ⅰ 病歴聴取

まず膝の症状がいつから起きているのか，何をきっかけにして起きたのかを聴取する．膝に関する治療歴や，初診であれば糖尿病や高尿酸血症，循環器疾患などの内科的疾患を含む既往歴や常用薬についても情報を得ておく．

加えて，運動器疾患で重要になるのは患者の職業や活動度である．「普段は何をして生活しているのか」「膝の症状のために何ができなくなっているのか」という情報は，今後の治療方針選択において欠かせない．また，外傷の場合，受傷機転を確認する必要もある．転倒などで本人が受傷機転を思い出せないケースでは，意識障害の関与を疑う．

ⅱ 身体所見のとり方

膝関節の診察をするときには，できるだけ膝周囲を広く露出する．関節周囲の皮膚をみて，発赤や皮下出血，発疹などの有無を確認する．皮下出血や腫脹が広範な場合，骨折や重度の軟部組織損傷が示唆される．また，仰臥位で下肢を伸ばして揃えたときに，両方の膝の間が離れる場合はO脚（内反膝）といい，わが国の変形性膝関節症では多い変形である．

触診をする際に重要となる膝周囲の解剖を図25-1に示す．「患者が痛いのは解剖学的にどの部位に当たるか」を確認しながら診察することが重要である．外傷や組織の損傷で疼痛が起こっているときは圧痛がピンポイントに強くなる箇所があり，そこが原因になっていることが多い．なお，膝蓋骨や関節水腫（いわゆる膝に水がたまる）は膝を伸展させたまま触診し，関節裂隙を触れるときは膝を軽く立てるようにしてもらうとわかりやすい．

膝が腫れている場合，周囲組織の腫脹によるものか，関節内の液体貯留（関節液，血液）によるものかが問題となる．膝関節内の液体貯留を触れる方法を図25-2に示す．関節包内

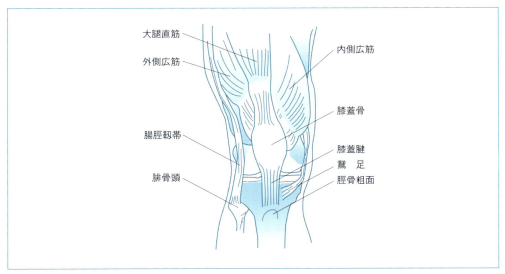

図25-1 ▶ 膝関節で触知できる主な構造（右膝前面）

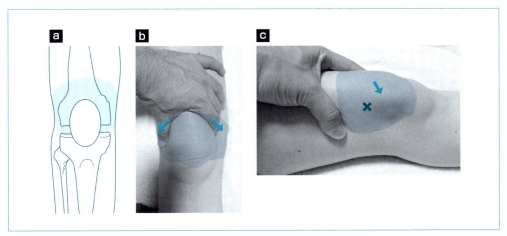

図25-2 ▶ 膝関節の液体貯留の触れ方（右膝）
ⓐ 膝関節の関節包は，膝蓋骨上縁よりも近位まで広がっている．
ⓑ 水腫が触れにくいときは，利き手と反対の手で液体を寄せるようにするとよい．この状態で膝蓋骨を大腿骨に押しつけ，膝蓋骨が上下に浮き沈みするのを感じたら，膝蓋跳動テスト陽性である．
ⓒ 穿刺するときは，液体を寄せながら示指で膝蓋骨を外側に押し出すようにする．押し出された膝蓋骨の下方，膝蓋骨上縁付近（✖）で穿刺するとよい．

の液体を手で圧して一方に寄せておくのがコツである．肥満であったり，軟部組織の腫脹があったりするとわかりにくいこともあるが，膝蓋跳動テスト（ballottement test：膝蓋骨を上から軽くポンポンと圧する．水腫で膝蓋骨が浮き上がっていると，膝蓋骨が上下に浮き沈みするのを感じる）や，内側から圧力を加えたときに液体が移動して外側が膨らむのを感じるこ

とで，関節水腫とそれ以外による腫脹を鑑別することができる．これらの診察で液体貯留が明らかなケースでは関節穿刺を行うことが多い．

また股関節や足関節など，膝関節上下の関節の診察も欠かせない．股関節疾患由来の痛みでも「膝が痛い」と表現されることは多い．小児では大腿骨頭すべり症やPerthes（ペルテス）病など，高齢者では変形性股関節症の患者が，膝痛を主訴に来院することは珍しくない．仰臥位にて股関節屈曲90度，膝関節屈曲90度とした姿勢で股関節の内旋・外旋の可動域を調べておく．とくに股関節疾患と関連が深いのは内旋時の疼痛と可動域制限で，これを伴う膝痛では「股関節疾患疑い」で専門医に紹介すべきと考える．

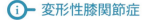 関節穿刺

穿刺の方法は膝関節注射（Ⅰ-7：p.60参照）に準じて行えばよいが，事前の準備が多少異なる．まず，診断目的の穿刺では，関節液が粘稠であったり古い血腫があったりする場合に備え，シリンジは50 mLなどの大きなものを，注射針は18ゲージの太さを用いる．滅菌スピッツなどの容器は事前に準備しておく．①細菌検査用，②細胞数および細胞分画，生化学的検査用，③結晶分析用として，3本のスピッツを用いることが多い．これに加えて膿盆を用意する．

図25-2 C のように，内側から圧迫を加えて関節液を関節包の外側に寄せておいて，膝蓋骨上縁のレベルで膝関節外側から穿刺を行うとうまくいきやすい．液体が吸引できたら，可能な限り全量を採取するようにする．結晶性関節炎や変形性膝関節症に伴う関節水腫で大量の液体が貯まっているケースでは，関節液を除去することそのものが治療的に働くことがあるためである．また，吸引しながらもう一方の手で膝蓋骨周囲を圧迫し，吸引している箇所に液体を寄せるようにするのも有効である．シリンジがいっぱいになって，なお液体が残っている場合には，注射針は刺したまま，シリンジとの接続部を攝子でつまんでシリンジのみを外し，新しいシリンジを接続すると残りを吸引できる．

外傷などが原因で血性の液体が吸引された場合は，膿盆にそれをあけて数分放置する（有能な介助者は迅速に片づけを行うことが多いため，事前に声をかけておくことが大事である）．ラーメンスープの水面にみられるような油滴が浮いてきたら，それは骨髄内からの出血であったことを意味する．すなわち関節内骨折を強く疑う所見であるため，固定（後述）を行ったのち，専門機関に転送する．しかし，油滴がみられなくても，前十字靱帯損傷などの可能性があるため，固定を行ったうえで，後日専門医への紹介を考慮すべきである．

プライマリ・ケアでよく診る膝の問題

① 変形性膝関節症

a. 症状

変形性膝関節症の主な症状として，疼痛，腫脹，可動域制限，不安定性がある．膝関節

の疼痛は変形性膝関節症の症状として最初に訴えられることが多い．膝関節部ではなく，膝窩から下腿にかけての痛みを訴える患者もいる．初期には，「歩き始めや立ち上がりがつらい」という訴えがよく聞かれる．「正座がしにくい」「膝がまっすぐ伸びない」という悩みは膝関節の可動域制限によるものである．膝関節の腫脹は，関節水腫が引き起こすものと，関節内外の組織が炎症によって腫脹して生じるものがある．膝関節の変性が進むと，関節を支持する主要な靱帯も断裂や変性してその支持力を失うため，「膝がガクガクする」「階段や歩行が怖い」という訴えにつながる．膝関節の腫脹や変形があればその存在をカルテに記録する．

b. 診　断

単純X線撮影が行える場合，成書[1]の撮影法に従って膝関節を撮影する．X線撮影のハードルが高かったり，画像上の関節症性変化が明らかではなかったりするときには，一度，専門医に紹介し，評価してもらうのも1つの手段である．膝の慢性単関節炎の一部に関節リウマチに移行するものがあるため，経過の長い患者では，関節リウマチを疑って検査をすることも必要と考える．

c. 治療方法

主に非薬物療法と薬物療法がある．非薬物療法としては，減量と運動療法が推奨されている[2]．減量は20週で体重の5％以上を減らすことができた場合に，症状の改善につながりやすいと報告されている．また，腸脛靱帯炎，鵞足炎，膝蓋腱炎などの合併も多く，両者の治療が必要になることも少なくない．

① 運動療法と薬物療法 初学者

運動療法として指導しやすいのは大腿四頭筋の筋力訓練（図25-3）である．仰臥位で両下肢を伸ばした姿勢で，膝裏に丸めたタオルを置き，膝がほんの少し屈曲した状態とする．手を使わずに膝を床に押しつけてタオルを強くつぶすようにすると，大腿前面の筋が固く緊張するのがわかる．力いっぱいタオルをつぶしたまま，息こらえを予防するため"声に出して"

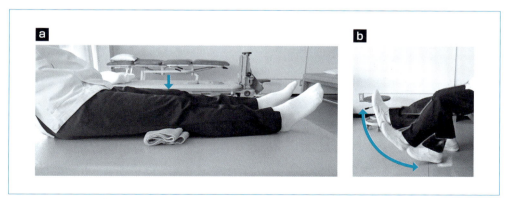

図25-3 ▶ 大腿四頭筋の筋力訓練
a 膝裏に入れたタオルを押しつぶすように力を入れる．つぶした状態を10秒間キープする．
b 腰かけた状態で膝の屈伸運動を行う．できるだけゆっくり行うのがコツ．

10秒数えるように指導する．これを1セットとして左右5〜10セット，できれば朝夕行って
もらう．椅子に腰かけた状態で，膝関節の屈伸を行う運動もある．この運動で重要なのは，
脚の動きをできるだけ「ゆっくり」させることである．スローモーションのような動きとする
ことで，下肢の重みを負荷として使い，大腿前面の筋肉の「つらい感じ」を実感しながら実施
する．これも，息こらえをさせない工夫が求められる．これらの大腿四頭筋訓練の効果につ
いて，非ステロイド性抗炎症薬（non-steroidal anti-inflammatory drugs：NSAIDs）と比較し
たランダム化比較試験（randomized controlled trial：RCT）[3]が行われており，薬物治療に
匹敵する効果が示されている．なお，疼痛の緩和や膝の安定感といった効果は，毎日行った
場合でも，1ヵ月後以降に実感する人が多いため，根気よく続けてもらうようにする．疼痛
や生活動作への影響が強い場合，薬物療法を考慮することも1つの方法である．変形性膝関
節症に対する薬物療法には非ステロイド性抗炎症薬（NSAIDs）などの内服およびヒアルロン
酸などの関節内注射がある．関節注射については，Ⅰ-11（p.95），内服の薬物療法について
はⅠ-6（p.50）を参照のこと．これらの保存治療に反応せず，疼痛などの症状のために患者の
生活が著しく制限される場合は，人工膝関節全置換術（total knee arthroplasty：TKA）や骨
切り術の適応となるため，専門医に紹介する．

ⅱ 化膿性関節炎および結晶性関節炎

a．症 状

外傷の既往がなく，急性または亜急性（2〜3日）の経過で膝関節の腫脹，熱感，発赤など
を診たときには，「化膿性関節炎か」「痛風や偽痛風などによる結晶性関節炎か」を鑑別する
必要がある．

化膿性関節炎は放置すると短時間のうちに関節軟骨の破壊を生じるため，プライマリ・ケ
アの段階での過剰診断が許容され得る疾患の1つである．治癒のためには抗菌薬投与に加え，
手術的治療（関節切開，持続洗浄）を行う必要があり，高次医療機関への転送が欠かせない．

一方，結晶性関節炎は基本的にはself-limiting[注1]な疾患である．

b．診 断

まず，病歴から患者が以前に膝の手術（とくにTKAなどの人工物を留置するもの）を行っ
ていたり，膝関節内注射を頻回に行っていたりする場合には化膿性関節炎の可能性が高くな
る．その他，糖尿病や関節リウマチなども，化膿性関節炎のリスクファクターである．

ただし，偽痛風や痛風でも発熱や血清CRPの上昇はみられるため，病歴や身体所見，一般
的な血液生化学検査では確定診断が困難である[4]．関節液の白血球数が100,000/μL以上であ
れば化膿性関節炎を強く疑うが，細胞数をカウントするのは診療所では困難なことも少なくない．

その場で行うことができる検査としては，関節液の糖濃度を測定するものがある．化膿性

注1 self-limiting：とくに治療しなくても自然治癒すること．

関節炎では関節液中の糖が消費されて低下するため，これを利用した診断法である．自己血糖測定器の利用（関節液糖値／血糖値＜0.5～0.75を基準とする）や，尿糖試験紙（尿糖（－））を用いる方法がある．特異度は高いが（85％），感度が低いため，糖濃度のみをもって除外診断はできないものの，参考にすることはできる．グラム染色の感度は20～40％程度との報告があり，また鏡検にて結晶成分を発見しても化膿性関節炎を否定はできない．

c. 治療方法

　筆者が無床診療所にて勤務していた際の対応を1例として示す．まず症状のある関節を診察し，関節液の貯留があれば前述のごとくこれを吸引し，必要な検査を提出する．関節液の性状が，混濁があるものの明らかな膿性ではない場合には，病歴が重要な手がかりとなる．患者の話やカルテ情報より膝関節注射や人工膝関節全置換術（TKA）など手術の既往や膝周囲の外傷の有無を確認する．これら化膿性関節炎のリスクとなる病歴や所見の無い場合，必要があればシーネによる固定（大腿～下腿のみ）を行い，NSAIDsなどを処方，安静（できるだけ歩かない）を指示して帰宅させる．症状の経過を確認するため，1～2日ごとなど，こまめに通院してもらうようにする．この経過中，局所所見の増悪や外注検査の結果を確認し，必要があれば専門機関に紹介する．

　この間，けっして抗菌薬を処方しないことが重要である．結晶性関節炎であれば，1週間以内に症状は徐々に沈静化することが多い．基本的には身近な基幹病院の整形外科専門医に，化膿性関節炎を疑ったときの対応のしかた（および紹介の道筋）を教えていただく機会があればベストと考える．

ⅲ overuseに伴う膝痛（腸脛靱帯炎，鵞足炎，膝蓋腱炎）

Ⅱ-31（p.312）も参照されたい．

a. 症状，診断

　スポーツや肉体労働を日常的に行っている方の慢性の膝痛は，膝周囲の靱帯や腱付着部の炎症に起因する場合がある．また，明らかな炎症所見がなくても，同部位の筋膜性疼痛症候群（myofascial pain syndrome：MPS）であることも少なくない．

　膝の外側，関節裂隙より近位側に大腿骨外側顆と呼ばれる骨性の隆起を触れる．この部分に疼痛を訴えるようなら，腸脛靱帯炎を疑う．長距離ランナーに多くみられるため，ランナー膝（runner's knee）と呼ばれる．大腿骨外側顆と腸脛靱帯間の摩擦が原因といわれている．

　縫工筋，薄筋，半腱様筋は集合して脛骨の近位部内側に付着し，この部位を鵞足と呼ぶ．ここの炎症を鵞足炎といい，スポーツなどによるoveruseのほか，変形性膝関節症に伴うものもある．

　膝蓋腱炎は別名ジャンパー膝（jumper's knee）と呼ばれる．バスケットボールやバレーボールなど，ジャンプを繰り返す競技の選手に多いからである．膝蓋腱の付着する膝蓋骨下極に一致して圧痛を認める．

　これらの靱帯，腱付着部の炎症に伴う膝痛では，炎症の起こっている箇所に一致して圧痛

を訴えることと，安静で症状が改善することが特徴である．

b. 治療方法
① 運動療法と薬物療法 初学者
ストレッチについて指導し，疼痛が強い時期にはアイシングや非ステロイド性抗炎症薬（NSAIDs）の内服を併用する．

② ステロイド注射 中級者 上級者
圧痛部位へのステロイド局所注射（＋局所麻酔薬）．

③ 注意点
基本は，競技フォームの改善やシューズの見直し（ソールを柔らかいものにするなど）であり，症状反復を防ぐ努力が欠かせない．

iv 外 傷

膝の痛みに気をとられて，他部位の外傷を見逃す危険性があるため，とくに外傷を負った直後に受診した患者は全身を観察する必要がある．全身の視診・触診，バイタルサインのチェックを行う．

単純X線撮影は，できるだけ正面と側面の2方向から撮影する．重要なのは，初診の段階の画像で「骨折はありません」とはけっしていわないことである．とくに小児の若木骨折や高齢者の骨折では骨折線が目立たないこともあるため，のちに骨折が判明してトラブルになることがある．

開放骨折は緊急搬送の適応だが，とがった骨片が皮膚から一瞬飛び出して戻ったようなケースなど，ピンホール程度の創しかない開放骨折もあり得る．脱臼や末梢の麻痺，循環障害（コンパートメント症候群を含む）も緊急搬送の適応である．搬送先での全身麻酔，緊急手術に備えて，最終経口摂取時間の聴取，既往や服薬歴などを確認しておくことが望ましい．

緊急搬送が必要ない場合，プライマリ・ケアのレベルでは「痛かったら動かさない，荷重しない」ができれば十分と考える．専門医に紹介するまでに必要なのは適切な固定と免荷[注2]で，骨折や靱帯損傷による疼痛の多くは，固定して動かさないことで改善する．膝周囲の外傷では，大腿から足部まで含めて固定する必要がある．固定にはソフトシーネという針金の入ったスポンジでできた副子を使うと便利である（図25-4）．固定後，必ず末梢の循環障害や運動麻痺がないかをチェックする．患者にも，しびれが出たら包帯を緩めるようにと指導する．免荷のためには車椅子か松葉杖を用いるが，松葉杖は医師自身が正しい使い方を知らなければ処方できない．松葉杖の正しい使い方については，身近にいる理学療法士に直接教えてもらうのが一番確実である．

注2 免荷：患肢への体重のかけ方に関する用語で，全く体重をかけない状態を免荷（non-weight-bearing），荷重制限した状態を部分荷重（partial-weight-bearing），荷重制限せず全体重かけた状態を全荷重（full-weight-bearing）と呼ぶ．

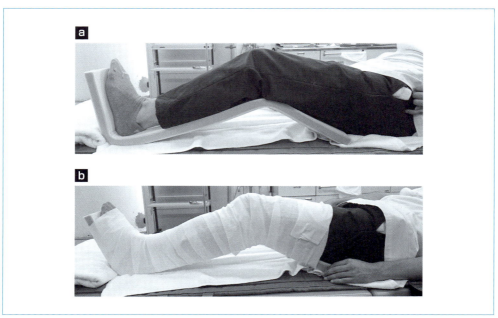

図25-4 ▶ 膝から足関節にかけての外傷に対する固定（膝上シーネ固定）の一例
ⓐ 膝から下腿の安静目的であれば，大腿部から足関節までの固定が必要となる．ソフトシーネなどを用いて，膝関節軽度屈曲（20〜30度），足関節背屈90度で固定する．
ⓑ 固定したい角度にある程度曲げておいたソフトシーネをあてがい，介助者にシーネごと支えていてもらいながら，弾性包帯を巻いて固定する．末梢の循環を確認するため，趾先はみえるようにしておく．

おわりに

整形外科全般の診察については『手・足・腰診療スキルアップ』[5]を，外傷の初期対応については『ERの骨折』[6]を，それぞれ一読されることをお勧めする．また，各地で開催されている，「PTLS（Primary-care Trauma Life Support）コース」（http://www.ptls.jp/）は通常救急医療に携わっていない医師・看護師向けに，外傷対応の基礎を学ぶコースとなっている．膝の症状はプライマリ・ケアにおいて最も多くみられるものの1つである．そのため，膝の症状を親身に診察することが，多くの患者との良好な関係構築に役立つと筆者は考えている．

THE リハ

　膝疾患に対する保存療法については，Ⅰ-15（p.134）で詳細に触れているので参考にされたい．膝疾患に対する保存療法を行う際には，「疼痛部位（圧痛点）を解剖学的に明確にすること」「疼痛の原因がoveruse（使い過ぎ）か，disuse（廃用性）か，maluse（誤使用）によるものかに分類したうえで治療プログラムを組み立てること」がポイントとなる．触診では該当組織の機能解剖学との関連を意識しつつ，運動療法を検討することが大切である．

　膝蓋下脂肪体が原因の膝前部痛（anterior knee pain：AKP）は，膝蓋下脂肪体への局所治療（徒手，鍼，注射など）に加えて，セルフケアの方法として膝蓋腱の両側から膝蓋下脂肪体を指でつまんでマッサージをするようアドバイスすることが多い．また，エコーで深膝蓋下滑液包（膝蓋腱の付着部と膝蓋下脂肪体との境目）の癒着を観察し，癒着が確認できれば積極的に局所治療による剥離操作を実施する．

　変形性膝関節症では，グレード3以下の症例に運動療法の適応がある．膝関節屈曲拘縮の改善に伴うligamentous stability（靱帯による安定化）と広筋群[注3]を狙った筋力訓練がきわめて重要となる．変形性膝関節症患者に意外に多いのが鵞足部の疼痛であり，とくに薄筋腱に対するストレッチと，局所治療による鵞足包周辺と腱との癒着改善は，疼痛の緩和に非常に有用である．関節に負担のかからない生活，入浴後の膝伸展運動の継続や，膝蓋骨周囲の軟部組織の柔軟性改善を目的とするマッサージなどを，セルフケアとしてアドバイスすることがポイントである．

（銭田良博・林　典雄）

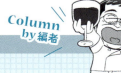

Column by 編者

膝前面部痛（AKP）

　膝前方に生じた痛みの総称で，膝蓋骨，膝蓋腱，膝蓋下脂肪体など，さまざまな部位が痛みの原因になります．なお，詳細は2014年の『臨床整形外科』に連載された皆川洋至の「オーバーユースに伴う膝前方の痛み"anterior knee pain"―（1）：骨の過労性障害」（49巻5号，p.433-442），「オーバーユースに伴う膝前方の痛み

注3　広筋群：大腿前面にある内側広筋，中間広筋，外側広筋の総称．いずれも大腿骨起始で膝関節運動のみに関与する一関節筋であるのに対し，腸骨起始の大腿直筋は股関節と膝関節の運動に関与する二関節筋である．広筋群と大腿直筋を総称して大腿四頭筋と呼ぶこともある．

"anterior knee pain" —（2）：過労性腱障害」（49巻7号，p.603-610），「オーバーユースに伴う膝前方の痛み"anterior knee pain" —（3）：膝蓋下脂肪体炎」（49巻10号，p.901-908）をご参照ください．

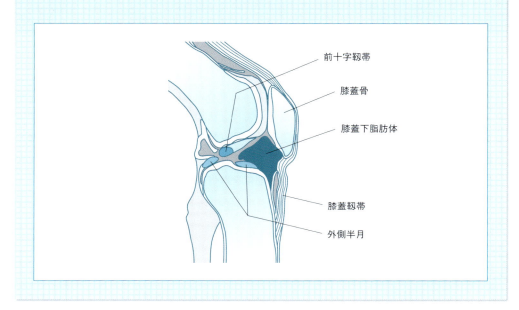

参考文献

1) 堀尾重治：骨・関節X線写真の撮りかたと見かた，第8版，医学書院，東京，2010．
2) Zhang W, Nuki G, Moskowitz RW, et al：OARSI recommendations for the management of hip and knee osteoarthritis：part III：Changes in evidence following systematic cumulative update of research published through January 2009. Osteoarthritis Cartilage, 18（4）：476-499, 2010.
3) Doi T, Akai M, Fujino K, et al：Effect of home exercise of quadriceps on knee osteoarthritis compared with nonsteroidal antiinflammatory drugs；a randomized controlled trial. Am J Phys Med Rehabil, 87（4）：258-269, 2008.
4) Margaretten ME, Kohlwes J, Moore D, et al：Does this adult patient have septic arthritis？ JAMA, 297（13）：1478-1488, 2007.
5) 仲田和正：手・足・腰診療スキルアップ，シービーアール，東京，2004．
6) 太田　凡，許　勝栄：ERの骨折—まちがいのない軽症外傷の評価と処置，シービーアール，東京，2010．

（大庭真俊・村田　淳・大庭英雄）

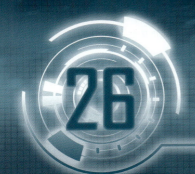

骨盤周囲の痛み

はじめに

　日常診療において，骨盤周囲の疼痛を訴えて来院する患者は多い．明らかな転倒をきっかけに著明な疼痛と歩行障害を呈している高齢者では，大腿骨近位部骨折（頸部骨折ならびに転子部骨折）をはじめとした外傷性骨損傷を疑うが，とくに誘引なく続く骨盤周囲の疼痛の評価は意外に難しい．しかしながら，その多くの疾患において，特徴的な圧痛所見が必ず存在しており，病態解釈の第一歩は明確な圧痛部位をみつけ出すことにある．

　本項では，日常診療で遭遇することが多い，骨盤周囲に痛みを引きこす疾患について，圧痛を含めた評価技術を絡めながら解説する．

仙腸関節障害

　村上らが提示した仙腸関節障害患者の疼痛領域（pain map：図26-1）[1]をみると，仙腸関節を中心とした帯状の殿部痛，鼠径部痛，骨盤外側〜大腿外側部にかけての疼痛を訴える症例が非常に多い[1]．特異的な圧痛部位は仙腸関節部でみられ，通常は関節裂隙の外側に強く

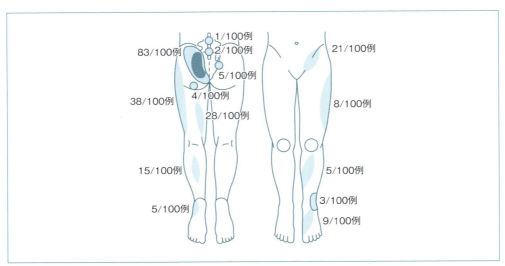

図26-1 ▶ 村上による仙腸関節障害の疼痛領域（pain map）　　　　　　　　　　　　（文献1）より）

認めることが多い（図26-2）．

仙腸関節に対するストレステストとしては，Gaenslen（ゲンスレン）テスト[注1]やPatrick（パトリック）テスト[注2]を行う．これらを実施する際には，必ず骨盤非固定時の疼痛と固定時の疼痛とを比較することが大切である（図26-3）．仙腸関節障害の患者では，骨盤非固定時には疼痛が誘発されるものの，骨盤固定下だと消失もしくは著明に減弱する．仙腸関節障害の見極めにはこの所見がきわめて重要であり，このような症例には，仙腸関節ブロック（仙腸関節後方靱帯領域および仙腸関節内），運動療法（他動運動による各種靱帯周囲の癒着改善），骨盤ベルトが有効である．一方，骨盤の固定，非固定にかかわらず疼痛が誘発される場合には，股関節を構成する組織に由来した病態を頭に浮かべる．

> **編者からの補足**
>
> なお，仙腸関節は，「前方の関節区域と後方の靱帯区域」で構成される[2]．その疼痛発生源は，後方の靱帯区画（図26-4）[3]とされており，その部位への対応に関しても，注射によって十分な治療効果が得られる傾向にある．そのため，医師には以下の注射をお勧めしたい．
> ① 仙骨ぎわの圧痛点に局所注射 **初学者**
> ② 仙腸関節後方靱帯群に注射（仙骨と腸骨の間に針先を進める）**中級者**
> ③ 仙腸関節内ブロックも併用（実際は透視下でないと難しい）**上級者**

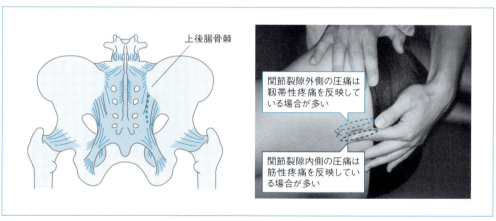

図26-2 ▶ 関節裂隙を基準とした仙腸関節の圧痛点

注1 Gaenslenテスト：仙腸関節由来の痛みに対する疼痛誘発テスト．健側は膝を抱え込ませて骨盤を固定し，患側の股関節を進展させ，仙腸関節部に疼痛が生じれば陽性と判断する．

注2 Patricテスト：股関節と仙腸関節由来の痛みに対する疼痛誘発テスト．股関節を屈曲（flexion），外転（abduction），外旋（external rotation）して疼痛が生じれば陽性となる．検査側の股関節前方に疼痛が出現したら股関節由来の痛み，反対側の後方仙腸関節付近なら仙腸関節の痛みと判断する．発案者のHugh Talbot Patrick（アメリカ，1860～1939年）の名前に由来する徒手検査であるが，手技の頭文字（flexion, abduction, external rotation）をとってFaber（フェーバー）テストと呼ぶこともある．

Ⅱ ▶ よくある運動器疾患，疾患ごとの診断と治療

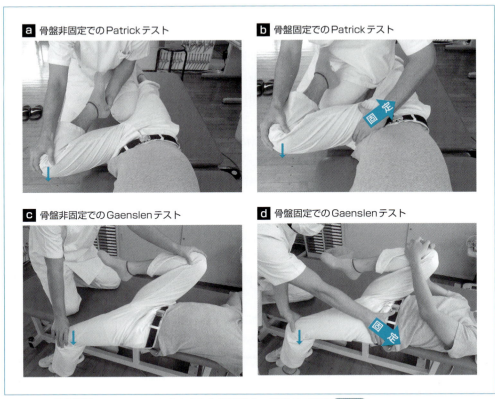

図26-3 ▶ 仙腸関節ストレステスト時の疼痛を骨盤固定，非固定で比較 初学者

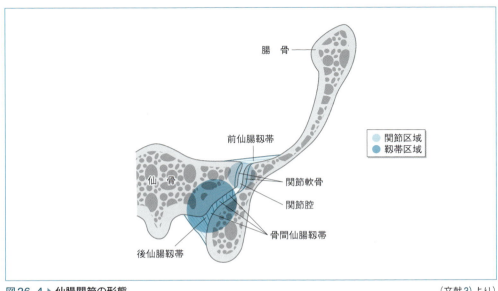

図26-4 ▶ 仙腸関節の形態　　　　　　　　　　　　　　　　　　　　　　　　　　　（文献3）より）

腸腰靱帯障害・仙結節靱帯障害

いわゆる仙腸関節障害に類似した病態に，腸腰靱帯障害と仙結節靱帯障害がある．前者は骨盤の上後方部周辺の痛み，後者は前傾立位や坐位時の殿部痛が特徴である．

腸腰靱帯障害の評価には，L5横突起尖端部の著明な圧痛と，独自に考案した腸腰靱帯ストレステスト（図26-5）が有用である．圧痛所見をとるコツは，ヤコビー線と多裂筋外側縁との交点からやや尾側に向かって指を沈め，L5横突起を触れる．そのまま骨縁に沿って外側へ指を進め，横突起尖端を触れると激痛を訴える症例が多い．ストレステストでは患者を腹臥位とし，検査側と反対方向へ体幹を側屈させる．一方の手でL5を後方から前方へと圧迫し，もう片方の手で検査側の腸骨稜を後方に引くと，腸腰靱帯に強い伸張ストレスを加えることができる．治療は，横突起尖端部へのエコーガイド下注射，鍼，徒手などの局所療法，運動療法（靱帯付着部周辺に生じた癒着改善），腸腰靱帯を弛緩位に保つコルセットなどが有効である．

::: 編者からの補足
①胸腰筋膜レベルで治療（エコー画像については I-5：p.37参照） 初学者
②L5横突起部位への治療（エコー画像については I-5：p.37参照） 中級者

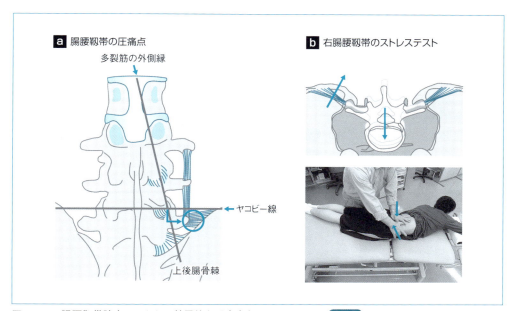

図26-5 ▶ 腸腰靱帯障害にみられる特異的な圧痛点とストレステスト 中級者

Ⅱ ▶ よくある運動器疾患，疾患ごとの診断と治療

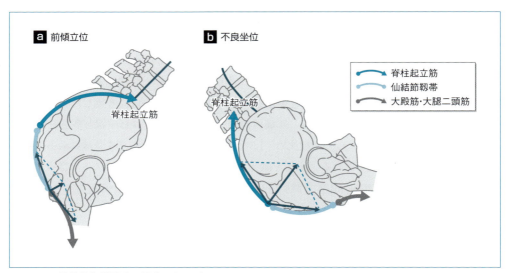

図26-6 ▶ 仙結節靱帯障害の発症メカニズム
前傾立位や不良坐位では，仙結節靱帯の付着部を主体としたwrap around構造により，持続的なcompression forceが作用する．

　仙結節靱帯障害の評価では，仙結節靱帯の坐骨付着部もしくは仙骨付着部に限局した圧痛に着目する．前傾立位や不良坐位姿勢では，仙結節靱帯に生じる牽引力に加えて，wrap around構造がもたらす付着部への圧縮力が疼痛の引き金となる（図26-6）．また，大殿筋や大腿二頭筋長頭の緊張が仙結節靱帯の硬さに影響することがわかっており，これらmuscle-ligament complexの緊張緩和が，症状改善への近道である．治療としては，仙骨もしくは坐骨付着部や仙結節靱帯自体へのエコーガイド下fasciaリリース注射，運動療法（大殿筋やハムストリングの柔軟性改善，仙結節靱帯付着部周辺に生じた癒着改善），坐位姿勢を含めた生活指導が大切である．

> **編者からの補足**
> ①坐骨自体・仙骨付着部への注射　**初学者**
> ②仙結節靱帯自体のリリース注射　**中級者**
> ③仙結節靱帯表面と大殿筋のリリース注射，仙結節靱帯深部と閉鎖筋群のリリース注射　**上級者**

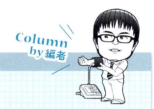

wrap around 構造

　関節運動で骨が腱や靱帯の走行を変える部分を，"巻きつける"意味からwrap around部，wrap around構造と呼びます．腱や靱帯にかかる張力が骨との接触部で圧迫力に変換されるため，付着部にかかる負担が軽減する一方，過度の繰り返し負荷が加わると腱や靱帯が骨と接触する部分で損傷しやすいという特徴があります．短橈側手根伸筋などの伸筋群の腱付着部，アキレス腱，前距腓靱帯部など，さまざまな部位に認められます．

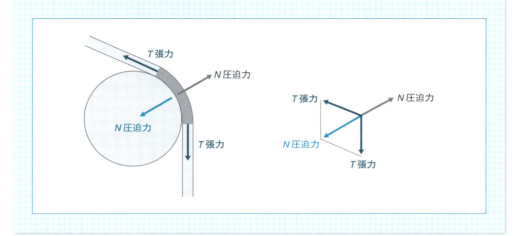

C 骨盤周囲で生じる絞扼性神経障害

梨状筋症候群

　梨状筋症候群は，骨盤後方にある梨状筋の持続的攣縮によって生じる神経障害である．障害される神経としては，梨状筋上孔部で上殿神経，梨状筋下孔部で坐骨神経，下殿神経があげられる．神経障害がはっきりしない場合でも，梨状筋自体の内圧上昇に伴う筋痛（Ⅰ-5：p.37参照）が殿部痛の主体であることも多い．梨状筋の上縁に沿って仙骨方向へ指を進めると上殿神経を，梨状筋の下縁に沿って指を進めると中央あたりで坐骨神経，その少し外側で下殿神経を触診することができる（図26-7）．梨状筋症候群172例を対象とした筆者らの検討では，実に75％が仙腸関節障害を伴っており，治療に当たっては，骨盤ベルト固定といった仙腸関節障害への治療を併用したほうが反応がよい．梨状筋症候群に対する治療としては，梨状筋ブロック注射ならびに梨状筋上孔・下孔への筋膜リリース注射が，診断的意義も

Ⅱ ▶ よくある運動器疾患，疾患ごとの診断と治療

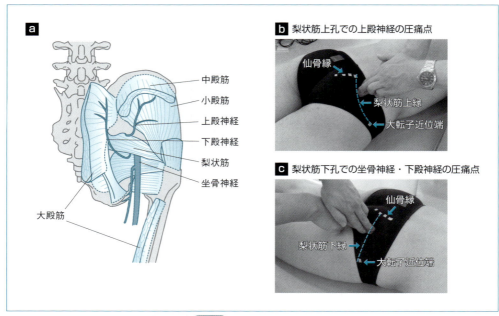

図26-7 ▶ 梨状筋の周辺解剖と障害神経 中級者
梨状筋上孔に上殿神経が，梨状筋下孔に坐骨神経と下殿神経が通過する．梨状筋の攣縮を基盤に神経が絞扼される．

含めて行われる．注射にて効果があった症例には，運動療法（梨状筋の弛緩訓練，各種神経の滑走訓練[注3]）を積極的に実施する．

> **編者からの補足**
> ①大転子内側および仙骨外縁ぎわの圧痛点への局所注射：生理食塩水各2mL 初学者
> ②エコーで梨状筋を同定し，梨状筋内への注射（コンパートメントブロック）：生理食塩水7〜10mL 中級者 上級者
> ③梨状筋上孔・下孔での神経走行部位含む筋膜リリース注射：生理食塩水5mL 上級者

ⅱ 大腿神経障害

大腿神経障害の好発部位は，鼠径管部での絞扼と，上前腸骨棘より4〜5横指遠位の大腿直筋下方を通過する部位の2ヵ所であり，両者を区別して圧痛を確認する（図26-8）．どちらも鼠径部周辺に出現する疼痛であるが，前者は腸腰筋の腫脹による深部からの圧迫によって生じ，後者は大腿直筋起始部での付着部障害後の周辺癒着や，前方アプローチによる股関

注3 滑走訓練：組織同士の滑走性（すべり）を改善させるための訓練．筋，腱，神経周囲など，各軟部組織同士の癒着の改善，または動きの促進を目的として実施される．

26 骨盤周囲の痛み

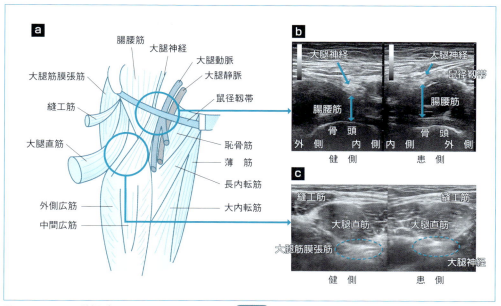

図26-8 ▶ 2つの絞扼ポイントにおけるエコー画像 中級者

節手術後に起こった癒着によることが多い．基本的には絞扼性神経障害であるので，知覚鈍麻の有無，大腿四頭筋力の評価に加えて，圧痛部位の違いが決定的なポイントとなる．鼠径管での絞扼は，Scarpa（スカルパ）三角での腸腰筋の圧痛ならびに腫脹の確認，加えて腸腰筋の内側かつ大腿動脈の外側を通過する大腿神経に著明な圧痛を認める．エコー画像では，骨頭レベルの短軸画像にて，腸腰筋（とくに内側部）の腫脹により大腿神経が押し上げられている様子がみられる（図26-8 b）．大腿直筋での絞扼は，大腿直筋と大腿筋膜張筋との筋間より指を当て，大腿直筋腱の深部へ向かって圧迫すると著明な圧痛を確認できる．エコー画像では，同部の短軸画像にて，大腿直筋深部の高エコーに加え，圧迫動態を観察して神経周辺のひずみ具合をチェックするとよい（図26-8 c）．どちらの障害にしても，神経周囲の癒着剥離を目的としたエコーガイド下筋膜リリース注射や筋弛緩を目的とした腸腰筋ブロック注射に加え，運動療法（腸腰筋や大腿直筋の弛緩訓練，神経滑走訓練，癒着の徒手的リリース）を積極的に実施する．

::::・編者からの補足

①エコーガイド下でScarpa三角内へのコンパートメントブロック：生理食塩水10mL程度 初学者
②エコーガイド下で下前腸骨棘部（大腿直筋付着部）へのリリース注射 中級者
③エコーガイド下で大腿神経周囲の筋膜や神経鞘・神経上膜のfasciaに対するリリース注射 上級者

Ⅱ ▶ よくある運動器疾患，疾患ごとの診断と治療

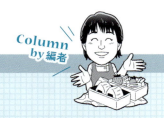

Scarpa三角

　鼠径靱帯，長内転筋，縫工筋の3辺に囲まれた領域をScarpa三角または大腿三角と呼び，同部を大腿動脈，大腿静脈，大腿神経が通過します．ちなみにこの名称は，解剖学者Antonio Scarpa（イタリア，1752〜1832年）に由来します．

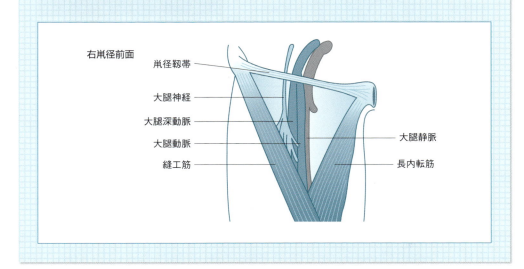

閉鎖神経障害

　閉鎖神経障害の好発部位は，閉鎖孔の前方に起始する外閉鎖筋部である．閉鎖神経は骨盤を出た後，前枝は外閉鎖筋の筋膜下を，後枝は筋肉内を貫通する（図26-9 a）．股関節の開排運動時や深屈曲した際の鼠径部痛が特徴であり，高齢者では歩行障害も認める．また，恥骨骨折後に鼠径部痛が持続する場合にはこの閉鎖神経障害を疑うとよい．評価の決め手は，外閉鎖筋の圧痛である．この際，患者の股関節は軽度屈曲・外旋位として，恥骨筋を緩めることが重要となる．そのうえで，恥骨上枝を遠位から触れ，そのまま閉鎖孔へ向かって指を沈めると激烈な疼痛を訴える（図26-9 b）．治療は筋弛緩を目的とした外閉鎖筋ブロック注射後に，運動療法（外閉鎖筋の弛緩訓練，閉鎖神経の滑走訓練）を積極的に実施する．

編者からの補足
①大転子内側の圧痛点（外閉鎖筋停止部）への注射　初学者
②外閉鎖筋とその表面に走行する閉鎖神経を含むfasciaの層へのリリース注射　中級者　上級者

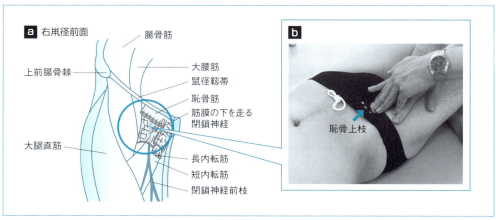

図26-9 ▶ 閉鎖神経の絞扼ポイントと圧痛所見 中級者

閉鎖神経の絞扼ポイントは，閉鎖孔前方における外閉鎖筋部となる．閉鎖神経前肢は筋膜下を，後枝は筋肉内を貫通する．圧痛は，恥骨上枝の遠位で，閉鎖孔へ向けて圧迫すると生じる．

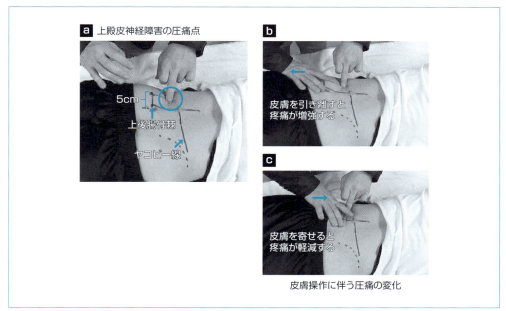

図26-10 ▶ 上殿皮神経の圧痛点と皮膚操作に伴う疼痛変化 初学者

上殿皮神経の圧痛点（a）は上後腸骨棘から5cm外側の位置を通る垂線が腸骨稜と交わる部分（○）である．圧痛を確認しながら，皮膚を引き離すと疼痛が増強し（b），寄せると疼痛が軽減する（c）．

iv ─ 上殿皮神経障害

　上殿皮神経は殿部の上方から外側の皮膚知覚を司る皮神経である．特徴的な圧痛部位は，上後腸骨棘より約5cm外側から近位へ向けた線が腸骨稜と交わった部位であり，圧迫による著明な疼痛や殿部への放散痛が確認できる（図26-10 a）．上殿皮神経障害では，腸骨稜部での圧痛点を圧迫したまま，腸骨稜に向かって殿部の皮膚を寄せると疼痛が軽減し，皮膚を

II ▶ よくある運動器疾患，疾患ごとの診断と治療

引き離すと疼痛が増強するという特異的な所見が得られる（図26-10 b c ）．治療としては，腸骨稜部での上殿皮神経ブロック注射と運動療法（上殿皮神経周辺の皮下脂肪性結合組織の柔軟性改善，皮膚牽引を避ける生活指導）を積極的に実施する．

> **編者からの補足**
> ①圧痛点を念入りに探して，生理食塩水で局所注射 初学者
> ②同領域にステロイド＋局所麻酔薬注射（Ⅰ-11：p.95）参照） 中級者

D そのほかに気をつけるべき疾患

i 単純性股関節炎

10歳前後の児童にみられる一過性の鼠径部痛で，症例によっては鼠径部から大腿，膝にかけて疼痛が広がる場合もある．病態は非特異的な股関節滑膜炎と考えられており，大腿骨頚部に沿ったエコー画像にて，関節内水腫が確認できる．エコー描出に当たっては，股関節を内旋位にして大腿骨頭を短軸で描出後，プローブの外側を約45度遠位へ回転させると簡単に描出できる（図26-11）．水腫が数週間持続するケースでは，Perthes（ペルテス）病[注4]を疑い，MRIなどの精査が必要とされている．

ii 大腿直筋，長内転筋，ハムストリングの肉離れ

スポーツ活動中に生じる肉離れは頻度の高いものであり，その診断にはエコーが必須であ

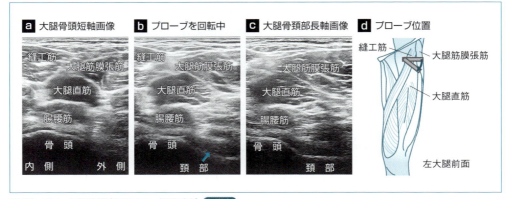

図26-11 ▶ 大腿骨頚部のエコー描出方法 初学者

注4 Perthes病：発症の多くは6歳前後の男児．原因不明の血行不全による大腿骨頭壊死で，壊死自体は自然治癒することが多いが，経過中に骨頭変形を起こすこともあるため，厳重な保存療法もしくは手術療法が行われる．

る（Ⅱ-31：p.312参照）．各筋肉の解剖を踏まえたうえで，筋の短軸走査によって筋内腱からの剥離を観察したり（図26-12），長軸画像をもとに線維状パターン（fibrillar pattern）の乱れなどを観察したりする．肉離れを予想される低エコーが確認できたら，プローブの角で圧迫して疼痛が生じるかを確認するprobe compression testが有用である．

ⅲ 大腿骨頚部骨折

明らかな骨折は，単純X線によって診断は容易である．臨床上難しいのは不顕性骨折で，適切な診断が望まれる．一般にはMRI検査により確定診断を得るとされているが，本骨折を疑った場合には，大腿骨頚部軸に沿ったエコー観察（図26-11）にて骨縁の段差や不整像の確認，関節内血腫などの観察が必要となる．

ⅳ 変形性股関節症

変形性股関節症の多くは，臼蓋形成不全を基盤に発症する二次性股関節症とされており，股関節専門医によって，病期に応じて臼蓋形成術や人工股関節置換術が行われる．一方，中高年期以降に発症する一次性股関節症は，加齢に伴う骨盤後傾，腰椎後弯化に伴う股関節症であり，注意が必要である．このような病態は，hip-spine syndromeと呼ばれ，姿勢変

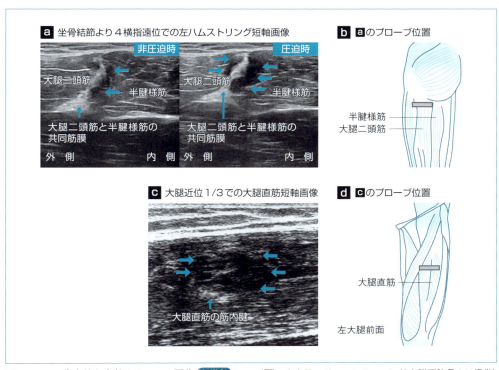

図26-12 ▶ 代表的な肉離れのエコー画像　初学者　　（c：名古屋スポーツクリニック 杉本勝正院長より提供）

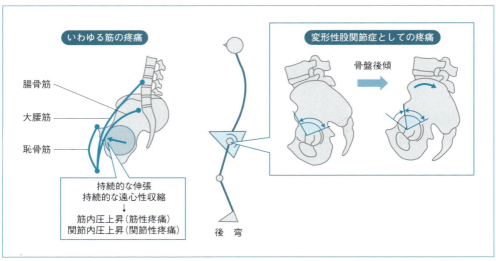

図26-13 ▶ 姿勢変化に起因する hip-spine syndrome

化による骨頭被覆の減少が起因となり，初期では筋痛が出現し，徐々に関節症変化が進行するものである（図26-13）．治療は症状が出始めた頃の初期対応が大切で，ブロック注射などの疼痛管理と並行して，腰椎前弯を再獲得するための運動療法が必須となる．疼痛が増強し，明らかな可動域制限とともに歩行障害が増悪した場合には，股関節外科医による手術の適応になる．

> **編者からの補足**
> ①殿筋の圧痛点への注射，大転子部のfasciaリリース注射 〔初学者〕
> ②エコーガイド下で股関節包内への局所麻酔薬注射，関節包自体のリリース注射 〔中級者〕〔上級者〕

おわりに

骨盤周辺部痛の考え方について解説した．実際の臨床では，さまざまな要因が重なって症状を呈していることも少なくなく，1つ1つの所見を丁寧に確認しつつ対応することが大切である．なお，本文中で述べた運動療法の詳細は，文献8）にて詳細に記述されているので参考にされたい．

> **THE リハ**
> 骨盤周囲の痛みについて，理学療法およびセルフケアは本文中に詳細が述べられているので，ここでは骨盤周囲の筋膜と鍼治療（あるいは筋膜リリース）に関するポイントを述べる．骨盤周囲には，両腸骨稜の外唇から上縁に胸腰筋膜，

腸骨稜中央から前縁で鼠径部前面より大腿部にかけて大腿筋膜，腸骨稜中央から後縁で殿部後面に殿筋膜がある．骨盤周囲は，全身のなかでも皮膚・脂肪の軟部組織が厚いことから，皮膚表面から1～2cmの深さに殿筋膜および大腿筋膜が存在する．腸脛靱帯は，大腿筋膜と殿筋膜が合わさったもので厚みがあるため，大転子周囲からGerdy（ガーディー）結節[注5]への徒手的運動療法で腸脛靱帯炎（Ⅱ-25：p.242参照）の圧痛がとれない場合は，腸骨稜周囲の大腿筋膜や殿筋膜に対して徒手的運動療法または鍼治療を行うと，疼痛が軽減または消失することが多い．

骨盤周囲の筋膜性疼痛症候群（myofascial pain syndrom：MPS）を評価する際には，胸腰筋膜，大腿筋膜，殿筋膜の圧痛の有無を触診で調べ，同時に疼痛動作の再現をすることで運動痛の有無もチェックする．次に，同部位をエコーで確認して，異常所見の有無を比較検討する．筋膜の圧痛，運動痛，エコー所見による異常所見の3つを認めたら，疼痛部位の深さをエコーで確かめたうえで鍼治療を実施すると効果的と考える．鍼治療で疼痛コントロールを行った後は，運動療法や生活指導を継続し，セルフケアにて再発予防に関するアドバイスをすることが望ましい．

（銭田良博）

Column by 編著

骨盤周囲の筋膜

簡単に図示します．

注5 Gerdy結節：腸脛靱帯が付着する脛骨近位外側の骨隆起のこと．名称は，解剖学者であり，外科医でもあったPierre-Nicolas Gerdy（フランス，1797～1856年）に由来する．

参考文献

1) 村上栄一, 菅野晴夫, 奥野洋史, 他:仙腸関節性腰殿部痛の診断と治療. Mon Book Orthop, 18(2):77-83, 2005.
2) Bernard TN, Cassidy JD:The sacroiliac joint syndrome:pathophysiology, diagnosis and management. The adut spine, principles and practice. Raven Press, New York, 2107-2130, 1991.
3) 村上栄一:仙腸関節の痛み―診断のつかない腰痛, 南江堂, 東京, 8, 2012.
4) Viehöfer AF, Shinohara Y, Sprecher CM, et al:The molecular composition of the extracelllar matrix of the human iliolumber ligament. Spine J, 15(6):1325-1331, 2013.
5) Yamamoto I, Panjabi MM, Oxland TR, et al:The role of the iliolumbar ligament in the lumbosacral junction. Spine (Phila Pa 1976), 15(11):1138-1141, 1990.
6) Bradshaw C, McCrory P, Bell S, et al:Obturator nerve entrapment. A cause of groin pain in athletes. Am J Sports Med, 25(3):402-408, 1997.
7) 帖佐悦男, 田島直也, 坂本武郎, 他:Hip-Spine syndrome―分類における症状とX線学的特徴. Hip Jr, 27:140-144, 2001.
8) 整形外科リハビリテーション学会(編), 林 典雄, 浅野昭裕(編集委):関節機能解剖学に基づく整形外科運動療法ナビゲーション 下肢, 改訂第2版, メジカルビュー社, 東京, 2014.

(林 典雄)

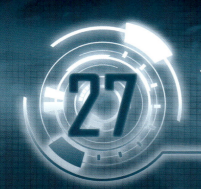

27 足首の捻挫に対するエコー診療
—エコーを使った診断と正しい保存的治療—

はじめに

　足首の捻挫は，整形外科診療のみならず，プライマリ・ケアの現場においても遭遇する機会は多い．運動器疾患の画像診断における従来のファーストチョイスは単純X線検査であり，X線画像上で骨折が確認できない場合，しばしば「足関節捻挫」が診断名として使われていた．その結果，前下脛腓靱帯損傷やLisfranc（リスフラン）関節損傷に対しても「足関節捻挫」としての治療が行われ，症状が長期にわたって残存している症例をしばしば経験する．しかし，近年におけるエコー画像診断技術の飛躍的な進歩によって，運動器疾患の画像診断はパラダイムシフトを迎え，足首の捻挫による傷害の90％を占めていた軟部組織損傷を，エコーで的確に画像診断できるようになった．

　本項では，足首の捻挫によって生じる傷害のなかで最も頻度が高い前距腓靱帯損傷と，しばしば見逃されている踵骨前方突起骨折に加え，後遺症を残しやすいため整形外科専門医による加療が必要となることの多い前下脛腓靱帯損傷とLisfranc関節損傷に対象を絞って，そのエコー診療の意義と総合診療医の対応方法について解説する．

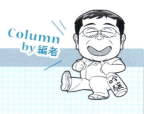

足関節ってどこ？

　足首のことを一般に足関節といいます．正面からみると，腓骨・脛骨でつくられる関節窩（ほぞ穴：mortise）に距骨（ほぞ：tenon）がはまり込む形をしていることから，mortise jointとも呼ばれます．距骨滑車を囲む接触部については，腓骨側は外果面，脛骨側を内果面，そして脛骨の天井部が脛骨天蓋です．

　2012年に改訂された『足の外科学会用語集』では，「足関節＝距腿関節」と定義しています．たしかに足関節の鏡視下手術は，距腿関節に内視鏡を入れて行う手術です．しかし，足関節の可動域といった場合には，距腿関節ばかりでなく，距骨下関節（距

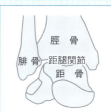

踵関節）などの動きも含まれます．また足関節捻挫では，距腿関節だけでなく，遠位脛腓関節や距骨下関節の靱帯損傷も発生します．肩の世界では，「狭義の肩関節＝肩甲上腕関節」「広義の肩関節＝肩甲上腕関節＋肩鎖関節＋胸鎖関節」と定義されていますが，足の世界でも「狭義の足関節＝距腿関節」「広義の足関節＝距腿関節＋距骨下関節＋遠位脛腓関節」と定義したほうがよいかもしれませんね．

①前距腓靱帯

外果前縁と距骨体部を連結する厚さ2mmの膜状の靱帯で，約7割がsuperior bandとinferior bandに分かれます．距腿関節の内反，下腿に対する足の前方スライドを制動し，内がえし捻挫で最も損傷頻度が高いとされています．

②踵腓靱帯

踵骨と外果下端やや前方から前距腓靱帯のinferior bandを連結する索状の靱帯で，靱帯と接して表層を長・短腓骨筋腱が走行しています．距腿関節と距骨下関節の内反，下腿に対する足の後方スライドを制動します．著しい内がえし捻挫で前距腓靱帯と同時に損傷しやすく，単独損傷はまれです．

③前下脛腓靱帯

外果の前上方にある靱帯で，脛骨の遠位前面と腓骨の遠位前面とを連結しています．足関節背屈，足部外転で脛腓間が離開しようとする動きを制限します．前距腓靱帯損傷に比べて痛みが長引きやすく，high ankle sprainとして，区別して呼ばれることがあります．

④二分靱帯

踵骨の前方突起から立方骨と舟状骨に向かって二股に分かれて走行する靱帯で，中高年女性の捻挫では，二分靱帯の裂離骨折（踵骨前方突起骨折）の頻度が最も高いとされています．踵骨前方突起骨折のほとんどはX線診断できないという特徴があります（エコー診断が有用）．

⑤三角靱帯

内果を頂点に舟状骨，距骨，踵骨に向かって張った三角形の靱帯で，脛舟靱帯，前・後脛距靱帯，脛踵靱帯からなります．外がえし捻挫で損傷しやすいと理解されがちですが，実際には著しい内がえし捻挫での損傷のほうが圧倒的に多く，足関節が著しく底屈内反すると，内果後方と距骨滑車の間で後脛距靱帯が捻じれながら押しつぶされるというのがその受傷メカニズムです．

⑥Lisfranc関節

足根骨（内側・中間・外側楔状骨，立方骨）と中足骨の連結部をLisfranc関節といい，足根中足関節とも呼ばれます．この名称は，1815年に足の切断部位としてこの

関節を報告した外科医Jacques Lisfranc(フランス，1790〜1847年)に由来します．ちなみにJacques Lisfrancは，Dupuytren(デュピュイトラン)拘縮で有名な，解剖学者であり外科医のGuillaume Dupuytren(フランス，1777〜1835年)の弟子です．

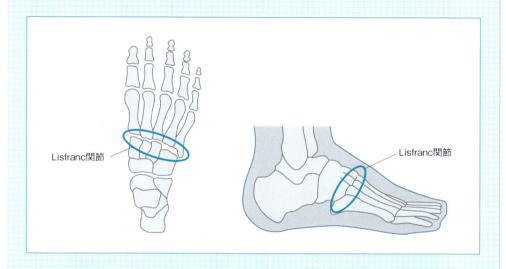

⑦Lisfranc靱帯

　内側楔状骨の背外側と第2中足骨基部の背内側を連結する靱帯をLisfranc靱帯と呼びます．足部アーチの頂点にあり，アーチを保持する役割があります．爪先立ちの状態で長軸方向に強い力が加わったときに損傷しやすく，荷重すると内側楔状骨と第2中足骨基部の間が開大し，足部アーチが崩れます．一般にリスフラン靱帯損傷は足部の痛みと腫れが強く，手術対象となることがしばしばです．しかしながら，保存的に経過をみても2〜3ヵ月で痛みが消失する場合が，実際には少なくありません．

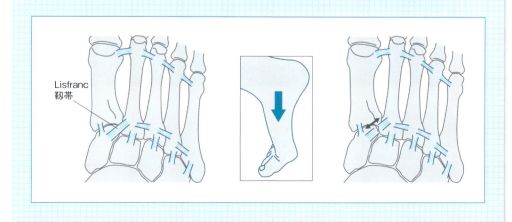

Ⅱ ▶ よくある運動器疾患，疾患ごとの診断と治療

A 前距腓靭帯損傷

概論

前距腓靭帯（anterior talofibular ligament：ATFL）は，踵腓靭帯，後距腓靭帯とともに，足関節外側靭帯を構成し，内がえし捻挫によって最も損傷されやすい靭帯である[1]．エコーでは，損傷された靭帯はfibrillar pattern（線状高エコー像の層状配列）が乱れて腫脹し，低エコー像を呈する．さらに前方引き出しテストを行うと，動きのなかで断裂部の不安定性を直接的に評価できる（図27-1）．

前距腓靭帯の新鮮損傷に対しては，キャストによる外固定を行わない機能的装具療法が推奨されている[1]．筆者も，その損傷度合いにかかわらず，支柱つき軟性装具（エバーステップFO：日本シグマックスなど）を用いているが，腫脹が著しい間はシーネによる外固定を

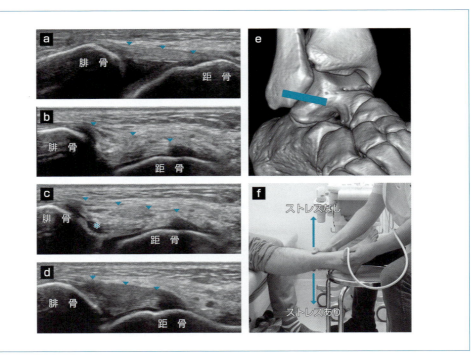

図27-1 ▶ 前距腓靭帯損傷
ⓐ 健側：健常な前距腓靭帯（▶）は，fibrillar patternを呈している．
ⓑ 患側：損傷された前距腓靭帯（▶）は，腫脹し緊張を失っている．
ⓒ 患側（前方引き出しテスト時）：前方引き出しテストを行うと，腓骨側の断裂部（*）が開大し，不安定性を認める．
ⓓ 患側（受傷2週間後，前方引き出しテスト時）：支柱つき軟性装具を2週間装用したところ，不安定性が消失している．
ⓔ 描出操作：腓骨遠位前方と距骨外側間で前距腓靭帯の長軸像を描出する．
ⓕ 前方引き出しテスト：前距腓靭帯を描出したままプローブをもっていないほうの手で患者の下腿遠位を把持し，下腿を上にもちあげることでストレスなし，下腿を下に押し下げることでストレスありの状態がリアルタイムに観察できる．

行っている．就寝時に装具を外すと，足関節が底屈し，不安定性が残存する原因になるため，就寝時も必ず装具を装用するようにと患者に説明している．荷重制限は基本的に必要としないが，距骨下関節の水腫（図27-2）を伴う場合など，疼痛が強いときは，適宜荷重制限を設ける．

2週間後に再度エコーを施行し，前方引き出しテストで不安定性が消失していれば，もう1週間装具を装用した後に日常生活においては装具を外すことを許可している．それ以降は，テーピングや装具装用下でのスポーツ復帰へと許可の範囲を広げていく．大会などの理由で本人が早期の復帰を希望する場合は，受傷直後からテーピングや装具装用下に，できる範囲でのスポーツを許可している．

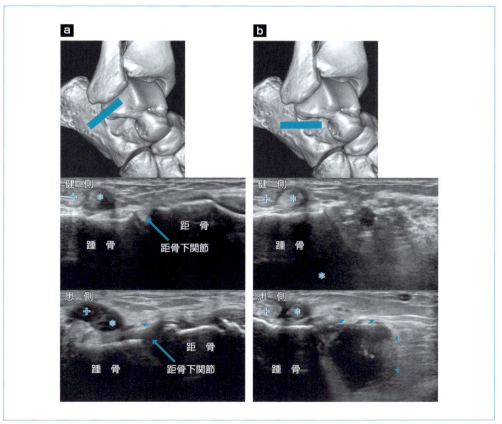

図27-2 ▶ 距骨下関節水腫
＊：短腓骨筋腱，＋：長腓骨筋腱．
外果前方で距骨下関節を観察する（ａ）．ここでも水腫（▶）は確認できるが，プローブの距骨側を前方にずらして，距骨が消えたところ（ｂ）のほうが水腫を確認しやすい．

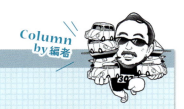

内がえし捻挫と外がえし捻挫

　足首を捻じる，挫くことを捻挫と呼びます．足底が内側に向けば内がえし捻挫（内反捻挫），外側を向けば外がえし捻挫（外反捻挫）といいますが，圧倒的に内がえし捻挫のほうが頻度が高いです．内がえし捻挫では足関節外側の靱帯が損傷しやすく，なかでも前距腓靱帯損傷が最も多いとされています．

前方引き出しテスト

　足関節捻挫による前距腓靱帯断裂の有無を徒手的に調べる手技です．偽陰性を減らすため，患者を坐位にさせ，膝関節屈曲位（腓腹筋の緊張をとる），足関節自然下垂位（腓骨筋の緊張をとる），足関節軽度内旋位（三角靱帯を緩める）で行います．

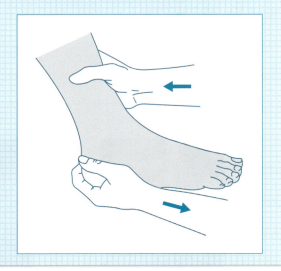

ⅱ レベル別対処法

a. 初学者

　エコーで前距腓靱帯の単独損傷と診断できたら，不安定性の有無にかかわらず，前述のとおり保存治療を適用する．しかし，腫脹が強くて正確な評価ができない場合や，その診断に確信がもてないときは，シーネで患部を固定し，なるべく荷重をかけないように指示したうえで，整形外科へ紹介する．

b. 中級者 上級者

　前距腓靱帯損傷をエコーで診断することはそう難しくはないが，それに合併する損傷を的確に診断することは容易ではない．とくに，陳旧性の前距腓靱帯損傷によって足関節の不安定性を有している患者の再受傷に際して，身体所見・画像所見から前距腓靱帯損傷と診断され，前下脛腓靱帯損傷（後述）が見逃されているケースを多く経験する．エコーで前距腓靱帯損傷が確認できた場合も，必ず前下脛腓靱帯を観察し，可能であれば踵腓靱帯や距骨下関節の観察も行う．

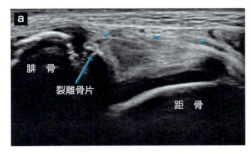
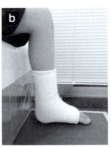

図27-3 ▶ 前距腓靱帯裂離骨折
a エコー画像：前距腓靱帯（▶）は腫脹しており，腓骨側で裂離骨折をきたしている．
b 前距腓靱帯裂離骨折に対する膝下キャスト固定：足関節中間位（背屈0度）の状態で膝下キャスト固定を行う．この状態では，荷重をかけての歩行も許可している．

ポイント

　小児（骨端線閉鎖前）や40歳以上における内がえし捻挫の場合は，前距腓靱帯断裂ではなく，しばしば腓骨側の裂離骨折の形態をとる[2]．とくに小児では，軟骨下骨に微細な裂離を生じることが多く，通常の単純X線検査ではその描出がしばしば困難であるが，エコーでは裂離部を確実に捉えることができる（図27-3a）．小児では，受傷から1週間も経過すると痛みがほとんどとれてしまい，しばしば装具のアドヒアランスが守られなくなる．そのため，小児の裂離骨折に対して，筆者は最短3週間の膝下キャスト固定を行っている（図27-3b）．

B 踵骨前方突起骨折

i 概論

　内がえし捻挫後に二分靱帯周囲に圧痛がある場合は，しばしば踵骨前方突起骨折をきたしており，とくに女性に多いという報告がある[3]．しかし，単純X線検査では描出されないことが多いため，しばしば見逃されている．エコーでは，微細な裂離骨片も鮮明に捉えられるため，その正確な診断が可能となる（図27-4）．

　その予後は一般的に良好である．筆者は，疼痛が強い間（1〜2週間程度）はシーネや軟性装具を用いたうえで，疼痛に応じて荷重は許可している．

ii レベル別対処法

a. 初学者

　エコーで踵骨前方突起骨折と診断できたら，前述のとおり保存治療を適用する．しかし，腫脹が強く正確な評価ができなかったり，その診断に確信がもてないときは，シーネで患部

Ⅱ ▶ よくある運動器疾患，疾患ごとの診断と治療

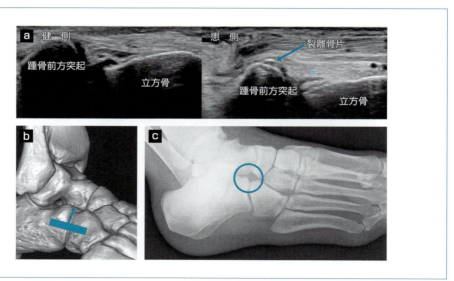

図27-4 ▶ 踵骨前方突起骨折
ⓐ エコー画像：踵骨前方突起の裂離骨片（→）が鮮明に描出され，踵立方関節には血腫（＊）が確認できる．
ⓑ 描出操作：まず足関節外側で踵立方関節の長軸像を描出する．ここからプローブを足背へスライドさせて，骨輪郭が角状となる踵骨前方突起を観察する．
ⓒ 単純X線画像：踵骨前方突起（○）に骨折を疑う明らかな所見はない．

を固定し，なるべく荷重をかけないように指示したうえで，整形外科へ紹介する．

b. 中級者 上級者

　踵骨前方突起骨折が強く疑われるものの，骨折も二分靱帯損傷もエコーで確認できないこともある．そのような症例においては，しばしば踵立方関節の血腫をエコーで確認できる．受傷早期は強い疼痛を伴うものの，外固定や免荷を適宜行うことにより，すみやかに疼痛が消退することが多い．

前下脛腓靱帯損傷

ⓘ 概　論

　前下脛腓靱帯（anterior inferior tibio fibular ligament：AITFL）は遠位脛腓関節の前方に位置し，骨折や遠位脛腓間の開大を伴わない前下脛腓靱帯の単独損傷は，その診断が難しいため，しばしば見逃されていた．本疾患は，捻挫後の長期に及ぶ疼痛や機能障害の一因であると報告されており[4]，初診時に確実に診断することが重要である．エコーでは，損傷された靱帯はfibrillar patternが乱れて腫脹し，靱帯とともに骨膜上の軟部組織も腫脹している（図27-5 ）．その損傷が確認されたら，立位での単純X線検査（足関節正面もしくは距腿関節窩撮影）とイメージガイド下でのストレス（背屈外旋や荷重など）撮影を両側で

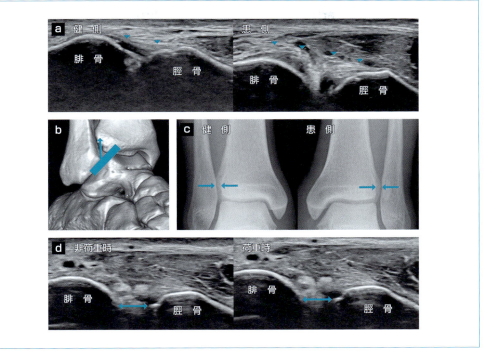

図27-5 ▶ 前下脛腓靱帯損傷
ⓐ エコー画像：損傷された前下脛腓靱帯（▶）は，骨膜上の軟部組織とともに腫脹して靱帯実質部が不整となっている．
ⓑ 描出操作：距腿関節外側で短軸像を描出した後に，プローブの腓骨側を遠位へ回転させて近位へスライドさせていくと，前下脛腓靱帯の長軸像が観察できる．
ⓒ 単純X線画像：立位mortise撮影．
ⓓ エコー画像（荷重ストレス）：この症例は，立位単純X線画像（ⓒ）で遠位脛腓間距離（→）の患健差が0.4mmあったが，荷重ストレス下でのエコーでは脛腓間距離（↔）が変化しなかったため，保存的治療を行った．

行い，脛骨天蓋より1cm近位における遠位脛腓間距離と遠位脛腓関節の安定性を評価する（図27-5 ⓒ ⓓ）．

遠位脛腓間距離が開大している，もしくは遠位脛腓関節の不安定性を認めたら，一般的に手術適応となる[4]．一方，遠位脛腓間距離が開大せず，遠位脛腓関節の不安定性もみられなければ，保存治療の適応である．2～3週間は免荷での外固定を行い，その後支柱つき軟性装具を用いて徐々に荷重を許可していく．また，前下脛腓靱帯を含む遠位脛腓関節の損傷に，腓骨近位の骨折を合併すること（Maisonneuve（メゾヌーブ）骨折，図27-6）があるため，前下脛腓靱帯損傷を疑った場合は下腿全長の単純X線検査も実施したほうがよい．Maisonneuve骨折は一般的に手術適応となるため，手術対応が可能な整形外科に紹介する．

Ⅱ ▶ よくある運動器疾患，疾患ごとの診断と治療

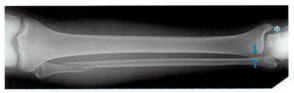

図27-6 ▶ Maisonneuve骨折
腓骨近位に骨折があり，遠位脛腓間（→）とmedial clear space（距骨内側壁と内果との間隙：＊）は開大している．この症例に対しては手術（遠位脛腓関節の整復と内固定）を行った．

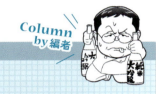

距腿関節窩撮影（mortise撮影）

下腿を15～20度内旋して足関節の前後像をX線撮影する方法です．内・外果と距骨の重なりがなくなり，脛骨天蓋と距骨，内果と距骨の関節裂隙の幅が等しくなります．

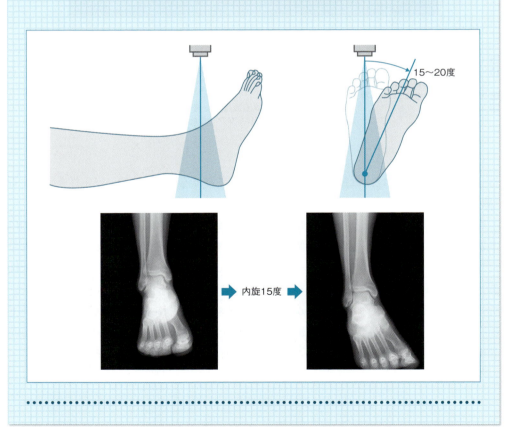

脛骨天蓋骨折

転落などで距腿関節に強い軸圧が加わると，距骨が関節窩へめり込んで脛骨天蓋が骨折します．多くは軸圧とともに回旋力が加わるため，内・外果を含む関節窩の粉砕骨折となりやすいという特徴があります．ピロン骨折とも呼ばれますが，ピロン(pilon)は人名ではなく，フランス語ですりこぎを意味し，解剖学者で放射線科医でもあるÉtienne Destot(フランス，1864〜1918年)によって1911年に名づけられました．

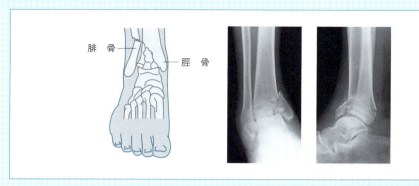

Maisonneuve骨折

腓骨近位の螺旋骨折で，遠位脛腓靱帯や下腿骨間膜の損傷を合併したものをMaisonneuve骨折と呼びます．足関節の内果骨折または三角靱帯損傷に隠れて存在する場合が多く，見逃されやすいという特徴があります．橈骨遠位端骨折に隠れた遠位橈尺関節脱臼(Galeazzi(ガレアッツィ)骨折)，尺骨骨幹部骨折に隠れた橈骨頭脱臼(Monteggia(モンテジア)骨折)とともに頭に入れておくべき外傷です．ちなみにMaisonneuve骨折は，外科医のJacques Gilles Maisonneuve(フランス，1809〜1897年)の名前に由来しますが，彼もJacques Lisfranc同様，Guillaume Dupuytrenの弟子です．

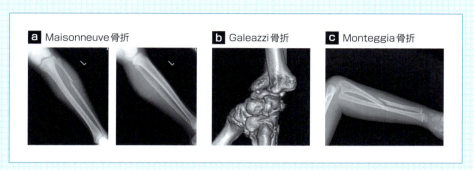

a Maisonneuve骨折　b Galeazzi骨折　c Monteggia骨折

ⅱ レベル別対処法

a. 初学者

エコーで前下脛腓靱帯損傷を疑ったら，シーネで患部を固定し，なるべく荷重をかけないように指示したうえで，整形外科へ紹介する．

b. 中級者 上級者

エコーで前下脛腓靱帯損傷を疑ったら，単純X線検査（立位での足関節正面もしくは距腿関節窩撮影と下腿全長）を両側で行い，Maisonneuve骨折の可能性も念頭に置いて診療する．痛みのために十分に荷重がかけられない場合や，脛骨天蓋より1cm近位における遠位脛腓間距離に患健差がある際は，しかるべき整形外科へ紹介したほうがよい．十分に荷重をかけることができた単純X線画像で遠位脛腓間距離に患健差がないようであれば，前述のとおり保存治療を適用していく．

D Lisfranc関節損傷

ⅰ 概論

捻挫によるLisfranc関節損傷は，内側楔状骨（C1）と第2中足骨（M2）基部をつなぐLisfranc靱帯の断裂ないし靱帯付着部裂離骨折であることが多い．エコーでC1〜M2間のLisfranc靱帯を捉えることはできないが，その背側に存在する背側足根中足靱帯が低エコー像のバンドとして描出される．Lisfranc関節が損傷を受けると背側足根中足靱帯が腫脹し，靱帯実質部が不整となる[5]（図27-7 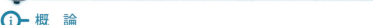a b）．また靱帯を描出したまま前足部に荷重などのストレスをかけることにより，C1〜M2間の不安定性を評価することも可能である．損傷が確認されたら，立位での単純X線撮影（足部正面）も両側で行い，第1中足骨（M1）基部とM2基部間距離や同部位の小さな裂離骨片（fleck sign）についても評価する（図27-7 c）．

C1〜M2間やM1〜M2間が開大（2mm以上）している場合や，同部位に不安定性を認めるときは，手術適応である[6]．C1〜M2およびM1〜M2間の開大がなく，不安定性もみられないようなら保存治療（免荷での6週間のキャスト固定）の適応であるが，その最終的な判断にはCTやMRIが必要である．

ⅱ レベル別対処法

a. 初学者

エコーでLisfranc関節損傷を疑ったら，シーネで患部を固定し，なるべく荷重をかけないように指示したうえで，整形外科へ紹介する．本疾患は整形外科でも見逃されることが多いため，紹介先の選定は慎重に行う．

27 足首の捻挫に対するエコー診療

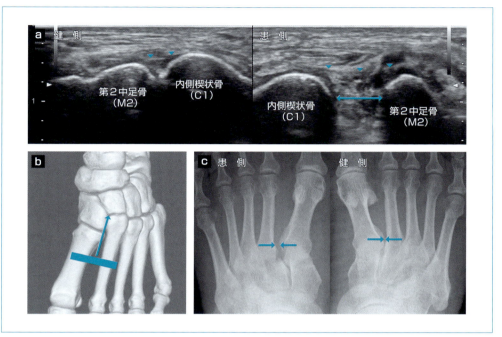

図27-7 ▶ Lisfranc関節損傷
ⓐ エコー画像：損傷された背側足根中足靱帯（▶）は，腫脹して靱帯内部は不整となり，C1～M2間が著明に開大している（⟷）．
ⓑ 描出操作：M1～M2の短軸像を描出した後に，プローブを近位にスライドさせて第1足根中足関節を通過すると，背側足根中足靱帯が描出できる．
ⓒ 単純X線画像：立位正面像でのM1～M2間（→）は，患側で明らかに開大（3.5mm）している．この症例に対しては手術治療を行った．

b. 中級者 上級者

　エコーでLisfranc関節損傷を疑ったら，立位での単純X線検査（足部正面）を両側で行う．痛みのために十分に荷重がかけられなかったり，C1～M2間やM1～M2間が開大（2mm以上）している場合は，しかるべき整形外科へ紹介したほうがよい．C1～M2およびM1～M2間が開大していないようであれば，エコーでのストレス撮影（荷重など）を行って，C1～M2間の患健差や不安定性を評価する．C1～M2およびM1～M2間が開大しておらず，さらに不安定性もないケースは保存治療の適応となるが，CTやMRIも行ったうえで判断したほうがよい．

おわりに

　現在のエコーは，軟部組織損傷だけでなく，微細な骨折も的確に画像診断することが可能であり，多くの運動器疾患に対する診療において，エコーは必須のツールとなってきている．かつて膝の痛みに対して「膝内障」という診断名がしばしば使われていたが，MRIなどの画像

診断技術が進歩した現在では，ほとんど使用されなくなった．「足関節捻挫」という診断名も，従来の単純X線検査を中心とした診療体系では使わざるを得なかったが，エコー診療の普及に伴って，徐々に用いられなくなっていくものと考えている．

> **THEリハ**
>
> 　足首の捻挫に対しては，医師によるエコーにて，前距腓靱帯を含む外側靱帯，内側靱帯，二分靱帯，前下脛腓靱帯の損傷程度と，Lisfranc関節や微細な骨折の有無，血腫の有無に関する適切な診断が行われることが，早期回復および競技復帰の重要なポイントとなる．それと同時に，捻挫したときの状態（受傷機転）の把握，熱感・腫脹・圧痛点などの臨床症状および疼痛を誘発する動作の評価も欠かせない．
>
> 　重度の靱帯損傷では一定期間のキャスト固定が行われるが，固定中から足趾の自動運動を励行し，伸筋・屈筋支帯と腱との癒着を予防する．靱帯の損傷が軽度なら，軟性装具やテーピングで足内外反の動きのみを制限するとともに，患側に荷重した場合の疼痛の有無を確認して痛みがなければ松葉杖を使用した部分荷重歩行へと移行する．そのほうが，足関節の損傷部位以外の関節構成体に対する廃用症候群の予防となり，早期回復および競技復帰につながると考える．もちろん前下脛腓靱帯損傷がある際はこの限りではなく，医師との十分なコミュニケーションが必要となる．
>
> 　理学療法では，靱帯損傷の修復程度に合わせて運動強度を判断する．wiping exercise（床に置いたタオルの上に足を置き，前後に足を移動させることで足関節可動域を改善する方法）を中心に可動域を拡大させるが，底屈・内反を強制される正座は8週間までは避けるようにする．その後は，閉鎖的運動連鎖（closed kinetic chain：CKC）での筋力トレーニングを行うが，諸動作において後足部の回外不安定性が明らかな場合には，インソール（Ⅰ-14：p.121参照）の併用が有効である．
>
> （銭田良博・林　典雄）

OKC (open kinetic chain) と CKC (closed kinetic chain)

　肘を曲げ伸ばしする，椅子に座って膝を曲げ伸ばしするなど，手足を固定しないで行う訓練をOKC（開放的運動連鎖）と呼びます．一方，腕立て伏せやスクワットといった，手足を地面などに固定して行う訓練をCKC（閉鎖的運動連鎖）といいます．どちらも肘関節や膝関節の動きは同じですが，上肢・下肢・体幹における筋の使われ方は全く異なります．一般的に筋力トレーニングではOKC（開放的運動連鎖）から始め，徐々にCKC（閉鎖的運動連鎖）を取り入れていくのがよいといわれています．

参考文献

1) Maffulli N, Ferran NA：Management of acute and chronic ankle instability. J Am Acad Orthop Surg, 16(10)：608-615, 2008.
2) Haraguchi N, Toga H, Shiba N, et al：Avulsion fracture of the lateral ankle ligament complex in severe inversion injury：incidence and clinical outcome. Am J Sports Med, 35(7)：1144-1152, 2007.
3) Petrover D, Schweitzer ME, Laredo JD：Anterior process calcaneal fractures：a systematic evaluation of associated conditions. Skeletal Radiol, 36(7)：627-632, 2007.
4) Williams GN, Jones MH, Amendola A：Syndesmotic ankle sprains in athletes. Am J Sports Med, 35(7)：1197-1207, 2007.
5) Woodward S, Jacobson JA, Femino JE, et al：Sonographic evaluation of Lisfranc ligament injuries. J Ultrasound Med, 28(3)：351-357, 2009.
6) Nunley JA, Vertullo CJ：Classification, investigation, and management of midfoot sprains：Lisfranc injuries in the athlete. Am J Sports Med, 30(6)：871-878, 2002.

〔笹原　潤〕

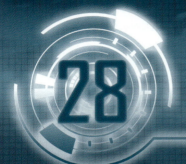

エコーによる関節リウマチの早期診断と治療の実際

関節リウマチ（RA）とは

　関節リウマチ（rheumatoid arthritis：RA）は，滑膜の炎症により関節の骨びらんや軟骨の狭小化が生じ，次第に関節機能障害を引き起こす自己免疫性疾患である．有病率は0.5〜1％といわれ，総合診療医が知っておかなくてはならないcommon diseaseであるといえる．

　未治療だと，関節破壊の進行をはじめ，慢性炎症による貧血，C1/2の亜脱臼や間質性肺炎，血管炎など，全身症状を引き起こす．原因はいまだ不明だが，最近では遺伝的要因だけでなく，男性の喫煙[1]や，口腔内不衛生[2]もその発症要因と考えられている．2003年の生物学的製剤の登場によるパラダイムシフト，最大16mgまでのメトトレキサート（methotrexate：MTX）[注1]使用，疾患修飾性抗リウマチ薬（disease modifying anti-rheumatic drugs：DMARDs）併用療法（後述）など，治療戦略の確立によりT2T（treat to target）[注2]をスローガンとしたタイトコントロールが可能となり，治療目標は，寛解〜低疾患活動性は当然ながら，バイオフリー（bio-free）寛解[注3]（生物学的製剤を休薬可），Beyond Remission（寛解の先）[注4]が考慮される段階に入ってきている．

診　断

　関節痛の患者が来院した際に，「対称性の関節炎がないから」とか「CRPが陽性でないから」と，漫然と非ステロイド性抗炎症薬（non-steroidal anti-inflammatory drugs：NSAIDs）だけ処方して経過観察としてはいけない．関節リウマチ（RA）は未治療のまま経過すると，3ヵ月

注1　メトトレキサート（MTX）：葉酸による核酸合成を阻害し，細胞増殖を抑制する薬剤．代表的なDMARDsの1つ．
注2　T2T：疾患の治療に対する共通目標を明確にし，目標達成に向けて治療戦略を展開していくという考え．関節リウマチ（RA），高血圧，糖尿病，骨粗鬆症などに対しては，すでに世界共通の目標が設定されている．
注3　バイオフリー寛解：生物学的製剤中止後も寛解を維持している状態．
注4　Beyond Remission：薬物治療による寛解状態を得た次に考える方針．寛解を維持しながら，患者の経済的・社会的負担，副作用，薬剤の量など持続可能で，より負担の少ない治療を目標とする．

表28-1 ▶ 新基準使用時の鑑別疾患難易度別リスト(日本リウマチ学会)

鑑別難易度	
高	1. ウイルス感染に伴う関節炎(パルボウイルス,風疹ウイルスなど) 2. 全身性結合組織病(シェーグレン症候群,全身性エリテマトーデス,混合性結合組織病,皮膚筋炎・多発性筋炎,強皮症) 3. リウマチ性多発筋痛症 4. 乾癬性関節炎
中	1. 変形性関節症 2. 関節周囲の疾患(腱鞘炎,腱付着部炎,肩関節周囲炎,滑液包炎など) 3. 結晶誘発性関節炎(痛風,偽痛風など) 4. 血清反応陰性脊椎関節炎(反応性関節炎,掌蹠膿疱症性骨関節炎,強直性脊椎炎,炎症性腸疾患関連関節炎) 5. 全身性結合組織病(ベーチェット病,血管炎症候群,成人スチル病,結節性紅斑) 6. その他のリウマチ性疾患(回帰性リウマチ,サルコイドーシス,RS3PEなど) 7. その他の疾患(更年期障害,線維筋痛症)
低	1. 感染に伴う関節炎(細菌性関節炎,結核性関節炎など) 2. 全身性結合組織病(リウマチ熱,再発性多発軟骨炎など) 3. 悪性腫瘍(腫瘍随伴症候群) 4. その他の疾患(アミロイドーシス,感染性心内膜炎,複合性局所疼痛症候群など)

鑑別難易度 高:頻度もスコア偽陽性になる可能性も比較的高い.
鑑別難易度 中:頻度は中等または高いが,スコア偽陽性の可能性は比較的低い.
鑑別難易度 低:頻度もスコア偽陽性になる可能性も低い.

以内に26%,2年以内では75%の患者で骨びらんが進行する[3, 4].早期ならば「寛解」が当たり前のゴールとなった現在では,いかに早く診断し,メトトレキサート(MTX)を導入できるかが勝負の分かれ目となる.関節リウマチ(RA)診療の要点は,「早期診断ができるか」と「寛解の判断ができるか」の2点に尽きる.

　診断は,関節リウマチ(RA)以外の疾患を除外(表28-1)し,2010年のACR／EULAR(アメリカリウマチ学会(American College of Rheumatology:ACR)／ヨーロッパリウマチ学会(European League Against Rheumatism:EULAR))による分類基準[5](表28-2)を用いて行う.6点以上であれば"definite RA(関節リウマチ(RA)確定)"とされ,メトトレキサート(MTX)導入の基準ともなる.超早期のseronegative RA[注5]では炎症反応が陰性であることも多く,腫脹関節も少ないため6点に満たず,診断に難渋するが,エコー診断が強い味方になる.罹患関節数の把握には適切な関節腫脹の触診技術が必要となる(図28-1).必ずMTP関節(中足趾節間関節)10ヵ所も触診する.変形した関節の触診は難しいため,エコーで活動性滑膜炎の有無を確認しておきたい.

　血液検査は血算,生化学一般,CRP,ESR(赤沈),MMP-3[注6],リウマトイド因子[注7],抗

注5 seronegative RA:リウマトイド因子陰性の関節リウマチ(RA)患者はseronegative RAと呼ばれる.
注6 MMP-3:matrix metalloproteinase-3の略.線維芽細胞や滑膜細胞,軟骨細胞から分泌されるタンパク分解酵素で,軟骨を構成するコラーゲンなどを分解して,関節破壊を進行させる.関節リウマチ(RA)患者で血清MMP-3濃度が高値を示したり,上昇してきたりした場合は関節破壊の進行が早いことが示唆される.
注7 リウマトイド因子:関節リウマチ(RA)における代表的な自己抗体.

表28-2 ▶ ACR/EULAR（アメリカリウマチ学会／ヨーロッパリウマチ学会）分類基準（2010年）
❶ 1関節以上で臨床的滑膜炎を認める
❷ 滑膜炎の原因が他疾患で説明がつかない

腫脹または圧痛のある関節[*1]	スコア
大関節[*2] 1ヵ所	0
大関節[*2] 2～10ヵ所	1
小関節[*3] 1～3ヵ所	2
小関節[*3] 4～10ヵ所	3
11ヵ所以上（1ヵ所以上の小関節）[*4]	5
血清学的検査	
リウマトイド因子，抗CCP抗体ともに陰性	0
リウマトイド因子，抗CCP抗体いずれかが低値陽性[*5]	2
リウマトイド因子，抗CCP抗体いずれかが高値陽性[*6]	3
急性期反応物質	
CRP，赤沈ともに正常	0
CRP，赤沈のいずれかが異常	1
症状の持続	
6週間未満	0
6週間以上	1

*1：DIP関節（遠位指節間関節），第1CMC関節（手根中手関節），第1MTP関節（中足指節間関節）は評価対象外．
*2：肩，肘，股，膝，足関節．
*3：MCP関節（中手指節間関節），PIP関節（近位指節間関節）あるいはIP関節（指節間関節），第2～5MTP関節，手関節．
*4：顎・肩鎖・胸鎖関節を含めてよい．
*5：正常上限以上で上限の3倍を超えないもの．リウマトイド因子の定性検査の場合，陽性は低値陽性としてスコア化する．
*6：正常上限の3倍を超えるもの．
スコアの合計が6点以上で関節リウマチ（RA）と診断．

CCP抗体[注8]を行う（保険診療では抗CCP抗体とMMP-3の同月測定は認められていない）．抗CCP抗体の特異度は90％以上とされるが，たとえ陽性でも無症状の場合は当然治療の必要はない．一方，CRPが陰性でも，関節腫脹や活動性滑膜炎が存在すれば治療を開始しなくてはならない．X線は胸部，両手～手関節正面，両足正面のほか，罹患関節を撮影し，左右を比較して，骨びらんや関節裂隙の狭小化を評価する．X線所見が認められれば，それだけで関節リウマチ（RA）と診断できる．

注8 抗CCP抗体：抗環状シトルリン化ペプチド抗体のこと．抗CCP抗体の値は，関節リウマチ（RA）の重症度と高確率で比例し，薬物治療の指針にも影響する．喫煙との交差反応も示唆されている．

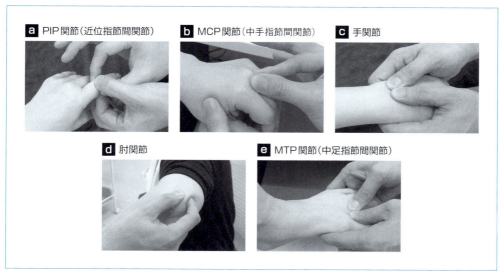

図28-1 ▶ 関節の触診
 上下左右から挟む． 前方から押さえる．

C CRPが陽性でないと関節リウマチ（RA）ではないのか？

現在でも当院へ来院する患者のなかには，他施設で「CRPが陽性ではないから」と経過観察にされ，骨破壊が進行してしまっている症例がみられる．

当院で治療中の関節リウマチ（RA）患者のうち，初診時未治療であった24人を，初診時CRP陽性群，陰性群に分けて検討したところ，CRP陽性群17人（70.9％），陰性群7人（29.1％）であった．実に30％の患者では初診時にCRPは陰性であり，これを理由に「関節リウマチではない」とはけっしていえないことがわかる．一方，CRP陽性群のリウマトイド因子陽性率は70.6％，抗CCP抗体陽性率は76.4％，陰性群ではそれぞれ71.4％，85.7％であり，自己抗体陽性率に差は認めなかった．

当然，治療のゴールはCRP陰性化ではない．関節破壊抑制のためには，Boolean寛解（腫脹関節数，圧痛関節数，患者VAS（全般評価），CRP いずれも1以下）か，それ以上に厳しいエコー寛解を目指したい．

D エコー診断[6]

関節リウマチ（RA）の診断補助にはエコーが強力な味方となり，X線で骨びらんがみられる前の早期診断に強みがある．初診時と3ヵ月ごとの効果判定，治療経過中の関節腫脹の再

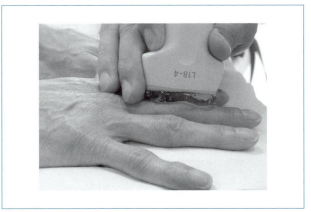

図28-2 ▶ プローブの当て方
固めのゼリーを十分に乗せ，プローブは皮膚から完全に浮いている．プローブを把持する中指が患者の皮膚と接してプローブを安定させている．

燃時や，治療に反応しない関節腫脹を認めた場合に行うとよい．浮腫の多い足趾関節の診断にも有用である．グレースケールでは滑膜増殖の広がりを，パワードプラでは活動性滑膜炎を確認する．パワードプラ陽性の滑膜炎を認めたら治療強化を考慮する．MTP関節は，活動性滑膜炎が存在しても患者自身が痛みを認識していないこともあり，触診による圧痛・腫脹の感度も低いため，初診時にMTP10関節にはエコーを当てておきたい．エコーのコツは，固めのゼリーを用いること，プローブを皮膚表面に密着させず，皮膚から少し浮かせてゼリー層を残して描出することである（図28-2）．皮膚を圧迫すると，滑膜の微細な血行が消退してしまうためである．

E 治療目標

T2Tのスローガンのもと「すべての患者において臨床的寛解，もしくは，少なくとも低疾患活動性を目指す」ことが目標とされ，DAS28寛解（DAS28-ESR＜2.6），CDAI[注9]寛解（CDAI≦2.8），SDAI[注10]寛解（SDAI≦3.3），Boolean寛解と，次々に厳しい寛解基準が示された．しかしデータ上でBoolean寛解を達成していたとしても，1ヵ所でも関節腫脹を認め，エコーでパワードプラ陽性の活動性滑膜炎が残っている場合，その関節において骨破壊は進行する可能性がある．各種寛解基準はあくまでも個別の患者の骨破壊進行を否定できるものではないため，「エコー寛解」を治療目標とし，自施設で寛解導入できないならば，すみやかに専門医に紹介すべきである．

注9　CDAI：「腫脹関節数＋圧痛関節数＋患者VAS＋医師VAS」で算出する．
注10　SDAI：「腫脹関節数＋圧痛関節数＋患者VAS＋医師VAS＋CRP（mg/dL）」で算出する．

F 治療の実際

ⅰ メトトレキサート（MTX）を使いこなそう！ 初学者

　まずアンカードラッグであるメトトレキサート（MTX）を使いこなすことが重要である．メトトレキサート（MTX）を6～8mg/週（GFR＜60mL/分間の患者では4mg）から開始し，投与開始から2日後に葉酸（フォリアミン®）5mg/週を内服する[7]．「hit early and hard」と「タイトコントロール」が重要であり，早期から十分な治療を行って寛解を達成し，その後減薬を考える．まずはメトトレキサート（MTX）をその患者が副作用なく使用できる最大量まで増量することが求められるが，12mg/週を超えると副作用を認める患者も増えてくる．初学者では，8mg/週で寛解に至らなければ専門医に紹介するのもよいだろう．大切なことは，寛解に至っていないにもかかわらず，薬剤量が足りないまま漫然と投与し続けないことである．筆者は合併症のない患者では，4週間ごとに4mg/週ずつ増量している．4週間ごとに血液検査を実施し，肝障害や骨髄抑制，腎障害が進行するようであれば，すぐに減量または中止する．軽度の肝障害や骨髄抑制は葉酸の増量で改善する場合もある．

　副作用は，自覚症状として口内炎や脱毛，嘔気，だるさが多くみられ，症状に応じて減薬を考える．間質性肺炎はメトトレキサート（MTX）用量に依存せずに発生する合併症であり，息苦しさや咳があったらすぐに来院するように患者に伝える．B型肝炎の再活性化にも注意が必要であり，HBs抗原陰性であれば，HBs抗体，HBc抗体も測定し，B型肝炎キャリアと判明すればウイルス量の測定と消化器内科医と連携しながら治療を行う．メトトレキサート（MTX）投与中のリンパ節腫脹はMTX-LPD（メトトレキサート（MTX）関連リンパ増殖性疾患）と呼ばれ，発熱を伴うこともあり，LDH（乳酸脱水素酵素）やsIL-2R（可溶性インターロイキン2受容体）が著明に上昇する．MTXの中止後，1ヵ月以内にすみやかに軽快することが多いが，持続する場合には悪性リンパ腫などとの鑑別が求められ，リンパ節生検を要する．

ⅱ MTXの次の一手！ 中級者

　メトトレキサート（MTX）のみで寛解に至らないときには，他剤との併用や生物学的製剤の導入を考慮する．残り1関節だけの活動性滑膜炎であれば，トリアムシノロンアセトニド（ケナコルト®）の関節注射で寛解導入できてしまうこともよくある．全身投与と適切な局所治療の組み合わせも大切である．

ⅲ 従来型合成DMARDs（conventional synthetic DMARDs：csDMARDs）の併用 中級者

　メトトレキサート（MTX）に，サラゾスルファピリジン（アザルフィジン®），ブシラミン（リマチル®），イグラチモド（コルベット®，ケアラム®），タクロリムス（プログラフ®）の追加併用も効果がみられ，最近ではメトトレキサート（MTX）にサラゾスルファピリジン（アザル

フィジン®)とブシラミン(リマチル®)を加えた3剤併用療法が生物学的製剤に匹敵する治療成績をあげており，注目されている(JaSTAR study[8])．副作用としてサラゾスルファピリジン(アザルフィジン®)では薬剤熱，皮疹など，ブシラミン(リマチル®)では皮疹，タンパク尿，味覚障害など，イグラチモド(コルベット®，ケアラム®)では肝障害，リンパ球減少，ワルファリン(ワーファリン®)併用禁忌など，タクロリムス(プログラフ®)では糖代謝異常，血中濃度過剰(20 ng/mL以上で腎障害)などに注意する．

ⅳ 生物学的製剤の導入[9] 上級者

　生物学的製剤の開始基準としては，日本リウマチ学会のTNF(腫瘍壊死因子)阻害薬使用ガイドライン[9]を参考とする．メトトレキサート(MTX)を含んだDMARDs併用療法で寛解導入できない症例や，罹病期間が6ヵ月未満の早期関節リウマチ(RA)患者で，DAS28-ESR＞5.1 (high disease activity)で，予後不良因子(リウマトイド因子陽性，抗CCP抗体陽性または画像検査において骨びらんを認める)を有する場合には，生物学的製剤導入を考慮する．

　導入時には，胸部CTスクリーニングを行い，呼吸器専門医を受診する．KL-6，β-D-グルカンの測定，ツベルクリン反応検査またはインターフェロンγ遊離試験の1つであるT-SPOT®.TB検査を行い，結核の既往やツベルクリン反応陽性であればイソニアジド(イスコチン®)200〜300 mg/日を1ヵ月間予防投薬した後に，生物学的製剤を導入し，半年間イソニアジド(イスコチン®)を併用する．

　生物学的製剤による治療成績に薬剤間で大きな差はないが，基本的にTNF阻害薬はメトトレキサート(MTX)の併用により十分な効果を発揮する．IL(インターロイキン)-6阻害薬のトシリズマブ(アクテムラ®)とT細胞の活性化を阻害するアバタセプト(オレンシア®)は，メトトレキサート(MTX)非併用でも優れた効果を得ることができる．インフリキシマブ(レミケード®)，アダリムマブ(ヒュミラ®)などの抗体製剤は寛解導入後の休薬からバイオフリーを達成しやすい印象があるが，どちらも十分量のメトトレキサート(MTX)を使用できていない場合は二次無効となりやすい．インフリキシマブ(レミケード®)は点滴製剤のみであり，導入時のアレルギー反応(infusion reaction)に注意する．エタネルセプト(エンブレル®)は二次無効が少なく安定した薬剤である．ペン型製剤もあり自己注射が簡便である．妊娠中の使用報告もあるが，妊娠後期では出産後の新生児免疫の一過性の低下も報告されているため，妊娠後期には使用を控える．トシリズマブ(アクテムラ®)はペン型製剤もあり，メトトレキサート(MTX)非併用でも優れた効果を示すが，IL-6の阻害によりCRPは陰性化してしまうため，感染症の発見が遅れないように注意が必要である．アバタセプト(オレンシア®)はT細胞の活性化を抑制して効果を発揮する薬剤で，他製剤と比較して感染症が少ないことが報告されており，メトトレキサート(MTX)非併用でも有効である．ゴリムマブ(シンポニー®)は通院にて月に1回皮下注射する．50 mg製剤と100 mg製剤があるが，高疾患活動性症例には100 mgから開始したほうが有効である．セルトリズマブ(シムジア®)は速やかな治療効果

を得る目的で，初期投与量がその後の維持量よりも多い薬剤であり，400mgを2週間ごとに3回投与し，以後4週間ごととなる．これは関節リウマチ（RA）の活動性を早期に抑えるには理にかなっている．また，PEG化[注11]によって炎症への薬剤集積も改善されており，メトトレキサート（MTX）非併用でも有効性は高い．

おわりに

関節リウマチ（RA）は「治る」時代に入った．関節リウマチ（RA）の早期診断，寛解の判断には触診とともにエコー診断が有用である．CRPは活動性関節炎が存在していても必ずしも陽性になるとは限らない．また，CRPが陰性でも関節腫脹が残っていると，関節破壊は進行する可能性がある．腫脹関節がある場合は，エコーで活動性滑膜炎の有無を確認し，治療強化の要否を検討する．最も厳しいBoolean寛解が得られていても関節破壊が進行する例があり，寛解が得られていなければ治療内容を3ヵ月ごとに見直すべきである．

現在の治療目標は「寛解」はもちろん，いかに労働生産性を下げずに通常どおりの生活を営めるかが問われている．そのためにも，より早い寛解達成を目指し，副作用の少ない薬剤選択，休薬，減薬，継続的支出となる治療費などのファクターを考慮して，患者個々人に合わせたパーソナルな医療を行いたい

THE リハ

関節リウマチ（RA）に対するリハビリテーションの目的は，薬物コントロール下に，関節周囲の軟部組織の柔軟性を維持しながら，関節可動域，筋力などの機能を可能な限り維持し，変形や拘縮を予防することなどである．それに加えて，日常生活のなかで生じる罹患関節への負担を，さまざまな自助具や生活指導を通して軽減し，生活そのものをスムーズに継続させることに尽きる．

そのなかでも，関節リウマチ（RA）の疼痛に合併して生じる周辺の筋緊張は，それ自体が疼痛の増幅につながるため，なるべく早期から関節周囲のみならず全身の痛みの部位を確認しつつ，筋膜性疼痛症候群（myofascial pain syndrome：MPS）に対する治療を行うことをお勧めする．また，鍼治療により，疼痛閾値を上げる効果と過度な筋スパズムの緩和が得られ，筋緊張由来の疼痛の鑑別に有効である．

あわせて，セルフケアや生活指導にて活動性を保ち，日常生活をスムーズに送れるように支援する．その際，関節リウマチ（RA）の疼痛は，大きくみれば月単位で

注11 PEG化：PEG修飾ともいう．生物活性物質をポリエチレングリコール鎖で修飾することで，薬物動態や生物学的特性が改善する．

変化するため，リハビリテーションとして，毎月1回は運動量や方法についての細かなリスクマネジメントを行うことが重要である．生活指導では，「日常生活関連動作（Instrumental activities of daily living：IADL）」の範囲を維持することを大切にする．たとえば荷物やかばんは手でもたず，肩にかけると関節への負担を減らすことができる．重たいものを運ぶ際には，ワゴンやキャリーバッグを利用するとよい．また，手の届かないところのものを掴むリーチャー，レバーハンドル式の水道水栓，にぎりやすい自助スプーン，ボタンかけが楽にできるボタンエイドなど，さまざまな自助具も開発されているので，必要に応じて紹介する．

〈銭田智恵子・銭田良博・林　典雄〉

参考文献

1) 後藤　眞：喫煙：関節リウマチの確実なリスクファクター. 禁煙科学, 7（8）：1-7, 2013.
   http://www.jascs.jp/kinen_kagaku/2013/2013-08/kinen-kagaku2013-08-P1.pdf
2) 小林哲夫, 伊藤　聡, 中園　清, 他：関節リウマチ患者における口腔ケア・歯周病治療の重要性. 化学療法の領域, 30（4）：118-123, 2014.
3) Harrison B, Silman A, Symmons D：Diagnostic evaluation of classification criteria for RA and reactive arthritis. Arthritis Rheum, 59（5）：397-398, 2000.
4) van der Heijde DM：Joint erosions and patients with early rheumatoid arthritis, Br J Rheumatol, 34（suppl 2）：74-78, 1995.
5) Aletaha D, Neogi T, Silman AJ, et al：2010 rheumatoid arthritis classification criteria：an American College of Rheumatology/European League Against Rheumatism Collaborative initiative. Ann Rheum Dis, 69（9）：1580-1588, 2010.
6) 日本リウマチ学会 関節リウマチ超音波標準化委員会（編）：リウマチ診療のための関節エコー撮像法ガイドライン, 日本リウマチ学会, 東京, 2011.
7) 日本リウマチ学会MTX使用ガイドライン策定小委員会（編）：関節リウマチ治療におけるメトトレキサート（MTX）診療ガイドライン 2011年版, 日本リウマチ学会, 東京, 2011.
8) 松野博明, 安倍千之, 岡田正人, 他：実地医による発症早期関節リウマチ患者を対象としたDMARDs3剤（methotrexate, salazosulfapyridine, bucillamine）併用療法とTNF阻害薬との多施設共同比較試験（JaSTAR Study）—治療6ヶ月目の中間報告—. 日本リウマチ学会総会・学術集会・国際リウマチシンポジウムプログラム・抄録集, 57th-22nd：350, 2013.
9) 日本リウマチ学会：関節リウマチ（RA）に対するTNF阻害薬使用ガイドライン（2015年3月12日改訂版）, 2015.
   http://www.ryumachi-jp.com/info/guideline_TNF.htmL
10) 末松栄一：最新RA分類基準における鑑別診断の実際. 2013年第14回博多リウマチセミナー, 2013.
    http://www.hakatara.net/images/no14/14-2.pdf
11) 日本リウマチ学会MTX診療ガイドライン策定小委員会：関節リウマチ治療におけるMTX使用ガイドライン（簡易版）. 58-61, 2011.
    http://www.ryumachi-jp.com/info/img/MTX2011kanni.pdf
12) 宮村知也：DMARDsの新しい併用療法. 2013年 第14回博多リウマチセミナー, 2013.
    http://www.hakatara.net/images/no14/14-4.pdf
13) 池田　啓：超音波画像診断が創るリウマチ診療の最前線. 日本超音波医学会第86回学術集会ランチョンセミナー14, 東芝メディカルシステムズ：セミナーレポート, 2013.
    http://www.innervision.co.jp/ad/suite/toshiba/seminarreport/1308

〈斉藤　究〉

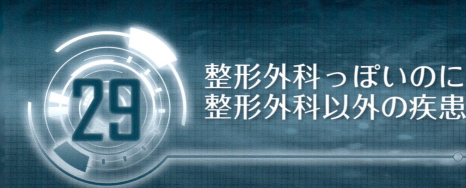

29 整形外科っぽいのに整形外科以外の疾患

 全身痛，貧血，発熱，浮腫を呈する高齢女性

70代，女性．糖尿病，高血圧の既往．腰・肩・両上腕の痛み，両手・下腿の浮腫，膝関節水腫，発熱などの症状にて近医整形外科受診．腰，肩などに注射をされたが効果なし．内科受診にて腎障害，心不全を疑われたが心電図，胸部X線では異常なく，総合診療科へ．WBC 11,600/μL，CRP 15mg/dL，リウマトイド因子＜3.0IU/mL．甲状腺異常なし．不明熱としてCT，MRIなどを撮影するも原因は不明．進行する貧血に輸血まで行われていた．

当院初診時には上肢浮腫は軽快傾向だが，下肢の著明なpitting edema（圧痕性浮腫）を認めた．四肢関節の圧痛のほか，上腕にも把握痛がみられた．

全身の痛み，多発関節痛，関節腫脹（両手関節，足関節），CRP上昇，発熱などから，膠原病として関節リウマチ（rheumatoid arthritis：RA），リウマチ性多発筋痛症（polymyalgia rheumatica：PMR），反応性関節炎，乾癬性関節炎，全身性エリテマトーデス（systemic lupus erythematosus：SLE），皮膚筋炎，強皮症，強直性脊椎炎などを考えた．感染性心内膜炎による多発化膿性関節炎も鑑別にはあがるが，関節の発赤や熱感は認めず重症感もない．

四肢浮腫に関して，血液検査や胸部X線所見からは心不全，腎障害，肝障害，低タンパク血症，低ナトリウム血症などは認めず，原因として著明な貧血のほか，RS3PE（remitting seronegative symmetrical synovitis with pitting edema）症候群も考慮した．

四肢関節の圧痛・腫脹の評価ののち，関節エコーを行ったところ，多発するパワードプラ陽性の関節滑膜炎が認められ，関節リウマチ（RA）の診断のもと，メトトレキサート（methotrexate：MTX）を6mgから開始した．後日，当院の血液検査結果はMMP-3 1234.9ng/mL，抗CCP抗体＜0.5IU/mL，リウマトイド因子≦4IU/mL，ESR（赤沈）100mm/時，CRP≧7.0mg/dL，Hb9.0g/dLであり，活動性の高い未治療のseronegative RAによる慢性炎症から貧血が進行し，もともとの腎障害（Cr1.2mg/dL，K5.5mEq/L，eGFR33.6/mL/分/1.73m^2）と重なって高度の浮腫を引き起こしたと考えた．

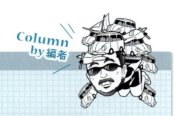

脊椎関節炎

　過去には血清反応陰性関節炎と呼ばれていましたが，現在は脊椎関節炎あるいは脊椎関節症（複数の疾患をまとめた総称）という名称が使われています．病因は不明ですが，HLA-B27による遺伝要因に加えて，感染などを契機として免疫異常が生じた結果，関節・脊椎・靱帯付着部などに炎症が生じるといわれています．関節リウマチ（RA）との違いは，炎症の首座が関節滑膜ではなく付着部にあること，さらに関節リウマチ（RA）関連抗体（リウマトイド因子や抗CCP抗体など）が陰性になることがあげられます．疾患は特徴的な合併症によって，以下のように分類されます．

① 反応性関節炎

　尿路感染症（クラミジア菌）や下痢症状（サルモネラ菌，赤痢菌，エルシニア菌，カンピロバクターなど）といった微生物感染の数週間後より急性発症する無菌性関節炎です．先行する感染症が不顕性のこともありますが，古典的には尿道炎，結膜炎，関節炎の3症状を呈します．かつてはReiter（ライター）症候群と呼ばれていました．

② 乾癬性関節炎

　皮膚疾患である乾癬に合併してみられる炎症性の関節疾患（関節炎，脊椎炎もしくは付着部炎）です．男女比は同率で，関節破壊をきたす可能性があります．

③ 強直性脊椎炎

　体軸系（仙腸関節や脊椎）に慢性的に持続する関節炎です．男女比は2：1で，10～20代の若い男性によくみられます．重症例では骨性の癒着，すなわち強直（可動性消失）に至ります．

④ 炎症性腸疾患に伴う脊椎関節炎

　慢性の炎症性腸疾患である潰瘍性大腸炎やクローン病に伴う関節炎です．結節性紅斑や壊疽性膿皮症などの皮膚病変を伴うことがあります．

⑤ 未分類型脊椎関節炎

　上記①～④の診断基準に合致しない脊椎関節炎です．

 ## 私はリウマチ？

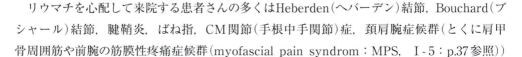

　リウマチを心配して来院する患者さんの多くはHeberden（ヘバーデン）結節，Bouchard（ブシャール）結節，腱鞘炎，ばね指，CM関節（手根中手関節）症，頚肩腕症候群（とくに肩甲骨周囲筋や前腕の筋膜性疼痛症候群（myofascial pain syndrom：MPS，Ⅰ-5：p.37参照））

29 整形外科っぽいのに整形外科以外の疾患

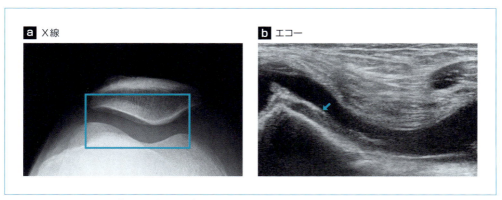

図29-1 ▶ 痛風による膝蓋大腿関節のX線とエコー像
a 偽痛風と異なり，X線上では石灰化はみられない．b X線上の□部分のエコーでは関節液中の尿酸ナトリウム結晶が軟骨上に沈着し，骨表面の二重線（double contour sign）を形成する（→）． （文献1）より）

　だが，なかには本物の関節リウマチ（RA）もみつかる．リウマトイド因子や抗CCP抗体が陰性のseronegative RAは診断が難しいが，関節エコーで活動性滑膜炎がみつかれば関節リウマチ（RA）の診断に近づく．

　関節痛を呈する全身疾患の鑑別として，齲歯，ドライアイはシェーグレン症候群（→抗SS-A，SS-B抗体）を，先行する感染症は反応性関節炎を想起させ，さらに脊椎関節炎のうち，慢性の腰痛は強直性脊椎炎（→仙腸関節のX線とMRI）を，下痢や血便は炎症性腸疾患を疑うキーワードとなる．皮膚症状に先行して関節痛で発症する乾癬性関節炎もあるので侮れない．また，乳がん治療のためのアロマターゼ阻害薬の副作用や，閉経前後の更年期障害でも手指関節痛が生じることがある．Jaccoud（ジャクー）関節炎（全身性エリトマトーデス：SLEほか），サルコイドーシスなども鑑別にあがる．胸鎖関節の腫脹は，関節リウマチ（RA）以外に掌蹠膿疱症性関節炎やSAPHO症候群でもみられるため，手掌だけでなく足底の表皮剥脱も観察しておく．

　単関節の腫脹であれば痛風（青壮年），偽痛風（高齢者），感染性関節炎も考慮する．関節穿刺により関節液をグラム染色，培養，関節液検査に提出し，痛風では尿酸ナトリウム結晶を，偽痛風ではピロリン酸カルシウム結晶を検出すれば確定診断となる．さらに痛風の場合は，X線にて骨びらん[注1]や痛風結節を，エコーにて軟骨表面を覆う尿酸ナトリウム結晶によるdouble contour sign（図29-1）[1]を認める．偽痛風ではX線で関節内軟部組織の石灰化像（図29-2）[1]，エコーでは軟骨層に食い込むピロリン酸カルシウム結晶がみられる．

注1 骨びらん：X線検査にて関節面の骨皮質が虫食い状に欠損した所見を得る．関節リウマチ（RA）に特徴的な所見の1つ．

II ▶ よくある運動器疾患，疾患ごとの診断と治療

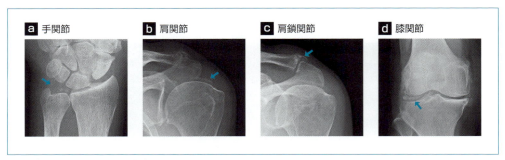

図29-2 ▶ 偽痛風の石灰化病変 （文献1）より）

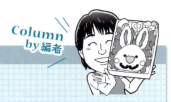

Heberden結節とBouchard結節

　DIP関節（遠位指節間関節）の変形性関節症に伴う骨棘で生じた関節のこぶをHeberden結節と呼びます．内科医William Heberden（イギリス，1710〜1801年）の名前に由来します．

　また，PIP関節関節（近位指節間関節）の変形性関節症に伴う骨棘で生じた関節のこぶをBouchard結節と呼びます．病理学者Charles Bouchard（フランス，1837〜1915年）の名前に由来します．

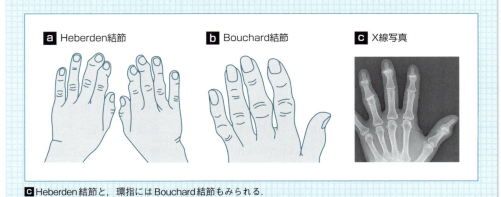

c Heberden結節と，環指にはBouchard結節もみられる．

頚部痛＋炎症：え？ 偽痛風？

　偽痛風は膝関節だけではなく，手関節，肩鎖関節，肩関節，足関節といった，あらゆる関節に起こり得る（図29-2）[1]．crowned dens syndrome（CDS）は環軸関節の偽痛風発作で，首が動かせないという訴えのほかに下顎部，上肢にも痛みを訴えたり，発熱を伴うこともある．環軸関節の石灰化はX線では捉えにくく，CTが必須である．さらに，他部位の偽痛風発作同様に，CRP上昇，ESR亢進，白血球数増加などの所見が得られる．CDSは膝の半月板の石灰化と同様に偽痛風発作のない高齢者でも認められることがあり，画像所見だけで確定診断とはならない．また，炎症反応を伴う頚部周囲の疼痛疾患としては，関節リウマチ（RA），リウマチ性多発筋痛症（PMR），側頭動脈炎，髄膜炎，化膿性脊椎炎，石灰性頚長筋腱炎（詳細はⅡ-19：p.170参照），咽後膿瘍なども考えておきたい．

 ## 咽後膿瘍

　頚部痛，頚部可動域制限，嚥下障害とともに発熱を呈し，咽後隙に膿瘍を形成する．重症化すると気管閉塞，縦隔膿瘍，誤嚥性肺炎，硬膜外膿瘍，頚静脈塞栓，壊死性筋膜炎，敗血症，頚動脈浸潤などを合併する[2]．歯周病，上気道感染後，外傷（医原性），異物（魚骨など），化膿性脊椎炎などから発生する．結核の可能性も忘れてはならない．X線で頚椎前縁軟部組織の幅の増大（Ⅱ-19：p.170参照）や，造影CTではring enhancementがみられ，石灰性頚長筋腱炎との鑑別が必要となる．また，視診にて咽頭後壁の膨隆がみられることがある．

　その他，嚥下障害を呈する整形外科疾患としては椎体骨棘が前方に突出するForestier（フォレスティエ）病[注2]や前縦靱帯骨化症（ossification of anterior longitudinal ligament：OALL）がある．

 ## 炎症のない頚部痛

　緊急疾患として，椎骨動脈解離，クモ膜下出血，心筋梗塞がある．椎骨動脈解離は首をひねった後に突然発症し，カイロプラクティックでの急激な頚椎回旋手技による若年者の脳梗塞発症例としても報告されている．クモ膜下出血も突然発症するが，20％では頭痛がなく，後頚部痛などを訴え，整形外科を受診することがある．胸痛のない心筋梗塞は女性に多く，下顎や肩の放散痛を訴えることがあり，胸部違和感・不快感についても聴取しておく．

注2　Forestier病：靱帯および腱・靱帯付着部の石灰化と骨化を特徴とする疾患．びまん性特発性骨増殖症，強直性脊椎骨増殖症とも呼ばれる．椎間腔が保たれ，椎間関節に変形性関節症変化がなく，連続する4椎体以上に及ぶ脊椎靱帯骨化が特徴とされる．耳鼻咽喉科領域では頚椎前縦靱帯の骨性増殖により嚥下障害や咽喉頭異常感の原因となり得ることで知られている．

Ⅱ ▶ よくある運動器疾患，疾患ごとの診断と治療

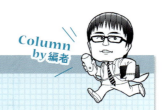

脊柱靱帯骨化症

　脊椎の連結部である椎間板・椎間関節は，前縦靱帯・後縦靱帯・黄色靱帯・棘間靱帯・棘上靱帯によって制動されています．加齢などで靱帯が骨化し，脊柱の運動が制限される疾患を脊柱靱帯骨化症（ossification of spinal ligament：OSL）と呼ばれます．このうち脊柱管内の後縦靱帯や黄色靱帯が骨化すると，脊髄を直接圧迫し，麻痺をきたすことがあり，それぞれ後縦靱帯骨化症（ossification of posterior longitudinal ligaments：OPLL），黄色靱帯骨化症（ossification of yellow ligaments：OYL）といいます．頚椎の前縦靱帯骨化症（OALL）では，「物が飲み込みづらくなる」「声がかすれる」などの症状を呈することがあります．

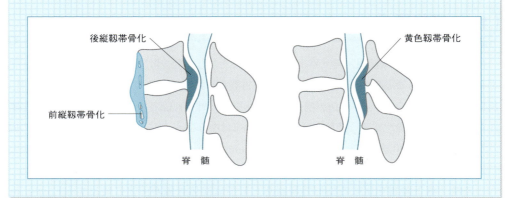

 ## ホントに肩こり？

　肩こり・背部痛を呈する重要疾患としては肺尖部肺がんであるPancoast腫瘍があり，頚椎X線正面像で肺尖部の透過性低下を見逃さないようにしたい．肺気胸も肩〜背部痛を呈することがある．肩の痛みでも，疑わしければ胸部X線を撮影する．

　それらが鑑別できれば，慢性の緊張型頭痛や頚肩腕症候群として理学療法やトリガーポイント注射を行い，姿勢指導を追加している．慢性の肩こり症では歯牙先端の摩耗をチェックして歯ぎしりや噛みしめを疑ったら歯科に紹介している．これらは就眠中も持続する頚部の筋緊張を生じさせ，肩こり，緊張型頭痛の原因となるからである．貧血も慢性の筋疲労を引き起こすため，精査して原因を除去したい．不良姿勢，眼精疲労，睡眠不足（睡眠時無呼吸を含む），偏食なども改善すべき生活習慣である．肩こりについては，Ⅱ-20（p.180）も参照されたい．

表29-1 ▶ 日本版複合性局所疼痛症候群（CRPS）判定指標（臨床用）

A	病期のいずれかの時期に，以下の自覚症状のうち2項目以上該当すること ただし，それぞれの項目内のいずれかの症状を満たせばよい
	1. 皮膚・爪・毛のうちいずれかに萎縮性変化 2. 関節可動域制限 3. 持続性ないしは不釣り合いな痛み，しびれたような針で刺すような痛み（患者が自発的に述べる），知覚過敏 4. 発汗の亢進ないしは低下 5. 浮腫
B	診察時において，以下の他覚所見の項目を2項目以上該当すること
	1. 皮膚・爪・毛のうちいずれかに萎縮性変化 2. 関節可動域制限 3. アロディニア（触刺激ないしは熱刺激による）ないしは痛覚過敏（ピンプリック） 4. 発汗の亢進ないしは低下 5. 浮腫

（文献3）より）

G 手がしびれる，痛い

頸椎症性神経根症や手根管・肘部管・Guyon（ギヨン）管症候群などは手のしびれを生じる疾患として有名だが，斜角筋，棘下筋，腕橈骨筋などの筋膜性疼痛症候群（MPS）にも頻繁に遭遇し，患者は同様に「しびれる」と訴える．

Guillain-Barré（ギラン-バレー）症候群は1～3週間先行する感冒・下痢症状の後に運動・知覚障害を呈する．

複合性局所疼痛症候群（complex resional pain syndrome：CRPS）は通常の創傷が治癒する1～2ヵ月を超えて遷延する慢性疼痛で，知覚異常，痛覚過敏，皮膚・骨萎縮，発汗異常，浮腫といった多彩な症状を呈する[3]．従来，反射性交感神経性ジストロフィーと呼ばれていたtype1（神経障害性疼痛でないもの）と，カウザルギーと呼ばれていたtype2（神経障害性疼痛）に分けられるが，神経損傷の有無にかかわらず浮腫などの特徴的な徴候が起こるため，日本版複合性局所疼痛症候群（CRPS）判定指標（表29-1）[3]を用いて診断する．痛みに対する過度の安静は廃用を引き起こし，痛みの悪循環を生じるので，痛くても動かすことが大切である．

H 痛がるところは脱がせて診よう

しばしば落とし穴をつくって待っているのが帯状疱疹である．これも筋膜性疼痛症候群（MPS）同様，痛がる部位のX線診断で終わってしまうと見逃しやすい疾患の1つである．水痘に感染後，神経節に潜んだ水痘帯状疱疹ウイルスが再活性化し，デルマトームに沿った皮疹を起こす．ピリピリ，ジンジンといった神経性の痛み症状が先行することが多く，初回受

診時には皮疹を認めないことがある．初診時の診察所見から痛みの原因を特定できなくても，帯状疱疹の可能性を考慮して，皮疹が出現した際には再診するように伝えておくとよい．診察の鉄則として，患者の痛がる部分は皮膚を直接視診し，触診をしておこう．

 また腰痛？ 実は……

　後腹膜臓器（十二指腸，膵臓，上行結腸，下行結腸，腎臓，副腎，尿管，腹大動脈，下大静脈など）の疾患は背部・腰部痛を生じる．なかでも膵炎や腹部大動脈瘤，大動脈解離はいうまでもなく緊急疾患である．腹部エコーで確認しておきたい．また，腰痛に先行する頭痛・頚部痛はクモ膜下出血を疑う．

　胆石発作，尿路結石などのcommon diseaseのほか，憩室炎，月経困難症，子宮筋腫，子宮内膜症，子宮腺筋症なども腰痛の鑑別にあがる．

　帝王切開など，腹部手術後の筋膜性疼痛症候群（MPS）も慢性の腰痛を呈する原因となる．仙腸関節障害と似た腰部後屈制限を呈し，恥骨部に圧痛を認めれば，同部へのトリガーポイント注射で改善することもある．

　アキレス腱の筋腱移行部のトリガーポイントもしばしば腰痛の原因となっている．

 多発する痛み

　肩こり・腰痛を含め，全身の筋痛を引き起こす疾患として，甲状腺機能低下症，貧血，リウマチ性多発筋痛症（PMR），皮膚筋炎，線維筋痛症，全身の筋膜性疼痛症候群（MPS），慢性疲労症候群，横紋筋融解症，更年期障害，身体表現性障害，うつ病も考慮したい．

　甲状腺機能低下症では，筋肉痛，関節痛を認め，筋肉がつりやすく，全身の筋の腫脹，疼痛を訴える．

　リウマチ性多発筋痛症（PMR）では，日本のPMR研究会による1985年の診断基準では，60歳以上の年齢で，①ESRの亢進（40mm／時間以上），②両側大腿部筋痛，③食欲減退，体重減少，④発熱（37℃以上），⑤全身倦怠感，⑥朝のこわばり，⑦両側上腕部筋痛のうち，3項目以上で確定となる．さらに，2012年のACR／EULAR（アメリカリウマチ学会（American College of Rheumatology：ACR）／ヨーロッパリウマチ学会（European League Against Rheumatism：EULAR））の分類基準ではエコーが診断に取り入れられた（**表29-2**）[4, 5]．

　線維筋痛症の診断については，1990年のアメリカリウマチ学会（ACR）の分類基準では，18ヵ所の圧痛点（**図29-3**）のうち，11ヵ所以上に疼痛を認めるものとされており，2010年のアメリカリウマチ学会（ACR）の予備診断基準は**図29-4**のように提案している．さらに2011年には簡略化された改訂版も発表されている．『線維筋痛症診療ガイドライン2013』[6]がインターネットで閲覧可能である（http://minds4.jcqhc.or.jp/minds/FMS/CPGs2013_FM.pdf）．

29 整形外科っぽいのに整形外科以外の疾患

表29-2 ▶ リウマチ性多発筋痛症（PMR）の分類基準（2012年）

必須条件：50歳以上，両側の肩痛，CRPまたは血沈上昇

項　目	エコー所見なし	エコー所見あり
朝のこわばり（45分以上）	2	2
殿部痛または股関節の可動域制限	1	1
リウマトイド因子および抗CCP抗体ともに陰性	2	2
肩と腰以外の関節症状がない	1	1
少なくとも一方の肩かつ股関節のエコー所見*	―	1
両側の肩のエコー所見*	―	1

エコー所見のない場合は4点以上，ある場合は5点以上で診断する．

＊：肩では三角筋下滑液包炎，二頭筋腱腱鞘滑膜炎，肩関節滑膜炎のいずれか，股関節においては滑膜炎・転子包炎を確認する．

（文献4, 5）より）

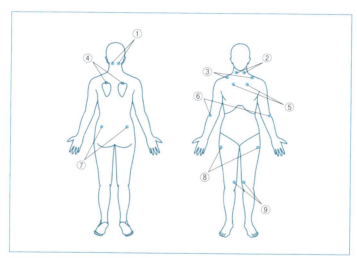

図29-3 ▶ 線維筋痛症診断に用いる18ヵ所の圧痛点（1990年）

鑑別診断にも詳しいため，ぜひ参照されたい．

　筋膜性疼痛症候群（MPS）は，トリガーポイント（痛覚過敏点）が罹患筋から離れた場所に関連痛を発生させることがある点が重要である（Ⅰ-5：p.37参照）．それは，「基本的に痛い部位に原因がある」とする一般的な整形外科学の考え方とは異なる．筋膜性疼痛症候群（MPS）は，大元の痛みの原因部位の治療がされないまま放置されることで，代償的に負荷がかかった部位に二次的にトリガーポイントが形成され，慢性筋疲労などにより罹患筋が全身に広がっていく．痛みのために活動を制限することで廃用が進み，痛みの悪循環に陥っていく（慢性痛自体が下降性疼痛調節系の機能低下を引き起こし，中枢の痛覚閾値を低下させることも報告されている）．

　線維筋痛症は，一般的には中枢過敏症候群といった脳脊髄などの中枢の病態として理解さ

II ▶ よくある運動器疾患，疾患ごとの診断と治療

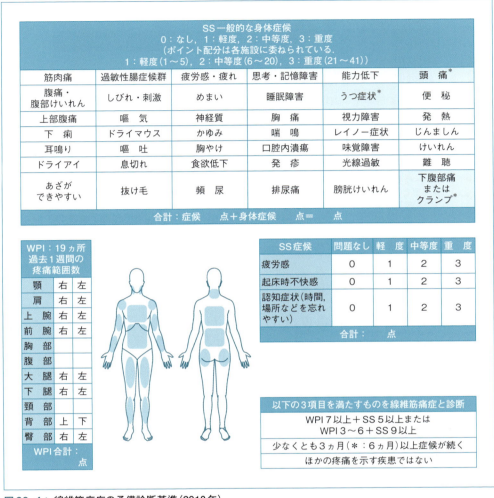

図29-4 ▶ 線維筋痛症の予備診断基準（2010年）

れているが，広範な筋膜性疼痛症候群(MPS)の症状と線維筋痛症とを厳密に区別することは難しく，線維筋痛症は全身に広がった筋膜性疼痛症候群(MPS)と考えることもできる．『線維筋痛症診療ガイドライン2013』[6]でも，骨，関節，付着部の整形外科(リウマチ科)的診察に加えて，筋の評価が重要であることが示されている．実際に線維筋痛症の圧痛点は部分的な筋膜性疼痛症候群(MPS)と一致しており，定型的な18ヵ所の圧痛点の触診だけでなく，全身の筋肉の触診の経験を積み，圧痛点の出現の仕方を覚えておく必要がある．筋膜性疼痛症候群(MPS)の治療としては，生活習慣の改善(睡眠，栄養，ストレス要因など)，局所治療(トリガーポイント注射，筋膜リリース注射，鍼灸治療など)，運動療法，自発的な運動習慣の獲得などのセルフケア(I-16：p.148参照)が重要であり，線維筋痛症と同等の薬

表29-3 ▶ 首下がり病の鑑別診断

筋萎縮性側索硬化症	重症筋無力症	低カリウム血性ミオパチー
多系統萎縮症	多発性筋炎／封入体筋炎	顔面肩甲上腕型筋ジストロフィー
パーキンソン病／症候群	甲状腺機能低下症	筋強直性ジストロフィー
変形性頚椎症	副甲状腺機能亢進症	頚部に限局したミオパチー
慢性炎症性脱髄性多発神経炎	カルニチン欠乏症	先天性ミオパチー

(文献7)より改変)

物治療（I-6：p.50参照）が有効なときもある．全体としての治療が進むにつれて，薬物の減量は可能である．慢性疼痛はうつ症状とも密接な関連があるが，痛みの治療がうまくいくとうつ症状の改善がみられることも多い．

 ## 下肢痛＝ヘルニア？？

　下肢痛では，たとえMRIでヘルニアの画像所見があったとしても，該当する神経根と下肢の運動・知覚・深部腱反射の所見が一致しなければ安易に診断すべきではない．仙腸関節障害もデルマトームに一致しない下肢痛を呈する．頻度が高いのは小殿筋の筋膜性疼痛症候群（MPS）であり，殿部〜下腿までの疼痛を生じる．下肢痛に加え，小殿筋の圧痛があればトリガーポイント注射をしてみる価値はある．梨状筋，腓腹筋などの筋膜性疼痛症候群（MPS）も下肢痛を起こす．

　むずむず脚症候群（restless legs syndrome）は，脚が「ほてる」「虫が這う」「痛い」「かゆい」などの異常感覚を訴え，①異常感覚が原因で下肢を動かしたいという衝動が出る，②異常感覚は安静時に増幅される，③運動によって改善する，④夕方・夜間に増強するの4項目で診断される．

　下肢痛のred flagである閉塞性動脈硬化症は，足関節上腕血圧比（ankle brachial index：ABI，足関節の収縮期血圧／上腕の収縮期血圧）が1以下であれば疑われ，重症例では間欠性跛行を呈する．急性動脈閉塞では片側下肢の著明な冷感と歩行障害を認める．診断にはエコーが有用である．背部・腰部痛＋下肢の麻痺・しびれは解離性大動脈瘤と脊髄硬膜外血腫も念頭に置きたい．

 ## 首下がり病

　首下がり病（dropped head syndrome）は頚椎が前屈したまま顔を起こすことができず，手で顔を支えて後屈させたり，背部を後傾させて目を正面に向けようとする姿勢で来院する．後頚部の筋力低下による症状であり，表29-3[7]のような鑑別疾患がある．筆者が経験した症例は神経内科に紹介した結果，筋萎縮性側索硬化症であった．

おわりに

忙しい外来診療においてはsnap diagnosisやパターン診断が非常に役立つが，パターンに当てはまらないときに何を考えるかが重要になる．頭の片隅に置いておきたいピットフォールについて，本項が役に立てば幸いである．

参考文献

1) 斉藤 究（編）：教えて！救急 整形外科疾患のミカタ—初期診療の見逃し回避から適切なコンサルテーションまで，羊土社，東京，2014．
2) HarKani A, Hassani R, Ziad T, et al：Retropharyngeal abscess in adults：five case reports and review of the literature. ScientificWorldJournal, 11：1623-1629, 2011.
http://dx.doi.org/10.1100/2011/915163
3) 住谷昌彦，柴田政彦，眞下 節，他；厚生労働省CRPS研究班：本邦におけるCRPSの判定指標．日本臨床麻酔学会誌，30（3）：420-429，2010．
4) Dasgupta B, Climmino MK, Kremers HM, et al：2012 provisional classification criteria for polymyalgia rheumatica：a European League Against Rheumatism/American College of Rheumatology collaborative initiative. Arthritis Rheum, 64（4）：943-954, 2012.
5) Dasgupta B, Cimmino MA, Maradit-Kremers H, et al：2012 provisional classification criteria for polymyalgia rheumatica：a European League Against Rheumatism/American college of Rheumatology collaborative initiative. Ann Rheum Dis, 71（4）：484-492, 2012.
6) 日本線維筋痛症学会（編）：線維筋痛症診療ガイドライン2013．日本線維筋痛症学会，日本医事新報社，東京，2013．
7) 林 欣霓，長岡正範，林 康子，他：種々の疾患にともなう首下がり症候群の病態生理学的分析—表面筋電図所見と理学療法の効果から—．臨床神経学，53（6）：430-438，2013．

（斉藤 究）

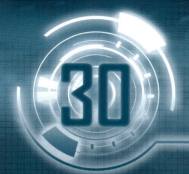

30 骨粗鬆症の内服・注射治療&腰椎圧迫骨折の保存的治療

A 骨粗鬆症治療の意義

　超高齢化社会を迎えた日本において，要介護状態を防ぎ，自立した生活を保持することは，医療費を減少させるだけでなく，介護に携わる家族が社会で働く時間を確保し，社会生産性を維持することにつながる．外来数の限られた大病院では年余にわたる骨粗鬆症治療を継続的に行うことは困難であり，骨粗鬆症診療は家庭医・総合診療医の大切な仕事となる．

B 骨密度と骨質

　骨の強さ(骨強度)は骨密度70％と骨質30％(微細構造，骨代謝回転，微小骨折，石灰化)の総和とされる[1]．骨密度はDXA (dual-energy x-ray absorptiometry)法で測定可能である一方，骨質は測定不可能だが，骨質の低下は骨密度に依存しない骨折リスクの上昇をもたらし，動脈硬化や糖尿病との関連が指摘されている[2]．骨質は骨コラーゲンの分子間に形成される分子間架橋に規定され，架橋には適度な弾力を保ち骨を強くする善玉架橋(骨芽細胞が関与する酵素依存性架橋)と，無秩序に分子をつなぎ止め骨を過剰に固くして陶器のようにもろくしてしまう悪玉架橋(酸化ストレスや高血糖が関与する終末糖化産物(advanced glycation end products：AGEs，ペントシジンなど))がある．動脈硬化関連因子である高ホモシステイン血症も，持続的高血糖に伴う糖化とともに骨質低下との関連が明らかにされている．

　エストロゲンは破骨細胞の分化・成熟や破骨細胞分化因子(receptor activator of NF-KappaB ligand：RANKL)の発現を抑制しているため，閉経によるエストロゲンの欠乏により骨密度が急激に減少する．さらに加齢に伴うカルシウム吸収能の低下も骨粗鬆症に拍車をかける．また，骨芽細胞の機能は加齢とともに低下するが，破骨細胞の機能は終生低下しないことも骨密度の減少に関係する．そして，椎体骨折数や大腿骨近位部骨密度の低下は，死亡率の上昇と関連する

骨折の連鎖をくいとめろ！

骨折の部位にかかわらず，既存骨折の存在による新規骨折の相対リスクは約2倍である．椎体骨折の既往がある場合の新規椎体骨折の相対リスクは約3〜4倍で，新規大腿骨近位部骨折の相対リスクは約3〜5倍となる．また，大腿骨近位部骨折の既往を有するケースにおける新規骨折の相対リスクは2.58〜6.489倍となる[3]．骨折の連鎖をくいとめるためにも，新規脆弱性骨折後にすみやかに骨粗鬆症治療を行うことが求められる．

 診　断

i 新規脆弱性骨折の診断

橈骨遠位端，上腕骨近位部については，転倒後などに圧痛所見をとり，たとえX線では明らかな骨折がなくても，圧痛があるようなら脆弱性骨折を疑う．その場合にも，MRIやエコーならば骨折，骨挫傷の確定診断が可能である．

大腿骨頚部骨折では，股関節を軽度内旋，外旋することで疼痛が誘発される．X線は両股関節正面，Lauenstein（ラウエンシュタイン）像を撮影し，大腿骨頚部とともに恥骨，坐骨骨折も見逃さないようにしたい．X線で異常を認めないときも，臨床的に大腿骨頚部骨折を疑ったら積極的にMRIを行い，骨折があればすみやかに手術が可能な病院へ搬送する．

MRIは新鮮骨折の診断に有用であり，すべての骨折においてT_1low，STIRhighとなる．圧迫骨折が多発する場合には，X線で新鮮骨折部位を同定することは難しい．以前に撮影したX線画像があれば比較読影する．費用対効果の面からも，すべての症例でMRIを撮影する必要はない．臨床的に圧迫骨折が疑われるケースに対しては適切に処置を施しつつ，X線にて経過観察することが推奨される[1]．

腰椎圧迫骨折を疑う際には，安静臥床が望ましいが，廃用症候群を予防するためにも，高齢者では骨折部位に応じた長さのコルセットを作成し，コルセット着用後は通常の生活を許可する．

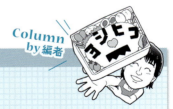

Lauenstein法

仰臥位で非検側を挙上した45度斜位で撮影（図a）することで，股関節側面像を得るX線撮影法の1つであり，大腿骨頚部の状態や大腿骨頭の壊死範囲を評価する場合に役立ちます．

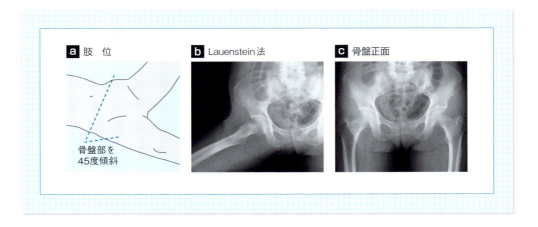

a 肢位　b Lauenstein法　c 骨盤正面

骨盤部を45度傾斜

ⅱ 腰椎圧迫骨折の鑑別診断

　X線上で腰椎圧迫骨折を認めた場合には，破裂骨折，化膿性椎体・椎間板炎，転移性骨腫瘍も念頭に置きたい．

　破裂骨折は椎体の後方1/3に骨折線が及ぶもので，椎体後壁が脊柱管・脊髄を圧迫することで神経症状を呈し得る緊急疾患である．X線で疑われるときには，CTで骨折の広がりを，MRIで脊髄の圧迫状況を確認する．入院にて安静加療とし，固定術が必要となるケースもある．

　化膿性椎体・椎間板炎は黄色ブドウ球菌の血行性感染が多く，強い体動時痛がある点では圧迫骨折に共通する．発熱，白血球・CRPの上昇のほか，腸腰筋膿瘍にまで波及すれば股関節屈曲位（psoas position）をとる．痛みで鎮痛薬を常用していると発熱が不顕性化される．X線上で椎体終板が溶解していたり，以前のX線写真と比較して椎間板が狭小化していたりすることで診断可能だが，初期には変化が現れないためMRIを施行する．

　転移性骨腫瘍ではX線正面像にて椎弓根が消失するpedicle signが有名だが，必ずしも現れるものではない．悪性腫瘍の既往歴があるならばMRIを撮影し，まだら状の転移巣，椎弓や棘突起に及ぶ輝度変化から転移性骨腫瘍を疑う．

ⅲ 骨粗鬆症スクリーニング検査を勧める対象は？

　身長低下が2cm以上あると椎体骨折のリスクは13.5倍，4cm以上では20.6倍になるとの報告もあり[1]，骨粗鬆症検査を促すきっかけとなる．

　DXA法を行う対象としては，以下があげられる．

- 65歳以上の女性，危険因子[注1]を有する65歳未満の閉経後から閉経周辺期の女性

注1　危険因子：過度のアルコール摂取（1日3単位以上：1単位はエタノール8〜10g），現在の喫煙，大腿骨近位部骨折の家族歴である．

II ▶ よくある運動器疾患，疾患ごとの診断と治療

- 70歳以上の男性，危険因子を有する50歳以上70歳未満の男性
- 脆弱性骨折を有する症例
- 続発性骨粗鬆症が疑われる成人

骨密度の診断[注2]は原則，腰椎か大腿骨のDXA法にて行う．腰椎は変形が強い場合もあり，その際は大腿骨骨密度を参考とする．中手骨における骨密度測定は，1SD低下すると椎体骨折は1.7倍，全身の骨折は1.6倍増加するという報告がある一方で，治療効果判定には向かない．また，踵骨のエコーによる骨密度測定については，骨密度が1SD低下すると大腿骨近位部骨折の相対リスクは2.5倍上昇するものの，測定誤差が大きく，こちらも治療効果判定には不向きである．そのため，中手骨，踵骨ともにスクリーニング検査として骨密度を調べ，その後，腰椎・大腿骨骨密度測定を行って治療効果を判定することが望ましい．

iv ― 原発性骨粗鬆症の診断

骨粗鬆症の診断は，続発性骨粗鬆症（**図30-1**)[1]を除外したうえで，原発性骨粗鬆症の診

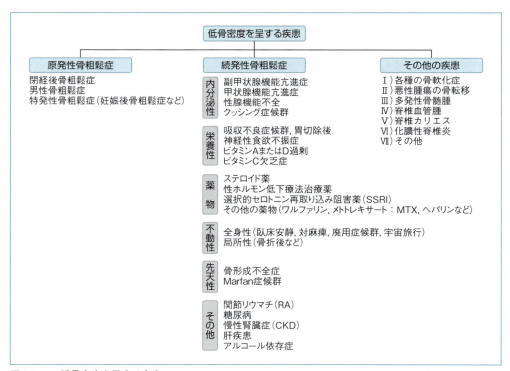

図30-1 ▶ 低骨密度を呈する疾患 （文献1）より改変）

注2 骨密度の診断：骨密度検査には，検診などスクリーニングで使用されるMD（Microdensitometry）法（中手骨のX線撮影）と超音波測定法（踵骨の超音波測定），そして精密検査のためのDXA法（大腿骨や腰椎のX線撮影）がある．

断基準(2012年度改訂版, **表30-1**)³⁾を用いて行う。椎体骨折か大腿骨近位部骨折の既往があれば、即、原発性骨粗鬆症と診断される(**表30-1 Ⅰ-1**)。なお、椎体骨折のうち、2/3は無症候性であるため、胸腰椎X線を確認する。また、軽微な外力(立った姿勢からの転倒かそれ以下の外力)によって発生した非外傷性骨折で、肋骨、骨盤(恥骨、坐骨、仙骨を含む)、上腕骨近位部、橈骨遠位端、下腿骨の骨折があり、骨密度がYAM(若年成人平均値)の80%未満のケースも原発性骨粗鬆症と診断する(**表30-1 Ⅰ-2**)。脆弱性骨折がない場合には、YAMの70%以下で原発性骨粗鬆症の診断となる(**表30-1 Ⅱ**)。

ⅴ FRAX®

WHOが提唱した骨折リスク評価ツールであるFRAX®(fracture risk assessment tool)は、世界のコホート研究のメタアナリシスから得られた危険因子を用い、骨折高リスク患者を判別し、治療介入の指標とするものであり、今後10年間の骨折発生確率を求めることができる。FRAX®計算機を用いるか、インターネット(http://shef.ac.uk/FRAX/)で計算が可能である。

なお日本においても、2011年版のガイドラインでは、治療開始基準にFRAX®の内容が取り入れられている¹⁾。具体的には、骨密度低下(YAMの70%以上80%未満)の場合に、「FRAX®の骨折確率15%以上」が治療開始基準として加えられた(75歳以上では90%以上がFRAX®15%以上となるため75歳未満に適用)。

ⅵ 骨代謝マーカー

骨芽細胞のマーカー(骨形成マーカー)としてBAP(bone specific alkaline phosphatase)、P1NP(procollagen type Ⅰ N-terminal propeptide)など、破骨細胞のマーカーとしてTRACP-5b(tartrate-resistant acid phosphatase 5b)、NTx(type Ⅰ collagen cross-linked N-telopeptide、血清・尿中)などが臨床的に用いられる。TRACP-5bは、保険請求時に「骨粗鬆症診断時の補助的指標」である旨のコメントが必要となった。診断時と治療開始後6ヵ月以内、治療変更後の効果判定時の測定が保険で認められている。ucOC(undercarboxylated osteocalcin)は唯一の骨特異的骨質マーカーであり、ビタミンK不足または骨折予知のカットオフ値として5.5ng/mLが提唱されている。

治療薬の選択として、骨代謝マーカー低下の場合には骨代謝回転を促進するテリパラチド(フォルテオ®、テリボン®)を、上昇している際にはビスホスホネートや選択的エストロゲン

表30-1 ▶ 原発性骨粗鬆症の診断基準(2012年度改訂版)

低骨量をきたす骨粗鬆症以外の疾患または続発性骨粗鬆症を認めず、骨評価の結果が下記の条件を満たす場合、原発性骨粗鬆症と診断する

Ⅰ. 脆弱性骨折あり	Ⅱ. 脆弱性骨折なし
1. 椎体骨折または大腿骨近位部骨折あり 2. その他の脆弱性骨折があり、骨密度がYAMの80%未満	骨密度がYAMの70%以下または-2.5SD以下

YAM：若年成人平均値(腰椎では20〜44歳、大腿骨近位部では20〜29歳)。　　　　　　　　　　　(文献3)より)

受容体モジュレーター（selective estrogen receptor modulator：SERM）などの骨吸収抑制薬を考慮する．骨吸収抑制薬投与後1ヵ月で，骨代謝マーカーは低下する．フォルテオ®では，投与後1ヵ月の骨形成マーカーとしてのⅠ型プロコラーゲン-N-プロペプチド（Procollagen type Ⅰ N-terminal propeptide：PINP）の上昇が12ヵ月後の骨密度上昇を予測するという報告がある．

vii 重症骨粗鬆症とは

重症骨粗鬆症（severe osteoporosis）とは，WHOの定義によると，骨密度値が−2.5SD以下で1個以上の脆弱性骨折を有する場合とされる．また，腰椎骨密度が−3.3SD未満，既存椎体骨折の数が2個以上，既存椎体骨折の半定量的評価法によるグレード3などの条件が考えられる．最近では年齢と無関係に生命予後を悪化させる骨折の存在を重症骨粗鬆症の定義とする考え方も提唱されている[3]．

E 治療

i 薬物治療開始基準

原発性骨粗鬆症と診断された場合，もしくは骨密度がYAMの70％以上80％未満で，臨床的危険因子（大腿骨近位部骨折の家族歴，FRAX®15％以上）を有する場合に，薬物治療を開始する．ただし，75歳以上では90％以上がFRAX®15％以上となるため，この基準は75歳未満に適用する．

ii 治療薬の選択と注意点

薬物治療による効果を**表30-2**[1]に示す．筆者は骨密度がYAMの70％以上80％未満では

表30-2 ▶ DXA測定部位による治療後骨密度変化率の相違

	腰椎正面	大腿骨近位部	前腕骨
アレンドロネート	7.48％/2〜4年	4.24％/2年	2.08％/2〜4年
リセドロネート	4.54％/1.5〜3年	2.73％/1.5〜3年	0.70％*/1.5年
ゾレドロン酸	6.71％/3年	5.06〜6.02％/3年	—
ラロキシフェン	2.51％/2〜3年	2.11％/2〜3年	2.05％/2年
ホルモン補充療法	6.76％/2年	4.12％/2年	4.53％/2年
デノスマブ	9.2％/3年	6.0％/3年	—
テリパラチド（連日投与）	8.6％/21ヵ月	3.5〜3.7％/21ヵ月	−0.8〜1.5％*/21ヵ月
テリパラチド（週1回投与）	6.4％/18ヵ月	2.3〜3.0％/18ヵ月	—

変化率はプラセボとの差（平均値）を示す．
＊：プラセボとの間に有意差なし．

（文献1）より一部改変）

活性型ビタミンD₃製剤と選択的エストロゲン受容体モジュレーター（SERM）を併用し，YAMの70％未満にはビスホスホネートまたはデノスマブ（プラリア®）を，新規椎体骨折症例，多発椎体骨折症例，骨密度がYAMの60％未満に対してはテリパラチド（フォルテオ®，テリボン®）を選択している．デノスマブ（プラリア®）は大腿骨骨密度低下症例に効果的である．

a. ビタミンD製剤とビスホスホネート 初学者

ビタミンD製剤のなかでもエルデカルシトール（エディロール®）は単独でもよく骨密度増加が得られ有効な薬剤であるが，高カルシウム血症の出現には注意が必要であり，定期的な血液検査が望ましい．とはいえ，骨密度低下〜重度の骨粗鬆症まで，単独でも，どの製剤と併用しても有効なため，第一選択薬といえる．

ビスホスホネートはエビデンスも豊富で，腰椎骨密度増加効果は良好であるが，大腿骨骨密度増加効果は弱い．また，顎骨壊死のリスクが指摘され，歯科治療上問題となっている．しかし，早急な歯科治療が求められるにもかかわらず，顎骨壊死を心配して，いたずらに休薬期間を設けることは避けるべきである．顎骨壊死のリスクに口腔内不衛生があるため，内服開始前に歯科検診を受け，歯周病や齲歯があれば事前に治療しておくとよい．万が一，顎骨壊死が発生した場合にも，フォルテオ®＋ビタミンD 800IU＋経口カルシウム1,000mgを6週間投与したところ，プラセボに比し骨密度は優位に改善を認めたとする報告がある[4, 5]．

長期ビスホスホネート服用例では，転倒歴のない大腿骨転子下・骨幹部の非定型骨折がみられることがあるため，鼠径部痛や大腿痛を訴えた場合にはX線撮影を行い，骨皮質の肥厚がないかをチェックする．また，効果判定をせずに長期間内服している場合では，骨密度測定を実施し，適切な治療変更を考えたい．

b. 選択的エストロゲン受容体モジュレーター（SERM） 中級者

選択的エストロゲン受容体モジュレーター（SERM）は骨質改善を目的として，骨密度の高い女性の脆弱性骨折症例に，エルデカルシトール（エディロール®）と併用で用いている．単独では骨密度増加効果はみられず，効果判定はしづらい．深部静脈血栓症のリスクのある患者には使用を控える．女性ホルモン投与によって起こる乳がん発生率の上昇はラロキシフェン（エビスタ®）ではみられず，むしろ乳がん抑制効果が報告されている．

c. デノスマブとテリパラチド 上級者

デノスマブ（プラリア®）は，半年ごとに注射すればよく，患者にも勧めやすい．初回投与1週間後にカルシウム濃度の測定を行い，低カルシウム血症の副作用がないかをチェックする（2回目投与以降はチェックしなくてもよい）．とくに大腿骨の骨密度増加効果に優れ，腰椎と比べて大腿骨の骨密度低下が優位な場合にはデノスマブ（プラリア®）を選択している．当院で処方した14例の初回投与後6ヵ月効果判定において，大腿骨骨密度を2.4％（−3〜12％）上昇させた．

テリパラチドには，週1回投与のテリボン®と，連日自己注射製剤のフォルテオ®がある．高カルシウム血症に注意する必要があるが，筆者の経験ではエルデカルシトール（エディロー

ル®)を併用していても高カルシウム血症の発生はほとんどみられていない．定期的に血液検査と効果判定を実施することが大切であろう．自己注射導入のコツとしては，重症骨粗鬆症による骨折の連鎖が内臓障害や姿勢の変化に伴う肩こり・腰痛といった慢性痛を引き起こし，家族の介護が必要となるリスクを高めることをお話しすると，導入に前向きになってくれる．そこで看護師とともに，自己注射が簡単で痛くないことをその場で体験していただいている．導入後の中断理由としては，嘔気，食欲低下，味覚障害のほかに，フォルテオ®では気まじめな患者ほど自己注射に対するストレスから患者希望による中断がしばしばある．フォルテオ®を使用しても骨密度が増えないノンレスポンダーであれば，早期に治療変更を考慮する．2年間のフォルテオ®治療を終了したのちに，その他の治療を行わなければ骨密度は再び低下するため，最終投与時の骨密度に応じた治療を継続する必要がある．

おわりに

骨粗鬆症は自覚症状なく進行する一方，アウトカムは骨折という重症な転帰をとる．腰椎，大腿骨，骨盤の骨折はADLの低下から要介護の引き金となり，大腿骨頚部骨折では入院，手術，リハビリテーション，そして介護も必要となってくると医療経済的にもインパクトが大きい．骨粗鬆症のスクリーニングと早期の治療介入，生活指導により脆弱性骨折を防ぎ，健康寿命を延ばしたい．

最後に骨粗鬆症治療の鉄則8項目をまとめておく．

- スクリーニング対象者には積極的に骨密度測定を行い，早期発見に努める．
- 身長が2cm以上低下していれば胸腰椎X線で圧迫骨折の有無を確認する．
- 脆弱性骨折発生後は放置せずに治療介入し，骨折の連鎖を防ぐ．
- 治療効果判定は腰椎・大腿骨骨密度検査(DXA法)によって定期的に行う(自施設でDXA法が実施できないようなら整形外科や病院に紹介する)．
- 治療効果判定を行わず，漫然と同一薬剤を投与し続けることは避ける．
- 治療効果がみられなければ薬剤変更を考慮する．
- 血中カルシウム濃度を定期的に測定し，副作用を防ぐ．
- ビスホスホネート長期投与中の大腿部痛ではX線検査を行う(非定型骨折)．

THE リハ

骨粗鬆症という低骨密度現象が疼痛を発生させるのではなく，海綿骨レベルで生じる骨梁の微小骨折(microfracture)やそれを支えるための周囲軟部組織が疼痛の要因であり，薬物コントロールの状況は主治医に十分確認しておく必要がある．新鮮椎体骨折による疼痛は，脊柱から外側，体側，殿部へと広がり，動くたびに激痛が生じるため，寝たきりのきっかけとなることがある．1回目の圧迫

骨折が契機となって脊柱の変形が進行し，さらなる椎体骨折や後弯化に付随した筋膜性疼痛が患者を苦しめる．

筆者らは外固定後早期に開始する上肢の挙上運動を利用した背筋訓練の継続が椎体圧潰を抑止することを報告し[1]，初回圧迫骨折後の重要な指導として位置づけている．そのうえで，ADL動作の維持・向上を目的とした動作指導もあわせて行っている．さらに慢性期の腰背部痛では，肩甲間部〜胸腰椎，骨盤にかけての筋膜に硬い部位が出現することがあり，その際は徒手的運動療法または鍼治療を実施すると，動作そのものがスムーズになる．

装具の適応および種類については，Ⅰ-14（p.121）で詳細に触れているので参考にしていただきたいが，脊柱の変形や疼痛の程度を十分に把握し，義肢装具士と連携をとりながら適切な装具を選ぶようにすることが重要である．

セルフケアとしては，1日30分の日光浴や運動をアドバイスする．具体的には，椎体に前屈の負荷をかけないようにしながら，筋力の維持・向上を目的とした伸展運動（先に述べた上肢挙上運動が負担が少なく，実施しやすい）や，転倒防止のための片脚立位やハーフスクワットによってバランス能力を維持する．運動中の転倒防止として固定された手すりやテーブルなどにつかまりながら行うこと，そして毎日継続することの重要性をしっかり指導する．

参考文献

1) 赤羽根良和，宿南高則，林　典雄，他：骨粗鬆症性脊椎圧迫骨折に対する運動療法の意義―椎体圧潰変形の抑止効果．理学療法ジャーナル，44（6）：527-533，2010．

（銭田智恵子・銭田良博・林　典雄）

参考文献

1) 骨粗鬆症の予防と治療ガイドライン作成委員会（日本骨粗鬆症学会，日本骨代謝学会，骨粗鬆症財団）（編）：骨粗鬆症の予防と治療ガイドライン2015年版，2015．
http://jsbmr.umin.jp/pdf/GL2015.pdf

2) 日本骨粗鬆症学会　生活習慣病における骨折リスク評価委員会（編）：生活習慣病骨折リスクに関する診療ガイド，ライフサイエンス出版，東京，2011．

3) 日本骨代謝学会，日本骨粗鬆症学会合同，原発性骨粗鬆症診断基準改訂検討委員会：原発性骨粗鬆症の診断基準（2012年度改訂版），Osteoporosis Jap，21（1）：9-21，2013．
http://jsbmr.umin.jp/guide/pdf/g-guideline.pdf

4) Bashutski JD, Eber RM, Kinney JS, et al：Teriparatide and osseous regeneration in the oral cavity. N Engl J Med, 363（25）：2396-2405, 2010.
http://www.nejm.org/doi/pdf/10.1056/NEJMoa1005361

5) Cheung A, Seeman E：Teriparatide therapy for alendronate-associated osteonecrosis of the Jaw. N Engl J Med, 363（25）：2473-2474, 2010.
アレンドロネート関連顎骨壊死に対しフォルテオ®を使用し改善した症例のCT画像が掲載されています．
http://www.nejm.org/doi/pdf/10.1056/NEJMc1002684

（斉藤　究）

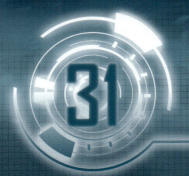

運動器スポーツ診療とその必須アイテムとしてのエコー

はじめに

　2019年に日本で開催されるラグビーワールドカップならびに2020年の東京オリンピック，パラリンピックに向けて，スポーツドクターの重要性が今後さらに高まっていくことが予想される．日本ではスポーツドクターとして現場に出るのは整形外科医であることが多いが，海外では総合診療医がスポーツドクターとして活動することも少なくない．スポーツドクターの需要が増すこれからの時代において，日本の総合診療医もスポーツ診療に積極的にかかわっていくことが求められる．しかし，内科をベースとしてトレーニングを受けた総合診療医にとって，運動器のスポーツ診療はハードルが高いかもしれない．その際に強力な武器となるのがエコーである．

　運動器スポーツ診療の対象となるのは，スポーツ「外傷」とスポーツ「障害」である．1回の外力で生じた怪我は「外傷」と呼ばれ，繰り返しのストレスによって生じた怪我は「障害」といわれる．受診頻度は「障害」より「外傷」が多く，また上肢よりも下肢・体幹の問題が多い傾向にある．

　スポーツ外傷では「ぶつけた」「ひねった」「ブチッといった」などの主訴で来院し，「打撲」「捻挫」「肉離れ」といった診断がつくことがある．しかし，これらのあいまいな診断名では，アスリートが望む復帰への正確な予測は困難である．そこで，エコーを使用しながら評価すれば，「打撲」という現象名は，「皮下腫脹」「筋挫傷」「骨傷」という病態名へと正確に置換され，それに基づいた的確なマネジメントが可能となる．

　スポーツ障害は全身に起こり得るが，成長期のメディカルチェックで遭遇する頻度の高いスポーツ障害の部位は「膝」「下腿」「腰」である．これらのスポーツ障害では，従来の画像診断ツールであるX線・CT・MRIが確定診断のために必要となることもあるが，エコーも診療において大いに役立つ．

　本項では，総合診療医にもぜひかかわっていただきたい「commonなスポーツ外傷と障害ならびに運動器スポーツ診療におけるエコー使用のABC」を紹介する．

A スポーツ外傷

i いわゆる打撲

「打撲」は直接的な外力によって組織に損傷が起こることを指すが，どのレベルの組織にそれが生じているかを鑑別することが重要となる．下肢ならば，皮膚，皮下組織，筋あるいは腱，骨の4層のうち，どの層に「打撲」が生じているのかを見分けていく．通常，まずX線写真が撮影されるが，X線写真でわかるのは骨の情報がメインであり，それ以外の組織に関する情報は乏しい．しかし，MRIが気軽に利用できる現場はまれである．

そこで有用なのがエコーである．エコーでは「打撲」が「皮下腫脹」か「筋挫傷」か「骨折」かを解剖学的な観点から的確に評価できる．診察フローチャートを図31-1に示す．

a. 皮下腫脹
筋挫傷を合併していなければ，通常1週以内に治癒する．

b. 骨 折
骨皮質の連続性に途絶が認められる．エコーでも骨折の正確な評価が可能であるとの報告があり[1]，実際にスポーツ現場にてエコーで骨折を診断することもある．とくに肋骨骨折（図31-2）や小さな裂離骨折の同定には有用とされる．骨片同士の接触がないような転位の大きな骨折（図31-3）では，手術の可能性があるため，専門医に相談したほうがよい．

c. 筋挫傷
エコーにて筋周膜の連続性の途絶や血腫があれば「筋挫傷」と診断できる．「筋挫傷」を含ん

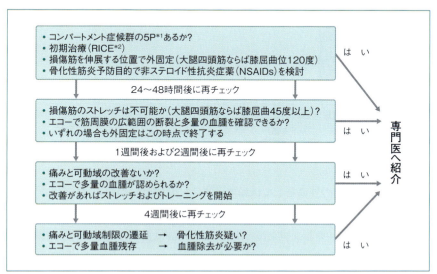

図31-1 ▶ 筋挫傷診療フローチャート
＊1：5P（pain：痛み，paresthesia：異常知覚，paralysis：運動麻痺，paleness：蒼白，pulselessness：脈拍消失）が有名だが，早期の症状は異常な激痛と，他動運動による痛みである．
＊2：RICEは，rest（安静），icing（冷却），compression（圧迫），elevation（挙上）の略である．

Ⅱ ▶ よくある運動器疾患，疾患ごとの診断と治療

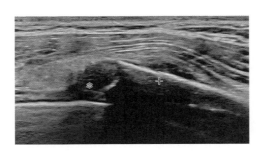

図31-2 ▶ 肋骨新鮮骨折のエコー画像
肋骨の長軸に対してプローブを置く．線状高エコー像である骨皮質の非連続性を2ヵ所に認める．転位のある骨折（＊）と転位のない骨折（＋）である．骨折部位からの出血（低エコー領域）が確認できる．骨皮質の途絶ならびに出血と身体所見で圧痛が確認できば新鮮骨折と診断可能である 初学者 ．

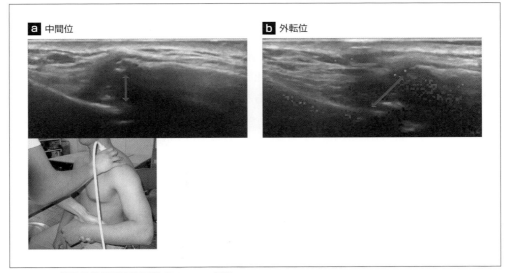

図31-3 ▶ 鎖骨骨幹部骨折遷延治癒のエコー画像
受傷後1ヵ月．鎖骨長軸に対してプローブを置く．
a ：骨皮質の非連続性と転位（⇔）を認める 初学者 ．
b ：患肢を外転すると骨片同士の動き（⇔）が確認された 上級者 ．1ヵ月経過して骨折部が不安定であることがわかる．

だ筋損傷は，スポーツでの外傷としては頻度が高い．「筋挫傷」の初期対応において大事なのは重症度の評価である．まず神経血管症状（末梢部位のしびれ感，筋力低下，冷え感や血流低下による症状）をチェックし，コンパートメント症候群（早期の症状は異常な激痛と他動運動時の痛み）がないことを確認する．次に，機能評価を行う．たとえば大腿四頭筋の筋挫傷では，膝を伸展位から屈曲させる．自動運動で90度以上屈曲できれば軽症，45度以下しか屈曲できなければ重症となる[2]．

エコーでは「筋周膜の連続性」と「血腫」によって重症度を評価する．筋周膜の断裂が不明

31 運動器スポーツ診療とその必須アイテムとしてのエコー

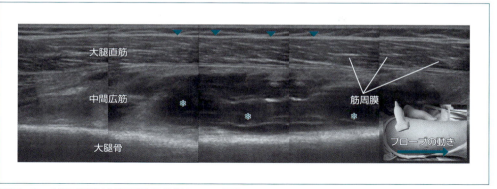

図31-4 ▶ 大腿四頭筋（中間広筋）筋挫傷のエコー画像
中間広筋の合成長軸像である．大腿近位から遠位へと長軸方向にプローブを移動させながら得たエコー画像を組み合わせてパノラマ化した．中間広筋内に多量の血腫が低エコー領域（＊）として認められる．大腿直筋筋膜は線状高エコーとして描出され（▶），筋周膜は層をなす線状高エコーとして示される．大腿直筋の筋周膜は正常に描出されているのに対して，中間広筋筋周膜はびまん性に断裂しているため描出されない 初学者 ．手術にて血腫を除去し，6週間で競技復帰した．

瞭で血腫が少量なら軽症である．筋周膜が断裂し，多量の血腫が認められれば重症で，血腫の除去や専門医へのコンサルトが必要となる（**図31-4**）．健側と比較することで初めて認識できる程度であれば少量の血腫だが，患側のみの評価だけでも明らかに血腫が同定できれば中等量～多量の血腫と考えてよい．

注意すべきは，受傷後24～48時間以内のエコー評価である．この時期はエコーにて血腫が低エコー領域として描出されないため，偽陰性となることがあるからである．48時間後以降もエコーで経時的に評価することが求められる．

なお，多量の血腫を伴う筋挫傷は骨化性筋炎予防のために，非ステロイド性抗炎症薬（non-steroidal anti-inflammatory drugs：NSAIDs）の使用を検討する．

ⅱ いわゆる捻挫

「捻挫」も診断名として使用されることが多いが，あくまでも「捻って挫いた」という受傷機転（病歴に相当する）を示しているにすぎず，どのレベルの組織（皮下組織？ 靱帯？ 骨？）が，解剖学的に損傷したかについては言及されていない．X線では大きな骨折の有無は評価できるが，皮下組織や靱帯については情報に乏しい．かといって，非常にcommonな足関節部の捻挫を主訴に受診した患者全員にMRIを施行するのは非現実的である．そこで有益なのがエコーである．エコーは解剖に基づいた正確な診断を可能にする．丁寧な触診にて最強の圧痛点を指頭でピンポイントに探し出し，その部位にプローブを置くと「皮下腫脹」か「靱帯損傷」か「骨折」かを評価できる．X線に基づいて「捻挫」と診断されても，靱帯付着部に裂離骨折がみつかることはまれではない（**図31-5**）．

靱帯損傷では，膝・肘関節であれば内側側副靱帯，足関節であれば前距腓靱帯が最も損傷を受けやすい．肘関節と足関節に関してはⅡ-22（p.199）およびⅡ-27（p.267）で詳述されるた

Ⅱ ▶ よくある運動器疾患，疾患ごとの診断と治療

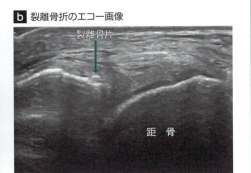

図31-5 ▶ 前距腓靱帯付着部裂離骨折のエコー画像
a：前距腓靱帯の長軸像である．腓骨（外果）の前方から距骨頸部にプローブを置いて観察する．線状の高エコーが層状配列をなす fibrillar pattern（▶）を呈する 初学者．
b：前距腓靱帯の腓骨（外果）側の付着部において，骨皮質の非連続性（裂離骨折）ならびに小さな骨片を認める 初学者．

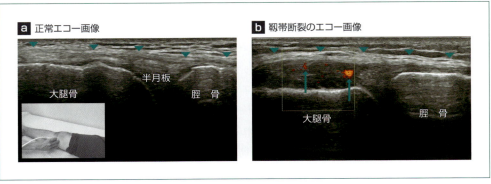

図31-6 ▶ 内側側副靱帯断裂のエコー像
a：2層からなり，浅層（▶）は大腿骨内側顆から脛骨鵞足まで続き，線状の高エコーが層状配列をなす fibrillar pattern を呈す．深層は半月板に付着する 初学者．
b：深層（▶）が大腿骨側で断裂し，その部位に血腫（低エコー領域）を認める．カラードプラでは断裂部位に血流シグナルが示されている（→）中級者．3週間の外固定後にリハビリテーションを経て競技復帰した．

め，ここで膝関節の内側側副靱帯損傷について述べる．

内側側副靱帯は膝の靱帯のなかで損傷を受ける頻度が最も高く，膝を外反方向に捻った際（膝の外側からの衝撃時）に損傷する．このような受傷機転があり，膝内側に圧痛を認めたら，内側側副靱帯の損傷を疑う．外反ストレステストなどの不安定性のチェックは，急性期では疼痛による患者の防御反応（痛みで力が入ってしまう反応）のために正確な判断は困難であり，丁寧な触診による圧痛が診断の頼りになる．

エコーでは線状の高エコーが層をなす「fibrillar pattern」を呈すのが正常像である（図31-6 **a**）．一方，断裂が生じている場合，圧痛部位にプローブを置いて観察すると，Ⅰ度の断裂では靱帯の連続性は保たれるが，周囲に腫脹（低エコー領域）がみられる．Ⅱ度（部分断

裂)とⅢ度(完全断裂)ではfibrillar patternの途絶と血腫が認められる(図31-6 b).Ⅱ度とⅢ度を鑑別するには不安定性の評価が必須となる(前述のとおり急性期では実施が難しい).膝屈曲0度ならびに30度での外反ストレステストを行い,どちらでも不安定性を認めたらⅢ度である.

内側側副靱帯は関節外靱帯のため,一般的に保存療法が選択される.2～3週間の外固定を実施後,上記の外反ストレステストで不安定性をチェックする.さらに,リハビリテーションによって可動域訓練と筋力強化を図る.4～8週間が経過しても不安定性が残存する症例は,専門医に紹介すべきである.また,内側側副靱帯断裂には前十字靱帯や後十字靱帯の断裂が合併する可能性がある.同じく4～8週間が経過しても,膝くずれや身体所見での前後方向の不安定性(Lachman(ラックマン)テストや前方・後方引き出しテストが陽性)が残存するようであれば専門医へ相談することが望ましい.

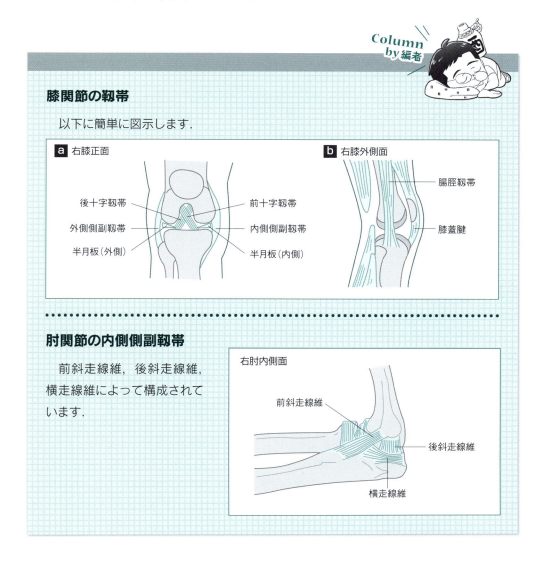

膝関節の靱帯

以下に簡単に図示します.

肘関節の内側側副靱帯

前斜走線維,後斜走線維,横走線維によって構成されています.

Lachmanテスト

前十字靱帯損傷のテストであり，患者を仰臥位にして，膝関節を20〜30度屈曲させ，片方の手で大腿近位部を把持し，もう片方の手で脛骨近位部を前方に引きます．前十字靱帯断裂があると脛骨は前方へ引き出されます．同様のテストとして前方引き出しテストがあげられますが，受傷直後は痛みが強く，膝関節を曲げることが困難で，検査を施行できないケースもみられます．しかし，Lachmanテストの場合は20〜30度という軽度の屈曲のため，痛みが軽減されて陽性反応が出やすくなります．

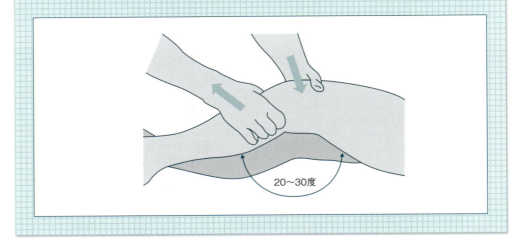

ⅲ いわゆる肉離れ

「ブチッといいました」という主訴の場合に「肉離れ」という診断がつくが，復帰予測のためには肉離れの重症度を正確に診断する必要がある．つまり，「軽度の肉離れ」か「中等度の肉離れ」か，あるいは手術適応となる「筋や腱の完全断裂」なのかを鑑別していく．

肉離れは「走る」「蹴る」といったスポーツ活動により生じる．ハムストリング，大腿直筋，腓腹筋内側頭が好発部位である[3]．これらの二関節筋(大腿直筋など，股関節・膝関節の2つ以上の関節をまたぐ筋)が急激に遠心性収縮(筋肉が引き伸ばされながら収縮すること，その反対は求心性収縮)した際に，筋膜ないしは筋腱移行部で断裂する場合が多い．

臨床的な重症度は，痛み，筋力，触診から分類される．痛みが軽度で，筋力低下もほとんどなく，触診上で陥凹を触れなければ軽度の肉離れと判断される．痛みと筋力低下が著明で，明らかな陥凹を触知すれば重度の肉離れとなる(急性期では筋力低下の判断は困難なこともある)．その中間が中等度の肉離れである[2]．ただし，これらの臨床的な評価のみでは正確な

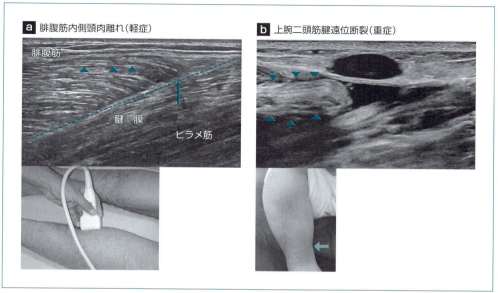

図31-7 ▶ 肉離れのエコー像

a：腓腹筋とヒラメ筋の間に，線状高エコーの腱膜（--）を認める．筋束とそれを取り囲む筋周膜は，この腱膜に付着する．層をなす筋周膜（▲）と腱膜の間に一部途絶（→）が認められ，同部位にわずかな血腫（低エコー領域）が観察される．**初学者**．

b：長軸像にて退縮した上腕二頭筋腱断端（▶）が認められる．周囲に血腫（低エコー領域）も存在する **初学者**．触診でも，明らかな陥凹（→）が，認められた．

診断と予後予測は困難であり，エコーの出番となる．

エコーでは「筋周膜の連続性」と「血腫」によって重症度を評価する．軽症ならば筋周膜の断裂が不明か一部（筋全体の5％以下の断裂）で，血腫の形成はあってもごく少量である（**図31-7 a**）．筋腱移行部や筋腱膜移行部での断裂を認め，はっきりした血腫があったら中等症（筋全体の5％以上のいわゆる部分断裂）となる．筋や腱の完全断裂（エコーを当てながらの動的な評価が手助けとなる）があり，多量の血腫を伴う場合は重症となり[4]（**図31-7 b**），外科的治療が必要とされる可能性があるため専門医への紹介が必須である．

肉離れでは安易な非ステロイド性抗炎症薬（NSAIDs）の使用を控える．肉離れに伴う炎症は筋肉の回復を促進させるプロセスの初期段階である．抗炎症薬によって正常な道のりを阻害してはならない．ただし，多量の血腫を伴うような「過度の」炎症が引き起こされる病態では，骨化性筋炎を引き起こす可能性があるため，非ステロイド性抗炎症薬（NSAIDs）を使用するメリットがデメリットを上回ると考えられる．もちろん，患者が「明日の重要な試合のため」と希望した際には，デメリットを踏まえたうえで用いることもある．

診察フローチャートを**図31-8**に示す．

Ⅱ ▶ よくある運動器疾患，疾患ごとの診断と治療

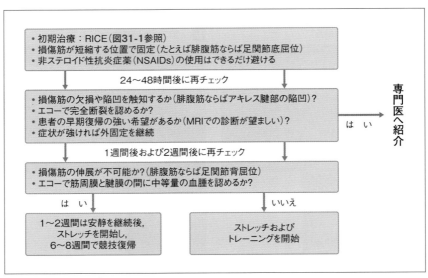

図31-8 ▶ 肉離れ診療フローチャート

Column by 編者

ハムストリング

　大腿後面にある大腿二頭筋，半膜様筋，半腱様筋の総称です．"ハム(ham)"をつくるときに肉を縛ってぶら下げる"ひも(string)"として，これらの腱が使われたのが語源とされています．股関節と膝関節の運動に関与する二関節筋で，肉離れを起こしやすいという特徴があります．

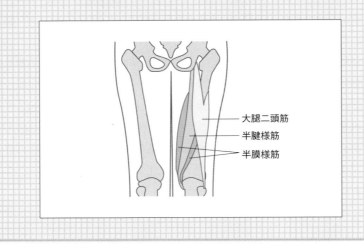

大腿四頭筋

　大腿前面にある大腿直筋，内側広筋，中間広筋，外側広筋の総称です．内側広筋，中間広筋，外側広筋は大腿骨から起始し，膝関節の伸展運動に関与します（一関節筋）．一方，大腿直筋は股関節と膝関節2つの関節運動に関与する（二関節筋）ため，肉離れを起こしやすいという特徴があります．

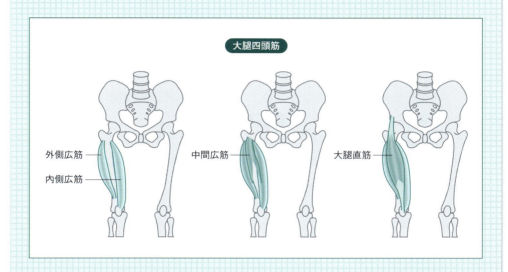

下腿三頭筋

　下腿後面にある腓腹筋（内側頭，外側頭），ヒラメ筋の総称です．表層の腓腹筋は膝関節と足関節の運動に関与する二関節筋で，筋のボリュームがある内側頭のほうが肉離れを起こしやすくなっています．腓腹筋は瞬発力を発揮する速筋，ヒラメ筋は持久力を発揮する遅筋に属します．下腿三頭筋で生み出された力はアキレス腱，踵骨へと伝えられます．

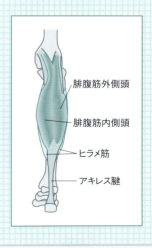

Ⅱ ▶ よくある運動器疾患，疾患ごとの診断と治療

B スポーツ障害

i 膝のスポーツ障害

　膝のスポーツ障害でよくみられるのは，膝伸展機構の障害である．膝伸展筋である大腿四頭筋のoveruseによって脛骨粗面，膝蓋腱，膝蓋骨，大腿四頭筋腱のいずれかに疼痛が出現することが多い．成長期に脛骨粗面の骨端線部に障害が起こるのがOsgood-Schlatter（オスグッド-シュラッター）病である．成長後には膝蓋腱炎や大腿四頭筋腱炎として障害が現れる．いずれの病態でも，慢性的な膝前面痛で受診するので，丁寧な触診で脛骨粗面（Osgood-Schlatter病の場合）と膝蓋腱（膝蓋腱炎の場合）の圧痛を確認したうえで，エコーを施行する．

　膝蓋腱炎では，膝蓋腱の肥厚や変性，カラードプラによる血流シグナルの同定などがエコー所見となる[5]．圧痛部位とエコー所見とが合致すれば診断がつく（図31-9）．Osgood-Schlatter病では，骨端核の不整像や裂離，深膝蓋下滑液包の液体貯留，カラードプラによる血流シグナルなどがエコーで確認できるが，二次骨化核の形態が年齢によって変化するため，エコー画像の解釈には習熟を要する 中級者．

　いずれの場合も，患部の圧痛が消失するまでは，原則的にスポーツは中止とし，ストレッチや動作の改善を中心とした理学療法に専念する（Ⅰ-15（p.134）および本項「THEリハ」（p.325）参照）．圧痛が消失したら，段階的に運動復帰を行う．ジョギング（走りながら話すことができるスピード）から開始し，ランニング（ジョギングよりもスピードが速く，話しながらでは困難）→スプリント（真っ直ぐに全力で走ること）→アジリティ（素早さと正確な動きの獲得，たとえば反復横跳びなど）→競技に近い動作という段階を踏む．

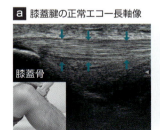
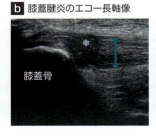
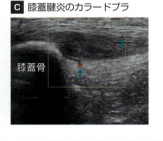

図31-9 ▶ 膝蓋腱炎のエコー画像
ⓐ：膝蓋骨付着部である．膝蓋腱（→）は線状高エコーの層状配列（fibrillar pattern）として描出される 初学者．
ⓑ：膝蓋腱が正常像と比較して肥厚（↔）しており，fibrillar patternが消失している．変性部（＊）は低エコー領域として描出される 初学者．
ⓒ：変性は膝蓋腱深層より始まる．膝蓋骨付着部に血流シグナルを認める（→）．難治性であったため，変性部を部分的に切除しつつ，血流を促進する手術を施行した 中級者．

31 運動器スポーツ診療とその必須アイテムとしてのエコー

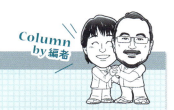

Column by 編者

overuse

使いすぎのことです．スポーツの世界では，使いすぎによる組織の損傷を「障害」，ケガによる組織の損傷を「外傷」，障害と外傷を総称して「傷害」と呼んで区別しています．

ⅱ 下腿のスポーツ障害
a. 下　腿

下腿のスポーツ障害の代表的な病態はシンスプリント[注1]である．現在では脛骨過労性骨膜炎（medial tibial stress syndrome：MTSS）と呼ばれている．屈筋群の硬さ（筋膜性疼痛や筋柔軟性の低下など）による骨膜への牽引や，ヒラメ筋による脛骨皮質や骨膜への牽引ストレスから生じるという説がある．後者では，ベースに過度の回内足や内側重心があり，回内に抵抗することでヒラメ筋の遠心性収縮が引き起こされ，症状が出現するといわれる[6]．

シンスプリント（MTSS）では，運動によって増悪する慢性的な脛骨の後内側部痛で受診する．下腿遠位1/3で同部位に圧痛があれば強く疑う．エコーでは，ヒラメ筋の筋膜（ないしは腱膜）が脛骨皮質の骨膜につながる部位に低エコー領域が出現し，血流シグナルを認める（図31-10）．また，脛骨は疲労骨折が起こりやすい箇所でもあるので注意深い鑑別が必要である．安静

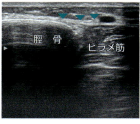
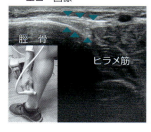
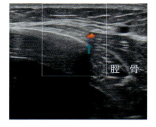

図31-10 ▶ シンスプリント（MTSS）のエコー画像
ⓐ：腱膜〜骨膜の領域（▶）は線状高エコーにて描出される **初学者**．
ⓑ：下腿1/3の脛骨後内側にプローブを置くと脛骨骨膜〜ヒラメ筋腱膜の肥厚（▶）ならびに低エコー領域を認める．圧痛とエコー所見が一致すれば診断精度は高まる **初学者**．
ⓒ：脛骨骨膜の領域に血流シグナル（→）が確認される **中級者**．

注1　シンスプリント：下腿内側の遠位1/3に痛みが生じる症状を総称した病名．脛骨過労性骨膜炎（MTSS）と呼ばれることもある．脛骨のヒラメ筋付着部となる骨膜由来の痛み，過重負荷による疲労骨折による痛みなどが考えられているが，病態は明らかになっていない．シン（shin）は"すね"，スプリント（splint）は"副木"の意味である．ランナーに生じやすいことから，全力疾走を意味するsprintと勘違いされやすい（"l"と"r"のスペルが異なる）．

Ⅱ ▶ よくある運動器疾患，疾患ごとの診断と治療

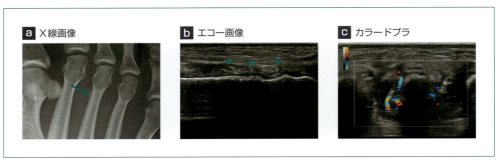

図31-11 ▶ 第三中足骨疲労骨折の画像
ⓐ：第三中足骨骨幹部〜頚部に骨膜反応（→）を認める．脛骨・中足骨は下肢の疲労骨折が生じやすい場所である．
ⓑ：中足骨の長軸像であり，骨膜の肥厚や皮質骨の非連続性（▶）が示されている．第五中足骨の基部に生じる疲労骨折としてJones（ジョーンズ）骨折が有名であるが，近年Jones骨折早期発見の取り組みとして，エコーを用いたスクリーニング検査が行われている 初学者 ．
ⓒ：中足骨の短軸像である．ドプラにて皮質から骨髄内への血流シグナルが認められる 中級者 ．

でも改善しない疼痛や，介達痛があれば疲労骨折を疑って専門医へのコンサルトを考慮する．エコー上での疲労骨折の所見は，皮質骨の非連続性や，カラードプラで確認される皮質〜骨髄内への血流シグナルである（図31-11）．

b．アキレス腱周囲

アキレス腱周囲もまたスポーツ障害好発部位である．痛みのある部位により，アキレス腱付着部とアキレス腱実質の障害に分類される．両者とも下腿三頭筋の柔軟性低下がベースにあり，運動によってアキレス腱への牽引ストレスが増大することで症状が出現する．

アキレス腱付着部症では，膝蓋腱炎の場合と同様に，腱付着部の肥厚と変性ならびにカラードプラによる血流シグナル（図31-9）などが認められる．理学療法と一定期間の安静が有効である．

成長期のアキレス腱付着部痛はSever（シーヴァー）病と呼ばれる．踵骨にある骨端核の部位へのアキレス腱による牽引ストレスや地面からの圧迫ストレスによって生じる．明らかな外傷のエピソードがない患者で，踵骨部に圧痛部位があり，同部位にプローブを置いて骨端線が確認されれば，X線撮影は不要でSever病と診断できる．アキレス腱付着部症と同様に理学療法と一定期間の安静が治療となる．

ⅲ 腰のスポーツ障害（腰椎分離症）

腰部もスポーツ障害の多い箇所であるが，ここでは成長期の腰椎分離症について言及する．成長期において後屈で痛みが誘発される腰痛では，腰椎分離症を鑑別する必要がある．腰椎分離症は椎間関節突起間部（pars interarticularis）に生じる疲労骨折である．1ヵ月以上持続する腰痛で，L5棘突起（多くがL5に発症する）の圧痛があり，椎間関節にストレスがかかるような腰の伸展動作にて痛みが出現すれば腰椎分離症を疑う．

診断方法としてX線斜位像の「スコッチテリアの首輪」と呼ばれる所見（図31-12）が有名

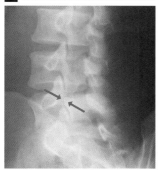

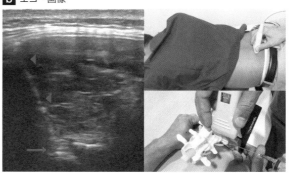

図31-12 ▶ 腰椎分離症の画像

a：第五腰椎の左関節突起間に骨折線を認める（→）．いわゆる「スコッチテリアの首輪」と呼ばれる所見である．X線画像で判明する分離症は進行期以降の分離のみである．
b：CTを撮影し，末期の腰椎分離症と診断されれば，骨癒合が期待できないため，スポーツ中止とせず，痛みに合わせて競技を続行させる．疼痛が強い場合は，エコーガイド下に椎間関節部（→）や分離部へ，カテラン針（▶）にて局所麻酔薬などを注射することもある．　中級者

であるが，X線で確認可能なのは進行期以降の分離だけであり，骨癒合が期待できる初期の段階はCTやMRIのみで診断可能である．エコーでも分離部の同定が可能という報告もあるが，あくまで上級者の手技である．

　病歴と身体所見から腰椎分離症を疑ったら，専門医に紹介したほうがよい．とくに小学生は分離すべり症へ発展する可能性があるため注意が必要である．

　治療は骨癒合が得られるまでのスポーツ中止（およそ3〜6ヵ月），コルセット着用，理学療法となる．筋膜性疼痛や椎間関節性腰痛などを合併していることも多く，これらへの治療で症状が緩和されることも少なくないが，安易な鎮痛により活動量が増え，分離症（骨折部）増悪のリスクがあることを強調しておく．

THE リハ

　スポーツ外傷・障害では，医師，理学療法士，鍼灸師，トレーナー，選手などの関係者の連携による，「治療：損傷された組織の治癒や関節機能（筋力や可動域）の改善」「セルフケア：選手自身の身体特性と障害が生じた理由の理解およびフォーム改善」「適切かつ早期の競技復帰」などが重要となる．

① Osgood-Schlatter病

　ジャンプの着地動作などで骨盤前傾（股関節屈曲）および足関節の背屈運動が十分に行われず，膝蓋腱を介した大腿四頭筋による脛骨粗面部への牽引ストレスが増大していることが多い．よって，大腿四頭筋の十分な柔軟性の確保に加え，十分な骨盤の

前傾と足関節の背屈を使用した動作を指導する．

② シンスプリント

"Knee-in, Toe out（立位膝屈曲時に膝が内側に入り，つま先が外側を向く）"の不良姿勢，および下腿後面筋による脛骨付着部の過剰な牽引ストレスなどが原因となる．よって，下腿後面筋の十分な柔軟性の確保に加え，股関節から足部までの広い範囲の動作を指導する．診察およびエコーで「ヒラメ筋腱膜の肥厚部位」に炎症所見を認めない場合は，同部位への局所治療（徒手，鍼，筋膜リリース注射）も考慮される．

③ アキレス腱付着部痛

下腿三頭筋の柔軟性低下を背景にした腱付着部への牽引ストレスが主体であることが多い．一方，足部アーチの増高に伴う踵骨背屈角度増加によって，踵骨隆起が後方に突出し，腱との間で摩擦が生じている例もある．よって，下腿三頭筋や足底腱膜の可動域を十分に確保しつつ，踵骨の過背屈がみられる場合には，ヒールパッドを使用した踵骨過背屈位の是正も有用である．アキレス腱後部の軟部組織（Kager's fat pad）の局所治療が有効なことも少なくない．

④ 腰椎分離症

骨盤前傾に伴う腰椎の過度な伸展運動や，股関節ではなく腰を支点とした回旋運動が行われていることが多い．よって，腰椎の伸展・回旋運動の抑制を目的に腰部の安定性を高めるための体幹機能訓練を行い，隣接関節である股関節および胸椎の可動性を十分に確保したうえで，動作を指導する．

⑤ 先進的な取り組み

「エコーや徒手による関節・軟部組織の不安定性評価」「受傷後早期からの軟部組織損傷部位への適切な刺激量での物理・鍼・運動療法による組織修復促進」などにより，選手の"適切かつ早期"の競技復帰を目指す．

（小山　稔・銭田良博）

参考文献

1) Hoffman DF, Adams E, Bianchi S：Ultrasonography of fractures in sports medicine. Br J Sports Med, 49（3）：152-160, 2015.
2) Ryan JB, Wheeler JH, Hopkinson WJ, et al：Quadriceps contusion：West Point update. Am J Sports Med, 19（3）：299-304, 1991.
3) 奥脇　透：肉ばなれの発生要因と治癒予測. Sportsmedicine, 19（2）：6-14, 2007.
4) Kary JM：Diagnosis and management of quadriceps strains and contusions. Curr Rev Musculoskelet Med, 3（1-4）：26-31, 2010.
5) 皆川洋至：筋・腱付着部損傷の超音波診断. Mon Book Orthop, 27（9）：17-26, 2014.
6) Gallo RA, Plakke M, Silvis ML：Common leg injuries of long-distance runners：anatomical and biomechanical approach. Sports Health, 4（6）：485-495, 2012.

（服部惣一・小山　稔）

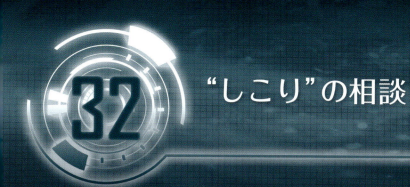

32 "しこり"の相談

はじめに

　軟部腫瘍は軟部組織から発生する腫瘍の総称である．全身のあらゆる部分に生じ，皮下・筋間などの線維性結合組織，腱や靱帯などの線維組織，脂肪組織，横紋筋組織，平滑筋組織，血管およびリンパ管組織，滑膜組織などの中胚葉由来の組織と，末梢神経組織などの外胚葉由来の組織が発生母地となる[1]．

　軟部腫瘍の分類で最も一般的なWHO分類（2002）[2]によると，軟部腫瘍は良悪性あわせて100種類以上で，そのうち悪性腫瘍は約40種類と多種多様であり，組織診断が難しい腫瘍である．また，悪性軟部腫瘍はがんに比べて発生頻度が低く，系統的研究が進めにくいため，診断および治療の進め方が十分周知されておらず，いまだに不適切な初期診断・治療を受ける患者が多いのが現状である．

　本項では，日常診療のなかで，患者から四肢の"しこり"（軟部腫瘍）について相談されることが多い総合診療医のために，"しこり"の相談への対応について述べる．

"しこり"診察のポイント

　四肢の"しこり"（軟部腫瘍）を診察する際に一番大切なことは，「あの良性軟部腫瘍」と確証できるケース以外は，穿刺や切除をすることなく，骨軟部腫瘍の専門医へ紹介することである．骨軟部腫瘍の専門医は日本整形外科学会のホームページ（http://www.joa.or.jp/jp/index.html）の骨軟部腫瘍相談コーナーから検索が可能である．

　悪性軟部腫瘍の特徴としては，①大きい（5cm以上），②深在性（表在筋膜より深いところ，筋肉内や筋間などに局在するもの），③増大速度が速い（月単位で急速に増大）といった傾向があるが，2009年の全国骨・軟部腫瘍登録によると，軟部肉腫3,779例中5cm以下のものが1,039例（27.5％）あることから，5cm以下でも悪性は否定できない[3]．軟部腫瘍に対する穿刺，針生検，切開生検ではいずれでも，針や生検の進入経路は腫瘍によって汚染される．不適切な穿刺や切除は，悪性の細胞を健常組織へ播種させるため，切除の範囲を拡大せざるを得ないという悲惨な結果をもたらす．生検が行われた症例のうち19.3％が，生検に伴う合併症により，その後の腫瘍の治療において，何らかの影響を受け，生検で診断された597例中18例が，本来不必要な患肢の切断を受けるに至ったとされている[4]．

Ⅱ ▶ よくある運動器疾患，疾患ごとの診断と治療

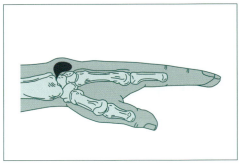

図32-1 ▶ ガングリオン
囊胞性構造は関節包につながる長い茎を有することが多い．

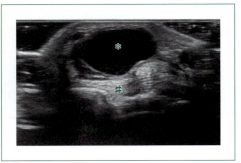

図32-2 ▶ ガングリオンのエコー像
ガングリオン（＊）は内部が均一な低エコーの囊胞性構造を呈し，後方エコーの増強（#）が観察される．

　総合診療医が「あの良性腫瘍」として知っておくべき良性腫瘍とは，①ガングリオン，②神経鞘腫，③グロムス腫瘍，④脂肪腫の4つである．問診，触診，エコーによる画像診断を行って診療を進める．

ⅰ─ ガングリオン

　ガングリオンは，手および手関節に発生する慢性の軟部組織腫瘤の約60％を占める．ガングリオンは，通常20～50歳の成人に自然発生し，男女比は約1：3である．また，大部分のガングリオンは原因不明である．ガングリオンは，腱鞘や関節包の近くに存在する．とくに関節包から発生するものは，関節包につながる長い茎でつながっていることがほとんどである（図32-1）．ガングリオンの壁は，滑らかかつ線維性であり，厚みは多様である．囊胞は，透明のゼリー状の粘液で満たされており，粘液の緊満度によってガングリオンの硬さは異なる．ガングリオンのエコー像は，内部が均一な低エコーの囊胞性構造を呈し，関節や腱鞘との連続性が観察できることがある．また，後方エコーの増強が観察される（図32-2）．

ⅱ─ 神経鞘腫

　神経鞘腫は，末梢神経の構成細胞であるシュワン細胞由来と考えられる良性腫瘍で，多くは軟部組織の末梢神経から発生する．一般的には成人にみられ，男女差はない．神経と関係しているために，局所の圧痛，放散痛が生じることがある．神経鞘腫の内部は不均一な高低エコー像を呈し，神経との連続性が認められることもある．また，しばしば後方エコーが増強する．神経鞘腫の内部には，ドプラモードで血流の増加が観察されることが多い（図32-3）．

ⅲ─ グロムス腫瘍

　グロムス腫瘍は指尖部に多く，温度調節にかかわる小動静脈吻合部に存在するグロムス細胞への分化を示す良性腫瘍である．30～40代に好発し，性差はなく，指趾，とくに爪甲下

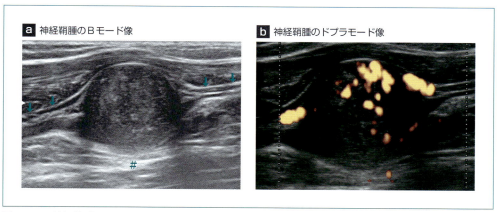

図32-3 ▶ 神経鞘腫のエコー像
ⓐ 神経鞘腫の内部は不均一な高低エコー像を呈し，神経（➡）との連続性が観察される．また，後方エコーの増強（#）がみられる．
ⓑ 神経鞘腫内に血流の増加を認める．

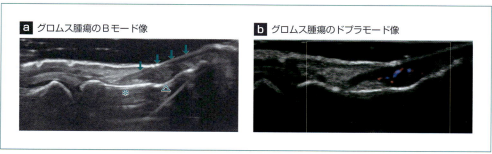

図32-4 ▶ グロムス腫瘍のエコー像
ⓐ 爪（➡）と末節骨（＊）との間に，内部が高低エコー混在の腫瘍を認める．腫瘍の増殖により末節骨に骨陥凹像（スキャロップ：△）がみられる．
ⓑ グロムス腫瘍内に血流の増加を認める．

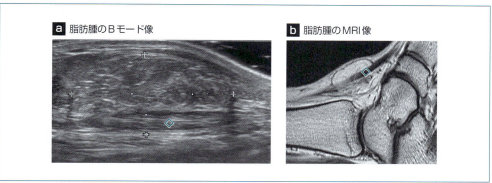

図32-5 ▶ 脂肪腫（足関節前面皮下）
ⓐ 前脛骨筋腱（◇）の浅層に皮下の脂肪と似た高低エコーが不規則に混在する腫瘤を認める．
ⓑ 前脛骨筋腱（◇）の浅層に脂肪腫を認める．

によく発生する．暗紅色で直径1cm程度までの硬い腫瘤を形成し，激しい圧痛を伴う．グロムス腫瘍の内部は高低エコーが混在し，ドプラモードにより血流の増加が観察される（図32-4）．

ⅳ 脂肪腫

　脂肪腫は，皮下に発生する軟部腫瘍のなかでは最も多くみられる良性の腫瘍である．脂肪腫には，皮下組織にみられる浅在性脂肪腫と，筋膜下，筋肉内，筋肉間にみられる深在性脂肪腫がある．通常は，成熟脂肪組織で構成される柔らかい単発性腫瘍だが，まれに多発することがある．脂肪腫は内部が低〜等エコーを呈する楕円形ないしは紡錘形の腫瘍で，内部に輝度の高い不規則な線状あるいは点状の高エコーを認める．脂肪腫の内部構造はMRIよりもエコーのほうが詳細に観察できる（図32-5）．

参考文献

1) 日本整形外科学会診療ガイドライン委員会, 軟部腫瘍診療ガイドライン委員会（編）：軟部腫瘍診療ガイドライン 2012, 日本整形外科学会（監）, 南江堂, 東京, 2012.
2) Fletcher CDM, Unni KK, Mertens F (eds)：Pathology and genetics of tumours of soft tissue and bone. World Health Organization classification of tumours. IARC press, Lyon, 2002.
http://www.iarc.fr/en/publications/pdfs-online/pat-gen/bb5/bb5-cover.pdf
3) 日本整形外科学会骨・軟部腫瘍委員会／国立がん研究センター（編）：全国骨・軟部腫瘍登録一覧表, 国立がん研究センター, 2009.
4) Mankin HJ, Mankin CJ, Simon MA：The hazards of the biopsy, revisited. Members of the Musculoskeletal Tumor Society. J Bone Joint Surg Am, 78（5）：656-663, 1996.

〈高橋　周〉

あとがきにかえて

身体の声が聴こえますか？
痛みの語りはあなたに届いていますか？

「痛みは気のせいだよ」「レントゲンには異常がないし」……．
　とくに医師は，可視化できない，あるいはデータ化できない「痛み」に目をそむけていることが多くはないか？「痛み」と聞いても，それを直接見ることができないので，「何かの薬」を処方し続けることで，お茶を濁してきてはいなかっただろうか？
　「痛み」をもつ患者，「痛み」を扱う治療者に新たな時代がきた．「痛み」と治療の可視化である．エコーと生食による筋膜リリースは，軟部組織の痛みを可視化し，それを患者と共有することを可能にした．

　本書でご覧になったとおり，ある場合は非常に速いスピードで痛みの部位を示し，直接の（しかも，時には生理食塩水の）注射で痛みが治っている．または痛みの語りを真摯に受け取って，施術や対話により，たいへん丹念に痛みと心を解きほぐしていっている．

　身体の痛みは，少なからず心の痛みを伴い，心の痛みは，身体の痛みに投影され，それが理解されないときは，まるで筋膜がはりついて重積していくがごとく，身体も心も硬くなっていく．目の前のエコー画像は，時に生活や人生における「痛みの歴史」をそのまま示すように見えることがある．エコーで見ながらの筋膜リリースでは，しばしば目の前で，筋膜がぱらぱらとはがれていくのが見える．その人の痛みの歴史が，ひも解かれて，解読されていくかのように．そうして痛みが楽になっていくのとともに，心も解き放たれていく．

　身体の治療と対話，「丹念に聞き，ともに見て，施術すること」は，医療者側にとってみれば「治療」であるが，患者側にとっては「細やかに，はがされ，ほぐされること」を意味する．患者はいう．「筋膜リリース」は楽にもなるけど，「やっぱり痛いんだ」ということを認めてもらえたことが何よりも薬になる，と．

　『THE整形内科』は，医療者にとって，あらためて「患者の痛み」にひとつひとつ寄り添える時代の到来を告げている．患者と医療者とが，同じ地平に立って，知見と所見を共有し，協力しあって治療できる「真のパートナーシップの実現」が本書の隠れたテーマである．

古屋　聡

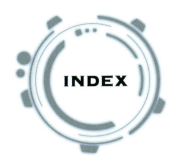

INDEX

:::: 日本語

あ

アイヒホッフテスト ……………… 223, 224
アキレス腱付着部痛 ………………… 326
悪性腫瘍 …………………………… 234
アコースティックシャドウ …………… 31
足三里 ……………………………… 143
アスレティック・トレーナー ………… 15
アナトミー・トレイン ……… 38, 56, 187
アルツ® ……………………………… 96
医業 ………………………………… 12
　　── 類似行為 …………………… 13
医行為 ……………………………… 12
医療行為 …………………………… 12
咽後膿瘍 …………………………… 295
咽頭後壁膿瘍 ……………………… 177
烏口上腕靱帯複合体 ……………… 47
内がえし捻挫 ……………………… 272
運動 ………………………………… 152
　　── 時痛 ……………………… 192
エコー ……………………………… 23
　　── ガイド下筋膜リリース注射
　　　　　　　　…… 41, 181, 201, 259
越婢加朮湯㉘ …………………… 52, 87
エデンテスト ……………………… 179
エラスト …………………………… 26
エルボーバンド …………………… 201

円回内筋 ……………………… 107, 212
黄色靱帯骨化症 …………………… 296
オスグッド-シュラッター病 …… 322, 325
オステオパシー …………………… 16
オズボーンバンド ……………… 218, 220
音響陰影 …………………………… 31
音響インピーダンス ……………… 30
音波 ………………………………… 29

か

回外筋 ………………………… 200, 205
外眼筋 ……………………………… 187
外側側副靱帯 ……………………… 200
　　── 複合体 …………………… 211
回転走査 …………………………… 61
カイロプラクター ………………… 16
下顎反射 …………………………… 172
顎関節 ……………………………… 187
下肢伸展挙上テスト ……………… 235
鵞足炎 ………………… 100, 140, 247
下腿三頭筋 ………………………… 321
肩関節周囲炎 …………………… 4, 190
肩こり症 ……………………… 3, 180
葛根湯① …………………………… 186
ガーディー結節 …………………… 265
下殿神経 …………………………… 257

332

化膿性関節炎	246	筋連結	187
化膿性脊椎炎	234	靴	125
カラードプラ	26	首下がり病	301
ガレアッツィ骨折	277	グロムス腫瘍	328
がん	234	脛骨過労性骨膜炎	323
ガングリオン	328	脛骨神経	114
環軸椎亜脱臼	177	脛骨天蓋骨折	277
患者教育	151	桂枝加朮附湯⑱	93
関節症	3	桂枝茯苓丸㉕	52
関節水腫	242	痙縮	7, 102
関節穿刺	244	頸神経	172
関節不安定性	129	頸椎	172
関節リウマチ（RA）	282	── カラー	170
乾癬性関節炎	292	── 症性神経根症	177
環椎歯突起間距離	176	── 捻挫	170
偽性末梢神経障害	232	経皮的椎体形成術	237
偽痛風	174, 295	外科	18
キネシオテーピング	130	血腫	113
灸	186	結晶性関節炎	246
きゅう師	14	ケナコルト-A®（トリアムシノロンアセトニド）	
急性腰痛症	41		99
強オピオイド	52	肩甲下筋	47
狭窄性腱鞘炎	220	肩甲挙筋	187, 188
胸鎖乳突筋	187	言語聴覚士	13
強直性脊椎炎	292	腱鞘	222
胸腰筋膜	42	ゲンスレンテスト	253
棘筋	43	腱板断裂	193
局所麻酔中毒	112	肩峰下滑液包	47, 193
局所麻酔薬	111	── 注射	195
ギヨン管症候群	218, 230	交差法	66
筋挫傷	63, 313	抗CCP抗体	283
筋周膜	314	後縦靱帯骨化症	296
筋性肩こり症	181	拘縮	103, 192
筋皮神経障害	211	公認心理師	162
筋膜	38, 137	広背筋	43
── 性疼痛症候群（MPS）	37, 138, 181, 232	絞扼性神経障害	177, 257

交流分析……84
国民生活基礎調査……2
牛車腎気丸⑩⑦……91
五十肩……190, 197
固縮……103
骨切り術……246
骨折……313
骨粗鬆症……4, 303
骨代謝マーカー……307
骨頭求心性……197
コッドマン体操……149
骨盤……252
コルセット……122

さ

最終可動域痛……192
サイビスクディスポ®……96
柴苓湯(114)……52
作業療法士……13
鎖骨骨折……73
坐骨神経……257
三角筋……47
三角靱帯……268
シーヴァー病……324
膝蓋下脂肪体……140
膝蓋腱炎……247
膝蓋跳動テスト……243
疾患修飾性抗リウマチ薬(DMARDs)……282, 287
膝関節内損傷……73
膝疾患……242
膝前部痛……250
膝装具……124
ジフェンヒドラミン／ジプロフィリン（トラベルミン®）……55
シプロヘプタジン(ペリアクチン®)……55
四辺形間隙……197
脂肪腫……330
脂肪乳剤……112
ジャクソンテスト……178
芍薬甘草湯(68)……52
斜頚……175
ジャージーフィンガー……227, 229
ジャックナイフストレッチ……185
尺骨神経……115, 203
——障害……172, 211
ジャンパー膝……247
柔道整復師……15
周波数……29
10秒テスト……173
手根管圧迫テスト……215, 218
手根管症候群……100, 230
償還払い……77
掌側板損傷……225, 229
上殿神経……257
上殿皮神経障害……43, 261
踵腓靱帯……268
上腕骨外側上顆炎……100, 199, 211
上腕骨小頭……208
上腕骨内側上顆炎……100
上腕骨内側上顆障害……206
自律神経反射……181
侵害受容器……39
侵害受容性疼痛……50
鍼灸師……14
鍼灸療法……141
神経根症……172
神経支配……170
神経障害……39, 112
——性疼痛……45
神経鞘腫……328
神経線維……39
神経ブロック……110, 238

人工膝関節全置換術 ……………………… 246
深指屈筋 ……………………………………… 107
シンスプリント …………………… 140, 323, 326
深層外旋六筋 ……………………………… 240
靱帯性腱鞘 ………………………………… 220
神中正一 ……………………………………… 21
心理療法 …………………………………… 163
心理臨床家 ………………………………… 162
スカルパ三角 ……………………………… 260
ステナー損傷 ………………………… 225, 230
ステロイド …………………………… 52, 97
スパーリングテスト ………………… 172, 179
スベニール® ………………………………… 96
スポーツテーピング ……………………… 130
スポーツドクター ………………………… 312
生活動作指導 ……………………………… 189
星状神経節ブロック ……………………… 117
正中神経 …………………………………… 115
　── 障害 ………………………………… 172
生物学的製剤 ……………………………… 288
脊髄症 ……………………………………… 173
脊椎圧迫骨折 ………………………………… 73
脊椎関節炎 ………………………………… 292
石灰性頚長筋腱炎 …………………… 174, 177
石灰性腱炎 ………………………………… 193
舌診 ………………………………………… 56
セルフケア ………………………………… 149
セロトニン・ノルアドレナリン再取り込み阻害薬
　（SNRI）………………………………… 54, 87
線維筋痛症 …………………………… 51, 298
線維性結合組織 …………………………… 38
前下脛腓靱帯 ……………………………… 268
　── 損傷 ………………………………… 274
前鋸筋 ……………………………………… 187
前距腓靱帯 ………………………………… 268
　── 損傷 ………………………………… 270

仙結節靱帯障害 …………………………… 256
仙骨部硬膜外ブロック …………………… 238
浅指屈筋 …………………………………… 212
前縦靱帯骨化症 …………………………… 295
全身関節弛緩性 …………………………… 129
選択的エストロゲン受容体モジュレーター … 309
選択的セロトニン再取り込み阻害薬（SSRI）… 54
仙腸関節障害 ……………………………… 252
仙腸関節性腰痛 …………………………… 45
扇動走査 …………………………………… 61
前方引き出しテスト ………………… 270, 272
装具 ………………………………………… 121
総指伸筋 …………………………………… 211
僧帽筋 ………………………………… 43, 188
足関節 ……………………………………… 267
足底板 ……………………………………… 125
側副靱帯損傷 ……………………………… 225
鼠径部痛 …………………………………… 260
外がえし捻挫 ……………………………… 272
ソナー ……………………………………… 23
ソマセプト® …………………………… 132, 186

た

大黄牡丹皮湯㉝ …………………………… 89
大胸筋 ……………………………………… 47
大結節 ……………………………………… 193
帯状疱疹 …………………………………… 297
体性内臓反射 ……………………………… 181
大腿骨頚部骨折 ……………………… 73, 263
大腿四頭筋 ………………………………… 321
大腿神経障害 ……………………………… 258
大腿神経伸展テスト ……………………… 235
代替療法 …………………………………… 9
ダウバーン徴候 …………………………… 197
多血小板血漿療法 …………………… 100, 202
田代義徳 …………………………………… 20

335

多断面再構成(MPR) ……… 175, 176
手綱靱帯 ……… 227
打撲 ……… 313
多裂筋 ……… 42
単純性股関節炎 ……… 262
短橈側手根伸筋 ……… 200, 211
恥骨骨折 ……… 260
治打撲一方(89) ……… 52
中医学 ……… 18
肘関節 ……… 199
中指伸展テスト ……… 200
中手指節間関節 ……… 220
中心性脊髄損傷 ……… 174
中殿筋 ……… 42, 43
肘内障 ……… 204
肘部管症候群 ……… 218
超音波 ……… 29
腸脛靭帯炎 ……… 247, 265
腸骨稜 ……… 43
長掌筋 ……… 212
貼付薬 ……… 131
長母指屈筋 ……… 107
腸腰筋ブロック ……… 259
腸腰靱帯障害 ……… 255
腸腰靱帯ストレステスト ……… 255
椎間関節性腰痛 ……… 45
椎間板性腰痛 ……… 45
椎体転移 ……… 234
通導散(105) ……… 52, 93
槌指 ……… 225, 229
ティネル徴候 ……… 216
ティネル様徴候 ……… 215, 217
デカドロン®(デキサメタゾン) ……… 99
デキサメタゾン(デカドロン®) ……… 99
デノスマブ(プラリア®) ……… 309
テーピング ……… 128
テリパラチド ……… 309
転子下骨折 ……… 73
電子高速リニア走査装置 ……… 23
転子部骨折 ……… 73
伝播 ……… 28
凍結肩 ……… 190, 194
統合医療 ……… 9
橈側手根屈筋 ……… 212
ドケルバン病 ……… 100, 222, 231
ドプラ ……… 32
トムセンテスト ……… 200
トラベルミン®(ジフェンヒドラミン／
　ジプロフィリン) ……… 55
トリアムシノロンアセトニド(ケナコルト-A®)
　……… 99
トリガーポイント ……… 37

な

内科 ……… 18
内臓体性反射 ……… 182
内臓内臓反射 ……… 181
内側側副靱帯 ……… 317
軟性装具 ……… 270
軟部腫瘍 ……… 327
軟部組織 ……… 139
肉離れ ……… 63, 262, 318
二朮湯(88) ……… 90
二分靱帯 ……… 268
認知行動療法 ……… 153
　―― 家 ……… 162
猫背 ……… 188
捻挫 ……… 267, 315

は

肺エコー ……… 156
八味地黄丸⑦ ……… 91

バディテーピング　228
パトリックテスト　253
ばね指　100, 220
バビンスキー反射　172
ハムストリング　240, 318, 320
はり師　14
鍼治療　46, 141
バルーン椎体形成術　238
破裂骨折　305
ヒアルロン酸(HA)　95
皮下腫脹　313
ビスホスホネート　309
ビタミンD製剤　309
皮膚運動学　187
皮膚テーピング　131, 185
疲労骨折　323
ファレンテスト　215, 217
ファンクショナルテーピング　130
フィンケルシュタインテスト　223, 224
フォレスティエ病　295
複合性局所疼痛症候群　117, 297
腹診　56
附子　54, 88, 198
ブシャール結節　292, 294
物理療法　186
ブラウン・セカール症候群　174
プラリア®(デノスマブ)　309
分解能　62
分離すべり症　325
ベイカー嚢胞　66
平行走査　61
平行法　66, 195
閉鎖神経障害　260
ペインセンター　9
ペインフルアーク徴候　197
ベタメタゾン(リンデロン®)　99
ヘバーデン結節　292, 294
ペリアクチン®(シプロヘプタジン)　55
ペルテス病　262
変形性股関節症　263
変形性膝関節症　140, 244
変形性肘関節症　202
防已黄耆湯⑳　91
ボツリヌス療法　7
ボトックス®　102
ポリモーダル受容器　38, 137, 186
ホルネル徴候　117, 175

ま

麻黄　87
　—— 湯㉗　87, 92
麻杏甘石湯(55)　89, 92
麻杏薏甘湯(78)　92
マクロ解剖　187
末梢神経障害　51
マレット指　225, 229
慢性疼痛　6, 9
民間療法　9
むずむず脚症候群　301
むち打ち損傷　170
メガネ　126
メゾヌーブ骨折　275, 277
メトトレキサート(MTX)　282, 287
モンテジア骨折　277

や

野球肘　206, 208
ヤコビー線　255
有訴率　2
癒着　46
指離れ徴候　173
葉酸　287

腰椎圧迫骨折 236, 305
腰椎後弯可動性テスト 239
腰椎椎間関節ブロック 238
腰椎椎間板ヘルニア 235
腰椎分離症 234, 324, 326
腰痛 233
　　―― 症 3, 4, 14
　　―― ベルト 122
腰部硬膜外ブロック 238
腰部脊柱管狭窄症 236
腰方形筋 43

ら

ラウエンシュタイン法 304
ラックマンテスト 318
ランナー膝 247
リウマチ性多発筋痛症（PMR） 174, 298
リウマトイド因子 283
理学療法 138
　　―― 士 13

梨状筋症候群 257
リスフラン関節 268
　　―― 損傷 278
リスフラン靱帯 269
離断性骨軟骨炎 208
リニアプローブ 111
輪状靱帯 205
臨床心理士 162
臨床的触診 134
リンデロン®（ベタメタゾン） 99
ルードビッヒアンギーナ 175
裂離骨折 273
ロキソニン®（ロキソプロフェン） 52
ロキソプロフェン（ロキソニン®） 52
肋軟骨骨折 73
肋骨骨折 65, 73, 156

わ

腕神経叢 115

外国語

A～C

A1プーリー …………………… 220
Aδ線維 ………………………… 39
apical cap ……………………… 175

Babinski反射 ………………… 172
Baker囊胞 ……………………… 66
bat sign ………………………… 158
Boolean寛解 …………………… 285
Bouchard結節 ………… 292, 294
Brown-Séquard症候群 ……… 174

CBブレース …………… 77, 83, 124
CDAI …………………………… 286
CDS (crowned dens syndrome) …… 174, 295
chairテスト …………………… 200
Codman体操 ………………… 149
CT ………………………………… 23
curtain sign …………………… 157
C線維 …………………………… 39

D～F

DAS ……………………………… 286
de Quervain病 ………… 100, 222, 231
DMARDs (disease modifying anti-rheumatic drugs) ……… 282, 287

Edenテスト …………………… 179
Eichhoffテスト ………… 223, 224

fascia …………………………… 38, 45
FAST (focused assessment with sonography for trauma) ……………… 156

fibrillar pattern ……………… 62
Finkelsteinテスト ……… 223, 224
FiRST (fibromyalgia rapid screening tool) … 51
Forestier病 …………………… 295
FRAX® (fracture risk assessment tool) … 307

G～J

Gaenslenテスト ……………… 253
Galeazzi骨折 ………………… 277
general joint laxity ………… 129
Gerdy結節 …………………… 265
Guyon管症候群 ………… 218, 230

HA (hyaluronic acid) ………… 95
Heberden結節 ………… 292, 294
hip-spine syndrome …… 239, 263
Hoffmann徴候 ……………… 217

Jacksonテスト ……………… 178
Jacques Delpech ……………… 20
joint instability ……………… 129
jumper's knee ………………… 247
Jサイン ………………………… 205

K～M

Kempテスト ………………… 236

Lachmanテスト ……………… 318
Lauenstein法 ………………… 304
Lisfranc関節 ………………… 268
　　―― 損傷 ………………… 278
Lisfranc靱帯 ………………… 269
Ludwig's angina ……………… 175

lung point ·· 159
lung pulse ·· 159
lung sliding ·· 159

Maisonneuve骨折 ································ 275, 277
MMP-3 ·· 283
Monteggia骨折 ·· 277
MPR (multi-planar reconstruction) ··· 175, 176
MPS (myofascial pain syndrome)
 ··· 37, 138, 181, 232
MP関節 ·· 220
MRI ··· 23
MTI (moving target indicator) ················ 32
MTX (methotrexate) ························ 282, 287

N〜P

Nicolas Andry ··· 19
nociceptor ·· 39

Osgood-Schlatter病 ······················· 322, 325

Patrickテスト ··· 253
Perthes病 ·· 262
Phalenテスト ···································· 215, 217
PMR (polymyalgia rheumatica) ····· 174, 298
polypharmacy ·· 59
probe compression test ························ 263
PRP療法 ·· 100, 202

R〜S

RA (rheumatoid arthritis) ···················· 282
RICE ··· 8, 60
RTE (real-time tissue elastography) ······ 34
runner's knee ··· 247

Scarpa三角 ··· 260
SDAI ·· 286
seashore sign ··· 160
SERM ·· 309
seronegative RA ······································· 283
Sever病 ·· 324
SMI (superb micro-vascular imaging) ······ 34
SNRI (serotonin-norepinephrine reuptake
 inhibitors) ·· 54, 87
soft spot ··· 202
spine sign ··· 157
Spurlingテスト ································· 172, 179
SSRI (selective serotonin reuptake inhibitors)
 ··· 54
Stener損傷 ·· 225, 230
stratosphere sign ····································· 160
Struthers腱弓 ··· 212
Struthers靱帯 ··· 212
SWE (shear wave elastography) ············ 34

T〜X

T2T (treat to target) ······························ 282
tangential view ························· 206, 208, 209
terminal pain ·· 192
Thomsenテスト ·· 200
Tinel徴候 ·· 216
Tinel様徴候 ·· 215, 217
TrP (trigger point) ····································· 37

Wilhelm Röntgen ······································ 20
wiping exercise ··· 280
wrap aronud構造 ····································· 257

X線 ·· 20

memo

memo

THE 整形内科	©2016
	定価（本体 4,200 円+税）

2016 年 6 月 1 日　1 版 1 刷

編　者　　白石　吉彦
　　　　　白石　裕子
　　　　　皆川　洋至
　　　　　小林　　只

発行者　株式会社　南山堂
　　　　代表者　鈴木　肇

〒113-0034　東京都文京区湯島 4 丁目 1-11
TEL 編集(03)5689-7850・営業(03)5689-7855
振替口座　00110-5-6338

ISBN 978-4-525-20501-0　　　　　Printed in Japan

本書を無断で複写複製することは，著作者および出版社の権利の侵害となります．
JCOPY　<（社）出版者著作権管理機構　委託出版物>
本書の無断複写は著作権法上での例外を除き禁じられています．複写される場合は，そのつど事前に，（社）出版者著作権管理機構（電話 03-3513-6969，FAX 03-3513-6979，e-mail: info@jcopy.or.jp）の許諾を得てください．

スキャン，デジタルデータ化などの複製行為を無断で行うことは，著作権法上での限られた例外（私的使用のための複製など）を除き禁じられています．業務目的での複製行為は使用範囲が内部的であっても違法となり，また私的使用のためであっても代行業者等の第三者に依頼して複製行為を行うことは違法となります．